骨科感染管理实用指南

Management of Orthopaedic Infections: A Practical Guide

主　编　（美）安东尼亚·F. 陈

Antonia F. Chen, MD, MBA
Director of Research in Arthroplasty
Department of Orthopaedic Surgery
Brigham and Women's Hospital;
Associate Professor of Orthopaedic Surgery
Harvard Medical School
Boston, Massachusetts, USA

主　审　王坤正　唐佩福
主　译　李记天

辽宁科学技术出版社
·沈阳·

©2023辽宁科学技术出版社
著作权合同登记号：第06-2021-163号。

图书在版编目（CIP）数据

骨科感染管理实用指南 / (美) 安东尼亚·F.陈(Antonia F. Chen)
主编；李记天主译. —沈阳：辽宁科学技术出版社，2023.4
ISBN 978-7-5591-2882-9

Ⅰ.①骨… Ⅱ.①安… ②李… Ⅲ.①骨疾病－感染－诊疗－指
南 Ⅳ.①R681.2-62

中国国家版本馆CIP数据核字（2023）第020389号

出版发行：辽宁科学技术出版社
　　　　　（地址：沈阳市和平区十一纬路25号　邮编：110003）
印　刷　者：辽宁新华印务有限公司
经　销　者：各地新华书店
幅面尺寸：210mm×285mm
印　　　张：9.25
插　　　页：4
字　　　数：240千字
出版时间：2023年4月第1版
印刷时间：2023年4月第1次印刷
责任编辑：吴兰兰
封面设计：谷玉杰
版式设计：袁　舒
责任校对：王春茹

书　　　号：ISBN 978-7-5591-2882-9
定　　　价：136.00元

编辑电话：024-23284363
邮购热线：024-23284502
邮箱：2145249267@qq.com

译者名单

主　审

王坤正　西安交通大学医学部关节中心
唐佩福　中国人民解放军总医院骨科医学部

主　译

李记天　河南省洛阳正骨医院（河南省骨科医院）创伤外科

副主译

陈　哲　上海交通大学医学院附属瑞金医院骨科
张　浩　中国人民解放军总医院骨科医学部
王新卫　河南省洛阳正骨医院（河南省骨科医院）骨与关节感染科
郭建刚　河南省洛阳正骨医院（河南省骨科医院）骨与关节感染科
叶　晔　河南省洛阳正骨医院（河南省骨科医院）人工关节翻修科
刘继杈　河南省洛阳正骨医院（河南省骨科医院）骨与关节感染科
冯卫华　河南省洛阳正骨医院（河南省骨科医院）骨与关节感染科

译　者（按姓氏拼音排序）

柴　爽　河南省洛阳正骨医院（河南省骨科医院）骨与关节感染科
翟　沛　河南省洛阳正骨医院（河南省骨科医院）人工关节翻修科
范利娟　河南中医药大学洛阳平乐正骨学院
郝　洋　河南中医药大学洛阳平乐正骨学院
贺佳子　河南省洛阳正骨医院（河南省骨科医院）分子生物学实验室
李建涛　中国人民解放军总医院骨科医学部
林　松　河南省洛阳正骨医院(河南省骨科医院)脊柱外二科
刘　曼　河南省洛阳正骨医院（河南省骨科医院）分子生物学实验室
罗亚鸽　河南省洛阳正骨医院（河南省骨科医院）分子生物学实验室
马　言　河南省洛阳正骨医院（河南省骨科医院）分子生物学实验室
申　晟　河南省洛阳正骨医院（河南省骨科医院）膝关节外科
宋晓兰　河南省洛阳正骨医院（河南省骨科医院）人工关节翻修科
杨江佳　湖南中医药大学洛阳正骨学院
杨　宁　河南省洛阳正骨医院（河南省骨科医院）分子生物学实验室
张蒯祥　河南中医药大学洛阳平乐正骨学院
张勇勇　河南省洛阳正骨医院（河南省骨科医院）分子生物学实验室
章菲凡　湖南中医药大学洛阳正骨学院

首先，我想把这本书献给我的母亲 Jean F.Lian，是她抚养我成人并教导我长大，使我成为了现在的我，我的奉献精神、职业道德和前进动力都来源于她，我永远感激她为我所做的一切。其次，我想把这本书献给我的姐姐也是我的朋友 Victoria Chen Norland。多年来，她一直鼓励和支持我。再次，谨以此书献给我的父亲 Bor-Kuan Chen，是他引导我热爱上科学和科学写作。最后，我想把这本书献给为这本书做出贡献的——我的导师、朋友和同事们，还有那些在骨科领域，我喜欢与之分享和共同成长的同道们。

Antonia F. Chen, MD, MBA

中文版前言

作为本书的作者，我很高兴为这本书的中文版作序。

我与全世界多位优秀的合作者一起完成这本书，很感谢这本治疗感染的实用书籍被翻译成中文并出版。我衷心感谢以下专家为中文读者能够获得这些信息而付出的辛勤努力，他们是来自河南省洛阳正骨医院的译者团队：李记天、叶晔、王新卫、郭建刚、刘继权等。洛阳正骨医院作为国家区域中医骨伤诊疗中心，设有骨与关节感染治疗专科。感染是世界各国骨科医生共同面临的难题。这个现实问题，存在于全球各地，阻碍骨科发展，但也是它将我们联系在一起。愿本书中的实用信息为您的临床实践和治疗提供有价值的知识，愿我们能够继续研发新的、令人兴奋的诊疗方法来预防、诊断和治疗骨科的感染性疾病。

Antonia F.Chen，医学博士 / 工商管理硕士
2022 年 4 月 7 日

序

即使在今天，骨科手术后的感染对患者的影响与半个世纪前一样，仍然是毁灭性的。尽管有新的抗生素和创新的手术技术问世，但细菌感染似乎总是比临床医生更快一步，给患者带来额外的痛苦和折磨。现代骨科手术在帮助骨科疾病患者恢复他们所寻求的生活质量方面取得了巨大进步，临床医生可以使用巨大的创新技术来帮助我们的患者。然而，这种创新往往伴随着更复杂的植入物和更长的手术时间，这似乎是机会性细菌肆虐的理想环境。尽管微创技术似乎可以减轻一些风险，但感染似乎仍以某种方式潜入关节镜入口或其他微创通道。今天的感染对患者和外科医生来说与前几代人一样具有毁灭性，尤其是不断变化的细菌 DNA 似乎避开了临床医生用于对抗它的新一代的抗生素。

在 Antonia F.Chen 教授主编的这本《骨科感染管理实用指南》中，所有对外科医生治疗此类感染至关重要的知识都以非常实用的方式进行了介绍，对临床医生极具指导意义。关于微生物检测和使用各种抗生素的一般原则的介绍性章节，为感染的诊断和治疗奠定了基础。关于手术冲洗和清创以及骨科敷料管理原则的章节，为读者提供了非常有用的和以循证医学证据为基础的实用指南，适用于所有亚专业的年轻的和经验丰富的骨科医生。然后，本书转向了对患者产生不同影响的亚专科的专业领域，并提供了优化治疗成功的实用技巧和指南。

《骨科感染管理实用指南》将会成为一个重要的专业指南资源，所有骨科医生和其他专科医生都会发现本书对快速参考和骨科感染治疗非常实用。感染永远不会消失，因此我们的临床医生必须保持警惕，不断寻找改进的技术和更好的药物来对抗潜伏在我们患者周围的这种永远存在的危险。

James D. Kang, MD
Thornhill Family Professor of Orthopaedic Surgery
Harvard Medical School;
Chair
Department of Orthopaedic Surgery
Brigham and Women's Hospital
Boston, Massachusetts, USA

前言

骨科感染是任何外科手术后都可能发生的灾难性并发症，它会影响骨科手术的各个方面。在执业生涯的某个阶段，我们可能会遇到骨科感染，因此我们必须能够有效地诊断和治疗它。

这本指南的目的是提供有关如何确定和管理最常见骨科感染的实用技巧，包括骨髓炎、脓毒性关节炎、假体周围感染、开放性骨折和感染性骨不连、脊柱感染和移植物感染。其他实用信息包括骨科中发现的最常见微生物和用于治疗它们的抗生素、提高微生物检测的培养和分子方法、用于治疗骨科感染的不同抗生素配方、手术期间使用的各种灌洗液，以及可用于预防和解决骨科感染的敷料。

本书将为骨科医生提供处理方法指南，并可以常规应用到他们所遇到的复杂的骨科感染病例。本书提供了全面的知识以及如何治疗这些感染的分步指南，还提供了多个表格作为快速参考，方便读者轻松找到治疗骨科感染所需的信息。此外，图片和表格作为辅助手段对重要概念进行说明，以及大量已发表的参考文献可以让读者从中获得前沿相关资讯。

尽管在整个骨科历史上感染都在不断发生，但随着时间的推移，诊断和治疗这些感染的方法不断改进，有效地降低了骨科感染对治疗患者产生的影响。每一章的实用技巧和窍门可以有效地提高我们对骨科感染患者的照护，并为骨科感染治疗铺平前进的道路。

Antonia F. Chen, MD, MBA

编者名单

Barry D. Brause, MD
Professor of Clinical Medicine
Attending Physician
Director of Infectious Diseases
Hospital for Special Surgery and Weill Cornell Medicine
New York, New York, USA

Antonia F. Chen, MD, MBA
Director of Research in Arthroplasty
Department of Orthopaedic Surgery
Brigham and Women's Hospital
Harvard Medical School
Boston, Massachusetts, USA

Samuel J. Clarkson, MD
Research Fellow
Rothman Orthopaedic Institute
Philadelphia, Pennsylvania, USA

Malcolm E. Dombrowski, MD
Resident
Department of Orthopaedic Surgery
University of Pittsburgh Medical Center
Pittsburgh, Pennsylvania, USA

Carola F. van Eck, MD, PhD, FAAOS
Assistant Professor
Department of Orthopaedic Surgery
University of Pittsburgh Medical Center
Pittsburgh, Pennsylvania, USA

Sommer Hammoud, MD, FAAOS
Assistant Professor
Department of Orthopaedic Surgery
Sidney Kimmel Medical College
Thomas Jefferson University Hospitals
Philadelphia, Pennsylvania, USA

Michael Henry, MD
Assistant Attending Physician and Assistant Professor
Hospital for Special Surgery and Weill Cornell Medicine
New York, New York, USA

Arvind von Keudell, MD
Assistant Professor
Director of Orthopaedic Geriatric Trauma Surgery
Brigham and Women's Hospital
Harvard Medical School
Boston, Massachusetts, USA

Brian A. Klatt, MD, FAAOS
Assistant Professor
Fellowship Director
Division Chief of Adult Reconstruction
Department of Orthopaedic Surgery
University of Pittsburgh Medical Center
Pittsburgh, Pennsylvania, USA

Orr Limpisvasti, MD
Orthopaedic Surgeon
Department of Orthopaedic Surgery
Kerlan Jobe Orthopaedic Clinic
Los Angeles, California, USA

Melvin C. Makhni, MD
Director of Complex Spine Surgery
Department of Orthopaedic Surgery
Brigham and Women's Hospital
Boston, Massachusetts, USA

Martin McNally, MD, FRCSEd, FRCS(Orth)
Professor
Oxford Bone Infection Unit
Oxford University Hospitals
Oxford, United Kingdom

Andy O. Miller, MD
Associate Professor and Associate Attending Physician
Hospital for Special Surgery and Weill Cornell Medicine
New York, New York, USA

Patrick Moody, MD
Resident
Department of Orthopaedic Surgery
Atrium Health Musculoskeletal Institute
Charlotte, North Carolina, USA

Sandra B. Nelson, MD
Associate Physician
Massachusetts General Hospital
Assistant Professor of Medicine
Harvard Medical School
Boston, Massachusetts, USA

Itamar Neto, MD
Fellow
Department of Orthopaedic Surgery
University of Pittsburgh Medical Center
Pittsburgh, Pennsylvania, USA

Javad Parvizi, MD, FRCS
James Edwards Professor of Orthopaedic Surgery
Rothman Orthopaedic Institute
Thomas Jefferson University
Philadelphia, Pennsylvania, USA

Alaina S. Ritter, MD
Assistant Professor of Medicine
Division of Infectious Diseases and Global Medicine
University of Florida
Gainesville, Florida, USA

Bryan Springer, MD
Professor
Fellowship Director
Department of Orthopaedic Surgery

OrthoCarolina Hip & Knee Center
Atrium Health Musculoskeletal Institute
Charlotte, North Carolina, USA

Timothy L. Tan, MD
Orthopaedic Surgeon
Rothman Institute
Philadelphia, Pennsylvania, USA

Robert Tisherman, MD
Resident
Department of Orthopaedic Surgery
University of Pittsburgh Medical Center
Pittsburgh, Pennsylvania, USA

Craig Della Valle, MD
Professor
Chief of Adult Reconstructive Surgery
Department of Orthopedic Surgery
Rush University Medical Center
Chicago, Illinois, USA

Michael J. Weaver, MD
Chief
Division of Orthopaedic Trauma
Associate Professor
Brigham and Women's Hospital
Harvard Medical School
Boston, Massachusetts, USA

Michael Yayac, MD
Research Fellow
Rothman Orthopaedic Institute
Thomas Jefferson University
Philadelphia, Pennsylvania, USA

Caleb M. Yeung, MD
Resident Physician
Harvard Combined Orthopaedic Residency Program
Harvard Medical School
Boston, Massachusetts, USA

目录

视频目录

视频观看方法：

　　安卓系统：进入手机浏览器后，打开扫一扫，扫描二维码即可观看。

　　苹果系统：下拉屏幕进入"控制中心"界面，用扫一扫功能扫描二维码，即可观看视频。

　　由于本书视频外链在外方出版社官网，目前暂不支持微信扫码，给您带来的不便望请谅解！

第 1 章　骨科感染中微生物的检出

Michael Henry, Andy O. Miller, Barry D. Brause

摘要

引起骨科感染的微生物种类繁多。目前，微生物的检出依赖于常用的传统培养技术和快速发展的分子检测技术。微生物培养技术的进步包括标本采集、培养和鉴定方面的改进。分子微生物学诊断的重点是通过检测和分析微生物核酸来识别病原体，而非培养生物体。多种聚合酶链反应（PCR）检测可以在单个PCR反应中识别单个或多个病原体。16S PCR 使用 DNA 保守序列来鉴定一系列广泛存在的病原体。新技术（二代测序）避免了 PCR 的局限性，通过对整个样本中的所有核酸进行测序，可使检测到的病原体范围更广（理论上可检测到所有）。这些技术在骨科中的地位一直在演变更替。尽管未正式发表的报道和一些研究表明分子诊断技术优于培养技术，但在大多数临床工作中，传统培养技术仍然是最常用、最有效和最可靠的微生物检测方法。但分子微生物学诊断技术的进步可能会改变骨科微生物感染的诊断前景。

关键词：骨髓炎，人工关节感染，细菌，微生物学，生物膜，PCR，二代测序

操作要点

- 采集培养物时，应在给予抗生素前采集深部组织和体液标本；窦道引流液或术后伤口中所采集的拭子和样本的培养检出率很低。
- 最好使用独立包装的手术器械一次获得 3~5 个样本进行培养。
- 样本采集后应放入血培养瓶和富集培养基中，并在 2h 内送到实验室，样本应接种在固体和液体培养基中进行培养。不推荐使用革兰染色。
- 厌氧培养的最佳培养期为 14 天，以提高阳性率。
- 改进生物体鉴定的分子技术包括鉴定单个或多个病原体的聚合酶链反应（PCR）或 16S DNA 保守序列测定，或检测病原体范围更广泛的二代测序技术。

1.1　引言

引起骨科感染的微生物种类繁多。许多微生物诊断技术可用于鉴别这些病原体。病原体鉴定通常是通过标准化的实验室培养和生化分析技术进行的，其中许多技术已经使用了一个多世纪。分子微生物学技术的日益成熟和实用性很有可能改变生物体的鉴别方式。该技术有望提高传统技术的灵敏度，缩短识别生物体所需的时间，并扩大鉴定病原体的范围，包括了那些在培养中难以分离的病原体。分子技术与传统技术相比，分子技术的使用仍然不那么广泛，这是因为其价格昂贵，且结果有时更难以解释。此外，这些测试中有许多是实验室衍生的单中心检测，由于缺乏标准化可能会导致各实验室之间准确性的差异。

传统的培养技术仍然是骨科感染诊断的支柱。许多学者致力于改进和简化这些行之有效的方法。在不牺牲特异性的情况下，最大限度地提高这些试验灵敏度，热点的研究领域包括：标本采集、标本数量、生物膜培养方法、培养技术、培养基的改进和培养时间。

1.2　微生物培养

骨科感染可能发生在原生骨或滑膜中，也可能累及骨科内植物、移植组织或其他异物。最常见的骨科感染是骨髓炎和化脓性关节炎。与身体其他部位的感染一样，每位患者身上可能遇到的特定生物体是由其自身许多因素决定的。预测感染由哪些微生物引起，能够使临床医生更好地采用最佳的微生物学检查方法，并能掌握每种技术的局限性。绝大多数骨科感染是通过血液播散、邻近部位扩散或外伤及手术环境中直接种植而发生。由于患者自身和环境因素不同，使病原体的范围差异很大。年龄、免疫状态以及合并症（如糖尿病、外周血管疾病和血红蛋白病）的差异，可以表明可能遇到的是哪种微生物感染。骨科内植物或其他异物的存在与否是决定感染由哪些生物体引起的最显著变量。因为白细胞和抗体等免疫效应物通常无法在临近异物表面的地方发挥作用，因此骨科内植物的存在造成了局灶性免疫缺陷区域。此外，通常具有较大表面积的骨科内植物易导致慢性细菌生物膜的形成。这使得感染可以由许多通常为非病微生物引起。美国传染病学会（IDSA）和美国微生物学会（ASM）最近发布的指南概述了用于培养的组织标本（包括骨和关节组织）的最佳获取和处理方法。无论感染类型如何，几乎所有情况下都强烈反对使用拭子采集标本。因为拭子携带的样本体积非常小，并且容易沾染外来生物。组成拭子头部的缠绕纤维也会捕获微生物，从而在使用拭子接种液体或固体培养基时会阻止病原体的有效释放。又进一步降低了本已经有限的阳性率。窦道引流液或术后伤口分泌物易用拭子获取，但反复的实验结果证明使用浅表层生物体培养去描述深层感染的方法是不准确的。而且，来自感染部位的深层组织和液体的培养物是最有价值的标本，对其培养更容易得到对微生物的诊断。

IDSA/ASM 指南还建议在使用抗生素之前采集标本。采集标本后，应将其在室温下保存，并在 2h 内运送到实验室。延长运输时间会降低活性生物体的数量，会延迟或阻止微生物在实验室中的恢复。而这些标本到达实验室后，目前仍缺乏被广泛接受的骨科微生物感染检测标准。一般来说，当标本到达微生物学实验室后，用于培养骨骼和内固定生物体的基本方案是根据几十年血液培养的技术和方案为基础改进而来的。通常可以直接进行革兰染色检查。如果病原体数量充足，革兰染色可立即镜检发现导致骨科感染的各种常见（但并非所有）生物体。然而，革兰染色很少能在非化脓性骨科感染中检测到病原体，因此这种情况下，许多机构不建议使用常规检测。可以将临床标本接种到固体琼脂培养基和液体培养基（肉汤）中，然后培养需氧菌和厌氧菌（需要时也包括分枝杆菌和真菌）。通常使用几种不同的培养基，如富含营养物质或其他特定物质以识别特定类型或范围微生物的培养基。当在初始培养过程中发现微生物生长时，将对其进一步检测以鉴别微生物及对抗生素的敏感性。这可以通过手动或自动方法完成，分析生物体的各种特征，如生长特征、形态以及生化和代谢特征。抗生素敏感性通过纸片扩散法或稀释方法进行。现在这些分析实验大部分都是自动化完成的。

除了接种在固体培养基上，液体培养基也常常被使用。这些培养基通常包含巯基乙酸盐或类似的物质，旨在支持厌氧细菌的生长。液体培养基也能支持少量微生物的恢复，并且可能比固体培养基更为敏感。使用更敏感的介质是分离出污染物概率的增加为代价的。在完成对分离物进一步分析之前，要将液体培养基中检测到的生长物接种到固体培养基上（传代培养）。

由于较长的培养时间可提高非特异性感染的检出概率，因此血培养的标准孵育时间为 5 天；组织培养物和体液中细菌的潜伏期因实验室而异，但通常在 2~5 天。一些微生物学实验室，包括学术和商业性的，培养组织（包括骨和滑膜液）仅需 48~72h。如下文所述，最佳培养时间可能大大超过 5 天，具体还要取决于生物体种类和临床情况。

1.2.1 微生物培养的局限性

通常，大多数引起骨科感染的细菌可以使用标准培养基培养。然而，即使在经验丰富的微生物实验室中，在骨科感染的情况下恢复这些细菌也可能是令人沮丧的过程。例如，10%~50% 骨科假体感染的培养物（结果因研究人群而异）未能发现任何微生物。据报道，慢性人工关节感染（PJI）术前穿刺培养和术中组织培养的一致性为 60%。骨科感染的一些固有特征降低了传统培养技术的有效性。最重要的因素可能是生物膜的存在。

1.2.2 在生物膜中检测出微生物

传统的培养技术经过优化，可恢复处于生长活跃期（浮游生长）的细菌。但是由于生物膜的存在，许多骨科感染，尤其是慢性感染或与内植物相关的感染，会持续存在。生物膜的形成是由不利于浮游生长的特定条件导致，并以基因表达明显改变为特点。这样就允许微生物附着在固体表面（惰性为首选表面）或死亡组织上形成微菌落。随着生物膜的成熟，细菌能分泌含有多糖、DNA 和蛋白质的复杂混合物，使微菌落聚集，陷入复杂的细胞外基质中，并发展成功能多样的异质性群落。这大大增加了菌落在面对各种代谢压力时的存活能力。细胞外基质（又名黏液、糖萼）可以抑制抗体、氧化应激、自身免疫细胞和许多化学与酶类去污剂的影响，提供了一个结构框架，细菌可以在其中受到机械保护。虽然大多数培养技术针对处于生长期的浮游细菌进行了优化，但生物膜中的大多数生物都处于稳定生长期，表型上的巨大差异极大地降低了传统培养方法的敏感性。

1.2.3 非典型微生物感染

传统的培养技术也可能无法发现一些不太常见的致病菌，这些致病菌很难或不可能以这种方式检出。有许多细菌，如痤疮角质杆菌、布鲁氏菌属和惰性更强的营养变异链球菌，需要更长的潜伏期和 / 或具有标准浓缩培养基无法满足的特定营养要求。痤疮丙酸杆菌可能需要长达 14 天的厌氧培养才能被检测到；布鲁氏菌属则可能需要 4 周。其他导致骨科感染的细菌，例如淋病奈瑟菌，需要专门的处理，且在特定培养环境条件下才能促进其生长。莱姆病关节炎由伯氏疏螺旋体引起，这种致病菌无法在常规临床实验室培养。分枝杆菌和真菌也是骨科罕见但重要的感染原因。一些真菌，如念珠菌，在标准细菌培养基中很容易生长。但几乎所有这些生物都需要专门定制的培养基来支持它们的生长。这些微生物的潜伏期通常为数周。在对许多真菌或分枝杆菌，或使用传统培养方法生长不良的各种细菌感染进行诊断时，需要高度怀疑是否为以上所提到的微生物感染。为了在培养中促进这些生物体生长，在采集组织或体液进行培养时需要专门进行适当的测试。

为了提高骨科患者体液和组织培养的微生物产量，我们对标准微生物学方法的许多适应性和多变性进行了评估，以最大限度地提高培养的灵敏度，同时避免特异性的丧失。研究目标主要有标本采集方法的改进和实验室测试参数的优化，包括组织制备、培养时间以及使用增强和 / 或更具选择性的培养基。在过去的 10 年中，分子诊断技术取得了巨大的进步，包括 PCR 测序和基质辅助激光解吸电离飞行时间（MALDI-TOF）质谱法，会使建立微生物诊断的任何尝试变得复杂化。能够对那些通过传统的培养技术难以分离和鉴定的许多生物体进行鉴定。这些培养技术的进步是化脓性关节炎和骨性关节炎研究的一个活跃领域，但由于生物膜导致感染的高负担，使得大多数研究都集中在骨科内植物感染上。

1.2.4 骨科内植物感染

内植物的存在，例如人工关节或骨折内固定，会使任何微生物学诊断的尝试变得复杂。从技术角度来看，内植物相关感染的一些常见致病菌，葡萄球菌和链球菌、肠道革兰阴性杆菌和肠球菌，可以在微生物实验室中轻松恢复。然而，培养结果阴性的比率也非常高，在某些系列培养中超过 25%。在不降低特异性的情况下最大限度地提高骨科内植物感染培养敏感性，在过去几十年中一直是一个活跃的研究领域。虽然一些研究人员专注于脊柱和骨折内固定感染，但 PJIs 一直是研究的主要焦点。

内植物感染：培养数量

从受感染的骨科内固定部位采集多处样本送检可以提高微生物检出的概率，尤其是当涉及低毒力或对培养环境要求苛刻的微生物时。多处取材送检培养可以提高培养的总阳性率，还有助于区分培养出的微生物是致病菌还是污染物。构成正常皮肤菌群的细菌可以在手术时无征兆地进入骨科内植物部位，仅是在数月至数年后才会出现感染。通常，这些亚急性和慢性骨科内植物感染可能在没有全身性甚至局部感染或炎症迹象的情况下出现，或者可能仅在内固定机械松动、骨折不愈合或其他形式的内固定故障后才会引起注意。我们很难根据单个样本确定一个分离出的微生物是引起内植物感染的致病菌还是仅仅是一个污染菌。

几项早期研究强调了在 PJI 患者中采集多处样本的重要性。1981 年对 63 例感染患者和 30 例未感染患者进行的一项前瞻性研究发现，收集 5 处样本使研究人员能够区分感染与污染，具体结论是：5 个活检样本中的仅 1~2 个细菌培养阳性说明样品有污染，而 5 次活检中细菌培养均为阳性就与感染的存在密切相关。1998 年发表的一项更大的前瞻性试验通过数学建模发现，送检的最佳培养标本数量为 5~6 个，并且在其中的至少 3 个样本中发现相同的微生物是与感染的存在密切相关的。这一观察结果在 2016 年的一项前瞻性、多中心研究中得到了证实，该研究招募了 264 例疑似感染患者，并将患者用作自身的对照。使用随机抽样的方法，每个病例重复 1000 次，作者发现获得 4 个单独的样本并将它们接种在 3 种不同的培养基上，相当于获得 5 个样本。所需标本的减少是由于采用了新的方法，包括标本制备、培养基的选择和培养时间，着重说明了可能影响骨科术中培养物产量的许多因素。Peel 等在 2016 年的报道中称，当进行 4 次组织培养时，观察到的诊断准确度最高。然而，当直接将组织标本接种到血培养瓶中时，在不牺牲敏感性的情况下，所需的组织标本的最佳数量将减少到 3 个标本。

内固定感染：样本采集

最好使用独立包装的手术器械来收集术中组织标本。无论是术中还是术前（例如用拭子从窦道引流液采集），拭子培养一再被证明其敏感性和特异性均不如深层组织。因此，强烈建议不要在骨科微生物培养中使用拭子。微生物培养的采样应在广泛清创、抽吸或电灼术之前进行。哪种类型的组织具有最高诊断价值尚不清楚。专家指南建议外科医生从"最可疑的区域"取组织进行培养，以"明显发炎或异常组织"为目标，在骨折固定内植物受感染的情况下从"感知感染部位"提取组织。这些组织包括：坏死骨、假关节或骨不连的部位或周围的深层组织床。无论是滑膜组织、假体周围组织（包括骨-假体界面和假体周围伪膜），还是骨科假体组件均可作为采样目标。尽管有大量文献对骨科内固定感染的微生物学检查进行了评估，但很少有文献将重点放在比较组织获取的部位上。一些作者报道假体周围伪膜/骨-植入物界面与新滑膜相比具有更高的阳性检出率，但是其他人的研究并没有发现同样的差异。有学者在一项研究中发现骨培养的诊断率很低。

内固定感染：使用血培养瓶和富集培养基

已证明将关节液和术中组织直接接种到血培养瓶中可以提高培养的敏感性，而不会增加假阳性结果。尽管假设很早就被提出，但是直到 20 世纪 80 年代人们才首次观察到，将关节液直接加入血培养瓶中可以提高阳性率并能分离出培养条件要求苛刻的微生物。该技术后来被用于人工关节的关节液培养。2000 年的小型回顾性研究发现，与传统培养相比，该培养方法的敏感性更高，同时厌氧菌的恢复率也显著提高。这些发现在使用自动化血培养系统的前瞻性研究中也得到证实。Peel 等在最近的工作发现，使用血培养瓶的半自动化组织培养方法提高了组织培养的敏感性，同时不会增加假阳性率，并缩短了阳性检测时间。尽管已经提出产生这种现象的几种机制，但血培养瓶优于传统培养技术的原因尚不完全清楚。血培养液中的大量培养基稀释了关节液中存在的自身炎症细胞；这些炎症细胞的存在可以抑制细菌的生长。此外，与接种在固体培养基上的关节液体积相比，血培养瓶接种关节液的体积更大。还有，血培养瓶中存在的溶解剂可促进白细胞所吞噬的生物体的释放。从实用的角度来看，使用血培养瓶还便于实验室使用自动培养系统，从而减少与环境的接触并减少有氧条件下的暴露。最近，一家关节翻修中心的工作流程分析报告称，与传统方法相比，使用血培养瓶进行组织培养可降低成本和劳动时间。因此要大力提倡常规使用血培养瓶进行关节液和术中组织培养。目前，鲜有关于血培养瓶在骨折相关的内固定和脊柱器械感染中的作用的正式研究报道。

除了使用血培养瓶外，也很少有研究比较不同培养基的效果。培养基（包括血培养瓶）的唯一前瞻性评估选取 178 例患者，发现血培养瓶（87%）和其他两种浓缩培养基［熟肉肉汤（83%）和挑剔的厌氧肉汤（57%）］的灵敏度均优于传统的直接平板法（39%）。

内植物感染：样品制备

确定感染存在的一个重要阻碍是不能可靠地在生物膜中检测出微生物。简单地刮除受感染的内植物已被证明是一种非常无效的去除生物膜的方法。已经报道了几种机械或化学破坏生物膜以建立微生物诊断的方法。在一项对 92 例患者的研究中，在培养之前对组织进行珠磨的过程（使用非常小的玻璃、陶瓷或钢珠使难以用标准技术处理的组织变成匀浆）已被报道较标准技术（53.2%）具有更高的检出率（83.7%）。在一项对 770 例患者的研究中，研究人员发现，使用二硫苏糖醇化学破坏生物膜可以提高微生物诊断的产量。这些方法的整体临床经验非常有限，超声裂解是破坏生物膜以达到诊断目的最有前途的方法。

超声裂解

超声裂解是使用超声能量通过空化来破坏取出的内植物上的生物膜。虽然已经研究了很多的方案，但总体方法是一致的。涡流会增加气泡的浓度，从而增加空化。然后将容器置于超声波浴中，以与组织和关节液培养相同的方式收集和培养超声处理液。在第一项研究超声裂解对诊断 PJI 效用的大型研究中，假体周围组织和超声裂解液培养的敏感性分别为 61% 和 78%。这种优势大部分体现在最近接受了抗生素治疗的患者身上。来自其他医疗中心的许多随访研究也报告了类似的成功案例。然而，包括最近的一项荟萃分析在内的一些很好的研究却有着相反的结果，他们发现超声液体培养的敏感性与组织培养相同或更低。文献中的一些不一致的观点可能是由于超声处理技术和组织培养方法的变化所致。菌落数量阳性阈值的不同使文献之间相互比较变得困难。使用较低的阈值可能会降低超声培养物的特异性，因为它只识别以非常低浓度存在的污染物或其他致病菌。另一个使超声液体培养的复杂解释可能是由生物膜的细胞外结构直接导致的。尽管存在这些问题，支持使用超声处理液而不是使用传统方法来提高培养物诊断率的文献数量一直在增加。将超声液接种到血培养瓶中或对超声液直接进行分子诊断，又进一步提高了诊断率。与这些发现相呼应的是，骨科感染的国际共识会议关于超声裂解使用的最新会议记录指出，"对取出的骨科假体进行超声裂解处理是一种检测病原体的可行方法，特别是在培养阴性感染的情况下"。以前，仅在有限的情况下建议使用超声裂解。超声液体的作用主要在 PJI 的范围内进行了研究。超声液体的作用也已在骨折相关的内植物感染和脊柱内植物感染中进行了评估，结果好坏参半，由于目前的文献有限，无法得出任何确切的结论。

内植物感染：培养时间

绝大多数已知的导致 PJI 的常见微生物可以在几天内使用常规培养方法进行鉴定。在某些情况下，延长培养时间可以提高灵敏度，但有可能会降低特异性。导致晚期 PJI 发展缓慢的致病菌通常是宿主皮肤菌群的成员，也是常见的培养污染物。然而，有相当一部分细菌，主要是痤疮丙酸杆菌，在 PJI 的检查过程中经常遇到，据证明需要 7~14 天的时间才能分离出来。从多个培养物中以及从一种以上的培养基中检测出一种惰性致病菌，都与提高确定感染原因和避免错误识别污染物的能力相关。关于延长潜伏期后污染菌检出率增加的担忧尚未得到证实。通过将这些结果与其他临床和实验室因素相关联，有时可以进一步减轻对假阳性检测结果的担忧。例如，一项关于肩关节假体翻修病例的回顾性研究表明，术中培养物发现了痤疮丙酸杆菌，其中短期培养即呈阳性的痤疮丙酸杆菌，与感染的存在相关。在最终证明未感染的病例中，则经常发现长时间后呈阳性的痤疮丙酸杆菌分离株。目前的 IDSA 诊断和 PJI 治疗指南建议常规进行厌氧培养至少 14 天。

1.2.5 原生骨和关节感染

相比于骨科内植物感染的诊断，关于原生骨和关节感染中培养出病原体的最佳方法的研究却很有限。

化脓性关节炎

许多引起化脓性关节炎的常见生物体可以很容易地通过传统的方法进行培养。常规滑膜液培养在 70%~90% 的病例中呈阳性。在成人中，金黄色葡萄球菌约占病例的 50%。链球菌属第二常见，包括 B 组和相关的 β–溶血性链球菌（A 组、C 组、F 组和 G 组），以及较少见的肺炎链球菌。据估计，15% 的病例由革兰阴性杆菌导致。在化脓性关节炎中，革兰染色和培养物的产量相对较高。一项对 400 多名化脓性关节炎患者的回顾性研究发现，在 50% 的病例中革兰染色呈阳性。革兰染色已被证明在革兰阳性感染患者中的表达最高，高达 70%，在革兰阴性化脓性关节炎中的表达较低，约为 50%。淋病奈瑟菌是一种常见的化脓性关节炎的致病菌，其阳性表达占所有病例的 6% 左右；对于这些感染，革兰染色很少有用，因为它只有 25% 的时间呈阳性。

大多数原生关节的化脓性关节炎通常通过隐匿性菌血症继发于血行播散。在就诊时应进行血培养。在一组包含 476 例化脓性关节炎的病例中，24% 的滑膜液培养阳性病例的血培养呈阳性；在 9% 的病例中，在滑膜培养阴性的情况下，血培养呈阳性。在对 94 例急性单关节关节炎背景下关节穿刺术患者的回顾中，平均阳性培养的时间为 37+/-27h，超过一半的患者在前 24h 内检测到。由于没有观察到超过 90h 的生长，因此研究作者得出结论，如果孵育 4 天后没有生长，滑膜液培养可以被认为是阴性的。在临床怀疑为化脓性关节炎的情况下，滑膜培养阴性表明可能存在一种无鞭毛生物，例如：营养变异的链球菌或淋病奈瑟菌；几乎不可培养的生物体，例如伯氏疏螺旋体；或者非感染性类似物（如痛风和类风湿性关节炎）。与传统的琼脂平板相比，在血培养瓶中培养滑膜液可提供更高的敏感性和特异性，并缩短培养阳性的时间，尽管对与急性表现的患者而言，培养技术的选择可能没有那么重要。血培养瓶的使用显著提高了检测无鞭毛生物的能力，如金格杆菌。分子诊断技术的日益复杂化也使得微生物实验室中难以分离的生物体的鉴定成为可能。

骨髓炎

与化脓性关节炎一样，骨髓炎的微生物学诊断的进步是通过使用分子诊断的方法，而不是优化培养技术。骨髓炎是一种在很多方面都比化脓性关节炎更为复杂的疾病。虽然绝大多数化脓性关节炎是血行播散的结果，然而致病病原体的种类相对有限，骨髓炎除了血行播散以外，还可以通过邻近感染部位的连续播散而发展，这是由于血管功能不足或者是由于不论意外的还是医源性的穿透性创伤引起的。像化脓性关节炎一样，几乎所有常见的引起感染的生物体理论上都可以使用标准技术生长。然而，在诊断化脓性关节炎时，骨培养的检出率，特别是亚急性和慢性骨髓炎，均低于滑膜液培养观察到的检出率。这主要是因为亚急性和慢性骨髓炎是生物膜驱动的感染。与内植物感染一样，窦道引流的拭子培养同样不准确且具有误导性。同样，革兰染色也极不敏感。

在急性血源性骨髓炎中，可以可靠地确定微生物的病因学。在一项对250例患有急性血源性骨髓炎儿童的研究中，血培养有40%呈阳性。通过开放手术或经介入放射学指导经皮获得的骨活检培养物确定了82%的病原体。成人急性血源性骨髓炎，通常表现为椎体骨髓炎，相似病例：有报道表明血培养的阳性率为30%~78%，也有报道认为无论是经皮还是术中获得，在椎体骨髓炎的情况下组织活检的敏感性为70%~91%。

1.3　分子技术

分子技术在骨科感染的诊断中很有前景。分子技术的理论优势包括能够以高精度和低成本快速检测微生物。迄今为止，在大多数临床实验室中分子技术尚未取代微生物培养，因为它在现实中存在一些缺点，包括缺乏特异性、缺乏敏感性、成本增加、需要当地专业知识以及周转时间缓慢。虽然肯定存在例外，但目前的分子技术在准确评估各种抗菌药物的耐药性方面的能力仍然有限。迄今为止，大多数关于骨科感染的分子诊断研究都集中在PJI上。然而，在不同的患者群体和疾病中可能有额外的特殊优势，包括儿科，以及不寻常和/或不可培养的生物体。本章的这一部分作者将试图总结这一领域的现状，并指出许多当前可用的，但目前尚未在临床上普遍使用的技术。

1.3.1　聚合酶链反应（PCR）

背景

已经开发了多种PCR检测方法用于PJI和其他骨科感染中的病原体检测，具有不同的特征、灵敏度和特异性。PCR检测可以设计为从单个物种、一组病原体（多重PCR）或来自高度保守的DNA序列中的可变DNA侧翼序列（16S PCR是这种技术最常见的版本进行扩增）。已发表的评估将PCR与传统培养在各种样本类型和临床情况下进行了比较，不同的结果总结如下。

病原体特异性PCR
单生物PCR

单生物PCR技术用于骨科感染的潜在优势在于其灵敏度和速度。目前开发的许多测试都旨在诊断在培养过程中生长不良的细菌。

伯氏疏螺旋体的PCR检测已上市，但未获得FDA的批准。关于其特异性，有令人鼓舞的数据。该测试在阳性时可能更有用，尤其是当莱姆病血清学同时呈阳性时。在莱姆病血清标志物阴性的患者中，其PCR阳性的意义尚未确定。莱姆病PCR可能有助于报告罕见的疏螺旋体PJI病例，因为它可能代表PJI培养阴性的一个子集。

已经开发出了PCR在滑膜液中检测淋病奈瑟菌的检测方法，但并未常规使用。另外，可在Whipple病中引起局部肌肉骨骼表现的Tropheryma whipplei最好通过市售的PCR进行诊断。

在儿童患者中，金氏杆菌是口腔菌群的正常成员，但在骨科感染中很常见，会导致相当大的发病率。金氏杆菌培养困难且生长缓慢，PCR 显著提高了其诊断水平。金氏杆菌分子检测的经验也暗示了一个更广泛的普遍观点，即单生物 PCR 通常比广泛的技术（如 16S PCR）更准确。

PJI 相关的文献在单生物体 PCR 方面更为有限。有限数量的研究试图使用 PCR 来检测单一生物属（葡萄球菌）的存在，并随后评估了甲氧西林耐药性的主要遗传决定因素（mecA）的存在。这些研究表明，单生物 PCR 的敏感性不同，成本高，并且由于 PJI 病原体的广泛性，对未来 PJI 诊断的改进似乎看不到太大的希望。

多重 PCR

病原体组合的使用——针对组合中的每个病原体设计配对引物进行多重 PCR——理论上允许快速、廉价且灵敏地检测一组常见病原体。不需要 16S PCR 和下一代基因测序（NGS）技术所需的复杂测序和数据处理步骤。然而，这只能检测到有限范围内的细菌。根据每个组合中选择的病原体，微生物包括污染骨科标本和导致骨科感染的生物体（例如痤疮丙酸杆菌和凝固酶阴性葡萄球菌）可能被诊断不足或过度诊断。多个病原体组合已在临床上广泛用于上呼吸道感染和胃肠道感染的综合征诊断，但目前尚未商业化用于 PJI。与培养相比，尚未发现 PJI 诊断组合的评估具有可靠的优越的临床效用。

用于诊断骨科布鲁菌病和结核病，以及原生关节化脓性关节炎的多重 PCR 组合展示出了好的前景。

16S PCR

与上述 PCR 技术相比，16S PCR 在理论上得到了改进，因为其理论上能够同时检测非常广泛的微生物群（共享保守的 16S 核糖体序列）；由于需要对 PCR 扩增产物进行测序和分析以进行病原体鉴定，因此成本和周转时间会受到影响。最近的一项研究表明，超声处理液的敏感性为 95%（相比之下，组织灵敏度为 76%）。然而，迄今为止，用于 PJI 病原体鉴定的 16S PCR 的研究得到多个灵敏度，并不优于培养。

最近的一项荟萃分析评估了用于鉴定滑膜液中细菌的 PCR 试验。与作者几年前的荟萃分析相比，最近研究中的 PCR 敏感性已经下降到 72% 左右，特异性略好，为 94%，推测可能的原因是由于多重组合（组合上没有包含缺失的生物）和 16S PCR（灵敏度更依赖于细菌负荷或样本类型）的缺点造成的。然而，这一观察结果仍未得到解释，其意义尚不清楚。

故事性病例继续揭示了 16S PCR 在诊断由异常或无鞭毛生物（例如脲原体或李斯特菌）引起的 PJI 中的作用。基于 16S PCR 的原生骨关节感染的诊断可能会加速积极治疗的开始并能防止不必要的手术。一些研究小组的结果表示显然很有希望，例如脊柱病例。然而，类似的测试并未显示在自身化脓性关节炎中也同样有用。总而言之，虽然 16S PCR 在概念上是强大的、可商用的，并且有时非常有用，但与传统培养相比，其在常规使用中的优越性（和便利性）尚未得到证实。

1.3.2　二代基因测序（NGS）

NGS 方法既不是通过培养来检测病原体，也不是通过识别短的特定的 DNA 片段，而是从临床样本的整个 DNA 中检测微生物目标序列——无论是人类、细菌还是其他样本。尽管时间和金钱仍然是限制因素，但由于经济实惠的 DNA 测序技术的快速发展，这项技术在临床领域发展迅速。随着技术成本的降低，该技术的成本效益可能会增加，但仍取决于任何特定情况下感染的可能性。NGS 的一些变体包括一组初始的 16S 扩增步骤（以富集细菌 DNA）。该方法的优点是能够检测到微生物的高度多样性，但由于需要样本序列，受限于样本数据库的多样性。参考数据库的质量仍然是一个关键的问题，这是由于其中许多是专有的和不完整的。

最近几个实验室的研究说明了 NGS 对 PJI 的前景。Sanderson 等和 Ivy 等在 PJI 中研究了鸟枪测序法。Ivy 研究了 168 个膝关节 PJI，在培养阳性的病例中发现了 90% 种属一致性。60 个（12%）"无菌"病例中有 7 个显示出潜在的重要微生物。16S 扩增子靶向 NGS 作为一种变体技术，在培养阴性病例中产生了类似的病原体检测结果，在其他病例中也发现了多种病原体。这说明了先进的技术将证明 PJI 是复杂的多微生物感染的可能性，其中基于培养的技术通常证明是单细菌生长。

在从大数据集自动检测病原体这方面正在出现改进。最近的一项研究将超声液体培养与 NGS（使用商业检测平台 CosmosID）进行了比较，发现 95% 超声培养阳性标本中有细菌，38% 超声裂解培养阴性标本中有细菌。然而，对葡萄球菌易感性的预测是有限的。在最近的第二项研究中，对 44 例翻修肩关节置换术患者的样本进行了 NGS 和培养评估。52% 患者的培养物中至少生长了一种微生物；NGS 在 39% 的患者中至少鉴定出了一种阳性标本。虽然在培养物中经常发现痤疮丙酸杆菌（57%）和凝固酶阴性葡萄球菌（39%），但 NGS 在更多（71%）感染病例中发现了痤疮丙酸杆菌；它还检测到 35% 的抗辐射不动杆菌可能的假阳性信号。考虑到 13 例被预先确定的临床标准认为"肯定"或"可能"感染的病例，只有 8 例的培养和 NGS 结果之间具有一致性。

血液中骨科病原体的分子检测

使用 NGS 技术（也称为液体活检）对血浆（和其他标本）中的无细胞 DNA 进行测序和分析已成为治疗各种恶性肿瘤和产前遗传病的重要方面，并且在传染病中的应用逐渐增多。关于这一令人兴奋的新方法的进一步同行评审数据表明，理论上可以允许对骨科感染进行无创诊断和监测。

1.4　结论

骨关节感染中的微生物病原体可由多种技术来诊断。培养仍然是大多数医院实验室的金标准。一般来说，传统的培养技术并没有被分子检测所取代，除非在特定情况下。将分子诊断与传统的基于培养的技术进行比较的研究常常表明它们具有类似的诊断准确性。然而，技术的进步和成本的降低很可能使分子检测更准确、更实惠。目前，骨科感染的微生物学诊断的发展仍然充满不确定性，但富有前景。

参考文献

[1] Miller JM, Binnicker MJ, Campbell S, et al. A guide to utilization of the microbiology laboratory for diagnosis of infectious diseases: 2018 update by the Infectious Diseases Society of America and the American Society for Microbiology. Clin Infect Dis. 2018; 67(6):e1–e94.

[2] Ascione T, Barrack R, Benito N, et al. General assembly, diagnosis, pathogen isolation—culture matters:International Consensus Meeting on Prosthetic Joint Infection: Proceedings of International Consensus Meeting on Orthopaedic Infections. J Arthroplasty 2019; 34(2S):S197–S206.

[3] Gomez-Urena EO, Tande AJ, Osmon DR, Berbari EF. Diagnosis of prosthetic joint infection: cultures, biomarker and criteria. Infect Dis Clin North Am. 2017; 31(2):219–235.

[4] Morgenstern M, Kühl R, Eckardt H, et al. Diagnostic challenges and future perspectives in fracture-related infection. Injury. 2018; 49 Suppl 1:S83–S90.

[5] Buchan BW, Ledeboer NA. Emerging technologies for the clinical microbiology laboratory. Clin Microbiol Rev. 2014; 27(4):783–822.

[6] Lew DP,Waldvogel FA. Osteomyelitis. Lancet. 2004; 364(9431):369–379.

[7] Mackowiak PA, Jones SR, Smith JW. Diagnostic value of sinus-tract cultures in chronic osteomyelitis. JAMA. 1978; 239(26):2772–2775.

[8] Wilson ML, Winn W. Laboratory diagnosis of bone, joint, soft-tissue, and skin infections. Clin Infect Dis. 2008; 46(3):453–457.

[9] Van Cauter M, Cornu O, Yombi JC, Rodriguez-Villalobos H, Kaminski L. The effect of storage delay and storage temperature on orthopaedic surgical samples contaminated by Staphylococcus epidermidis. PLoS One. 2018; 13(3):e0192048.

[10] Abdel M, Akgün D, Akin G, et al. Hip and knee section, diagnosis, pathogen isolation, culture: proceedings of international consensus on orthopedic infections. J Arthroplasty. 2019; 34(2S):S361–S367.

[11] Kirn TJ, Weinstein MP. Update on blood cultures: how to obtain, process, report, and interpret. Clin Microbiol Infect. 2013; 19(6):513–520.

[12] Vasoo S. Improving the diagnosis of orthopedic implant-associated infections: optimizing the use of tools already in the box. J Clin Microbiol.

2018; 56(12):e01379–18.

[13] Matter-Parrat V, Ronde-Oustau C, Boéri C, Gaudias J, Jenny JY. Agreement between pre-operative and intraoperative bacteriological samples in 85 chronic peri-prosthetic infections. Orthop Traumatol Surg Res. 2017; 103(2):301–305.

[14] Costerton JW, Stewart PS, Greenberg EP. Bacterial biofilms: a common cause of persistent infections. Science. 1999; 284(5418):1318–1322.

[15] McConoughey SJ, Howlin R, Granger JF, et al. Biofilms in periprosthetic orthopedic infections. Future Microbiol. 2014; 9(8):987–1007.

[16] Roilides E, Simitsopoulou M, Katragkou A, Walsh TJ. How biofilms evade host defenses. Microbiol Spectr. 2015; 3(3). DOI: 10.1128/microbiolspec.MB-0012–2014.

[17] Marculescu CE, Berbari EF, Cockerill FR, III, Osmon DR. Fungi, mycobacteria, zoonotic and other organisms in prosthetic joint infection. Clin Orthop Relat Res. 2006; 451(451):64–72.

[18] Schäfer P, Fink B, Sandow D, Margull A, Berger I, Frommelt L. Prolonged bacterial culture to identify late periprosthetic joint infection: a promising strategy. Clin Infect Dis. 2008; 47(11):1403–1409.

[19] Al Dahouk S, Nöckler K. Implications of laboratory diagnosis on brucellosis therapy. Expert Rev Anti Infect Ther. 2011; 9(7):833–845.

[20] Centers for Disease Control and Prevention. Recommendations for the laboratory-based detection of Chlamydia trachomatis and Neisseria gonorrhoeae—2014. MMWR Recomm Rep. 2014; 63 RR-02:1–19.

[21] Marques AR. Laboratory diagnosis of Lyme disease: advances and challenges. Infect Dis Clin North Am. 2015; 29(2):295–307.

[22] Bejon P, Berendt A, Atkins BL, et al. Two-stage revision for prosthetic joint infection: predictors of outcome and the role of reimplantation microbiology. J Antimicrob Chemother. 2010; 65(3):569–575.

[23] Tan TL, Kheir MM, Shohat N, et al. Culture-negative periprosthetic joint infection: an update on what to expect. JBJS Open Access. 2018; 3(3):e0060.

[24] Kamme C, Lindberg L. Aerobic and anaerobic bacteria in deep infections after total hip arthroplasty:differential diagnosis between infectious and non-infectious loosening. Clin Orthop Relat Res. 1981(154):201–207.

[25] Atkins BL, Athanasou N, Deeks JJ, et al. The OSIRIS Collaborative Study Group. Prospective evaluation of criteria for microbiological diagnosis of prosthetic-joint infection at revision arthroplasty. J Clin Microbiol. 1998; 36(10):2932–2939.

[26] Bémer P, Léger J, Tandé D, et al. Centre de Référence des Infections Ostéo-articulaires du Grand Ouest (CRIOGO) Study Team. How many samples and how many culture media to diagnose a prosthetic joint infection:a clinical and microbiological prospective multicenter study. J Clin Microbiol. 2016; 54(2):385–391.

[27] Peel TN, Spelman T, Dylla BL, et al. Optimal periprosthetic tissue specimen number for diagnosis of prosthetic joint infection. J Clin Microbiol. 2016; 55(1):234–243.

[28] Osmon DR, Berbari EF, Berendt AR, et al. Infectious Diseases Society of America. Diagnosis and management of prosthetic joint infection: clinical practice guidelines by the Infectious Diseases Society of America. Clin Infect Dis. 2013; 56(1):e1–e25.

[29] Muñoz-Mahamud E, Molinas I, Lozano L, et al. Usefulness of culturing the periprosthetic membrane or neosynovium for the diagnosis of infection during hip and knee revision arthroplasty. J Am Acad Orthop Surg. 2018; 26(20):e442–e447.

[30] Bjerkan G, Witsø E, Nor A, et al. A comprehensive microbiological evaluation of fifty-four patients undergoing revision surgery due to prosthetic joint loosening. J Med Microbiol. 2012; 61(Pt 4):572–581.

[31] Bori G, Muñoz-Mahamud E, Garcia S, et al. Interface membrane is the best sample for histological study to diagnose prosthetic joint infection. Mod Pathol. 2011; 24(4):579–584.

[32] Larsen LH, Khalid V, Xu Y, Thomsen TR, Schønheyder HC, the PRIS Study Group. Differential contributions of specimen types, culturing, and 16S rRNA sequencing in diagnosis of prosthetic joint infections. J Clin Microbiol. 2018; 56(5):e01351–17.

[33] Hughes JG, Vetter EA, Patel R, et al. Culture with BACTEC Peds Plus/F bottle compared with conventional methods for detection of bacteria in synovial fluid. J Clin Microbiol. 2001; 39(12):4468–4471.

[34] Peel TN, Dylla BL, Hughes JG, et al. Improved diagnosis of prosthetic joint infection by culturing periprosthetic tissue specimens in blood culture bottles. MBio. 2016; 7(1):e01776–e15.

[35] von Essen R, Hölttä A. Improved method of isolating bacteria from joint fluids by the use of blood culture bottles. Ann Rheum Dis. 1986; 45(6):454–457.

[36] Levine BR, Evans BG. Use of blood culture vial specimens in intraoperative detection of infection. Clin Orthop Relat Res. 2001(382):222–231.

[37] Hughes HC, Newnham R, Athanasou N, Atkins BL, Bejon P, Bowler IC. Microbiological diagnosis of prosthetic joint infections: a prospective evaluation of four bacterial culture media in the routine laboratory. Clin Microbiol Infect. 2011; 17(10):1528–1530.

[38] von Essen R. Culture of joint specimens in bacterial arthritis. Impact of blood culture bottle utilization. Scand J Rheumatol. 1997; 26(4):293–300.

[39] Peel TN, Sedarski JA, Dylla BL, et al. Laboratory workflow analysis of culture of periprosthetic tissues in blood culture bottles. J Clin Microbiol. 2017; 55(9):2817–2826.

[40] Bjerkan G, Witsø E, Bergh K. Sonication is superior to scraping for retrieval of bacteria in biofilm on titanium and steel surfaces in vitro. Acta Orthop. 2009; 80(2):245–250.

[41] Roux AL, Sivadon-Tardy V, Bauer T, et al. Diagnosis of prosthetic joint infection by beadmill processing of a periprosthetic specimen. Clin Microbiol Infect. 2011; 17(3):447–450.

[42] De Vecchi E, Bortolin M, Signori V, Romanò CL, Drago L. Treatment with dithiothreitol improves bacterial recovery from tissue samples in osteoarticular and joint infections. J Arthroplasty. 2016; 31(12):2867–2870.

[43] Tunney MM, Patrick S, Gorman SP, et al. Improved detection of infection in hip replacements. A currently underestimated problem. J Bone Joint Surg Br. 1998; 80(4):568–572.

[44] Trampuz A, Piper KE, Jacobson MJ, et al. Sonication of removed hip and knee prostheses for diagnosis of infection. N Engl J Med. 2007; 357(7):654–663.

[45] Larsen LH, Lange J, Xu Y, Schønheyder HC. Optimizing culture methods for diagnosis of prosthetic joint infections: a summary of modifications

and improvements reported since 1995. J Med Microbiol. 2012; 61(Pt 3):309–316.

[46] Li C, Renz N, Thies CO, Trampuz A. Meta-analysis of sonicate fluid in blood culture bottles for diagnosing periprosthetic joint infection. J Bone Jt Infect. 2018; 3(5):273–279.

[47] Van Diek FM, Albers CGM, Van Hooff ML, Meis JF, Goosen JHM. Low sensitivity of implant sonication when screening for infection in revision surgery. Acta Orthop. 2017; 88(3):294–299.

[48] Grosso MJ, Frangiamore SJ, Yakubek G, Bauer TW, Iannotti JP, Ricchetti ET. Performance of implant sonication culture for the diagnosis of periprosthetic shoulder infection. J Shoulder Elbow Surg. 2018; 27(2):211–216.

[49] Onsea J, Depypere M, Govaert G, et al. Accuracy of tissue and sonication fluid sampling for the diagnosis of fracture-related infection: a systematic review and critical appraisal. J Bone Jt Infect. 2018; 3(4):173–181.

[50] Sampedro MF, Huddleston PM, Piper KE, et al. A biofilm approach to detect bacteria on removed spinal implants. Spine. 2010; 35(12):1218–1224.

[51] Butler-Wu SM, Burns EM, Pottinger PS, et al. Optimization of periprosthetic culture for diagnosis of Propionibacterium acnes prosthetic joint infection. J Clin Microbiol. 2011; 49(7):2490–2495.

[52] Frangiamore SJ, Saleh A, Grosso MJ, et al. Early versus late culture growth of Propionibacterium acnes in revision shoulder arthroplasty. J Bone Joint Surg Am. 2015; 97(14):1149–1158.

[53] Costales C, Butler-Wu SM. A real pain: diagnostic quandaries and septic arthritis. J Clin Microbiol. 2018; 56(2):e01358–17.

[54] Ross JJ. Septic arthritis of native joints. Infect Dis Clin North Am. 2017; 31(2):203–218.

[55] Weston VC, Jones AC, Bradbury N, Fawthrop F, Doherty M. Clinical features and outcome of septic arthritis in a single UK Health District 1982–1991. Ann Rheum Dis. 1999; 58(4):214–219.

[56] Goldenberg DL, Reed JI. Bacterial arthritis. N Engl J Med. 1985; 312(12):764–771.

[57] Balderia PG, Pomerantz S, Fischer R. Acute bacterial arthritis: how long should you wait for culture results? J Clin Rheumatol. 2015; 21(4):196–198.

[58] Kortekangas P, Aro HT, Lehtonen OP. Synovial fluid culture and blood culture in acute arthritis: a multi-case report of 90 patients. Scand J Rheumatol. 1995; 24(1):44–47.

[59] Calhoun JH, Manring MM, Shirtliff M. Osteomyelitis of the long bones. Semin Plast Surg. 2009; 23(2):59–72.

[60] McNeil JC, Forbes AR, Vallejo JG, et al. Role of operative or interventional radiology-guided cultures for osteomyelitis. Pediatrics. 2016; 137(5):e20154616.

[61] Zimmerli W. Clinical practice. Vertebral osteomyelitis. N Engl J Med. 2010; 362(11):1022–1029.

[62] Mylona E, Samarkos M, Kakalou E, Fanourgiakis P, Skoutelis A. Pyogenic vertebral osteomyelitis: a systematic review of clinical characteristics. Semin Arthritis Rheum. 2009; 39(1):10–17.

[63] Nocton JJ, Dressler F, Rutledge BJ, Rys PN, Persing DH, Steere AC. Detection of Borrelia burgdorferi DNA by polymerase chain reaction in synovial fluid from patients with Lyme arthritis. N Engl J Med. 1994; 330(4):229–234.

[64] Grillon A, Scherlinger M, Boyer P-H, et al. Characteristics and clinical outcomes after treatment of a national cohort of PCR-positive Lyme arthritis. Semin Arthritis Rheum. 2019; 48(6):1105–1112.

[65] Wilske B, Fingerle V, Schulte-Spechtel U. Microbiological and serological diagnosis of Lyme borreliosis. FEMS Immunol Med Microbiol. 2007; 49(1):13–21.

[66] Collins KA, Gotoff JR, Ghanem ES. Lyme disease: a potential source for culture-negative prosthetic joint infection. J Am Acad Orthop Surg Glob Res Rev. 2017; 1(5):e023.

[67] Liebling MR, Arkfeld DG, Michelini GA, et al. Identification of Neisseria gonorrhoeae in synovial fluid using the polymerase chain reaction. Arthritis Rheum. 1994; 37(5):702–709.

[68] Muralidhar B, Rumore PM, Steinman CR. Use of the polymerase chain reaction to study arthritis due to Neisseria gonorrhoeae. Arthritis Rheum. 1994; 37(5):710–717.

[69] Lagier JC, Raoult D. Whipple's disease and Tropheryma whipplei infections: when to suspect them and how to diagnose and treat them. Curr Opin Infect Dis. 2018; 31(6):463–470.

[70] O'Rourke S, Meehan M, Bennett D, et al. The role of real-time PCR testing in the investigation of paediatric patients with community-onset osteomyelitis and septic arthritis. Ir J Med Sci. 2019; 188(4):1289–1295.

[71] Yagupsky P. Diagnosing Kingella kingae infections in infants and young children. Expert Rev Anti Infect Ther. 2017; 15(10):925–934.

[72] Chometon S, Benito Y, Chaker M, et al. Specific real-time polymerase chain reaction places Kingella kingae as the most common cause of osteoarticular infections in young children. Pediatr Infect Dis J. 2007; 26(5):377–381.

[73] Sambri A, Pignatti G, Romagnoli M, Donati D, Marcacci M, Cadossi M. Intraoperative diagnosis of Staphylococcus aureus and coagulase-negative Staphylococcus using Xpert MRSA/SA SSTI assay in prosthetic joint infection. New Microbiol. 2017; 40(2):130–134.

[74] Tsuru A, Setoguchi T, Kawabata N, et al. Enrichment of bacteria samples by centrifugation improves the diagnosis of orthopaedics-related infections via real-time PCR amplification of the bacterial methicillinresistance gene. BMC Res Notes. 2015; 8:288.

[75] Lourtet-Hascoëtt J, Bicart-See A, Félicé MP, Giordano G, Bonnet E. Is Xpert MRSA/SA SSTI real-time PCR a reliable tool for fast detection of methicillin-resistant coagulase-negative staphylococci in periprosthetic joint infections? Diagn Microbiol Infect Dis. 2015; 83(1):59–62.

[76] Morgenstern C, Renz N, Cabric S, Perka C, Trampuz A. Multiplex polymerase chain reaction and microcalorimetry in synovial fluid: can pathogen-based detection assays improve the diagnosis of septic arthritis? J Rheumatol. 2018; 45(11):1588–1593.

[77] Lee JM, Lee JH, Kim YK. Laboratory impact of rapid molecular tests used for the detection of respiratory pathogens. Clin Lab. 2018; 64(9):1545–1551.

[78] Spina A, Kerr KG, Cormican M, et al. Spectrum of enteropathogens detected by the FilmArray GI Panel in a multicentre study of community-acquired gastroenteritis. Clin Microbiol Infect. 2015; 21(8):719–728.

[79] Suda AJ, Tinelli M, Beisemann ND, Weil Y, Khoury A, Bischel OE. Diagnosis of periprosthetic joint infection using alpha-defensin test or

multiplex-PCR: ideal diagnostic test still not found. Int Orthop. 2017; 41(7):1307–1313.

[80] Melendez DP, Greenwood-Quaintance KE, Berbari EF, et al. Evaluation of a genus- and group-specific rapid PCR assay panel on synovial fluid for diagnosis of prosthetic knee infection. J Clin Microbiol. 2016; 54(1):120–126.

[81] Hischebeth GT, Randau TM, Buhr JK, et al. Unyvero i60 implant and tissue infection (ITI) multiplex PCR system in diagnosing periprosthetic joint infection. J Microbiol Methods. 2016; 121:27–32.

[82] Borde JP, Häcker GA, Guschl S, et al. Diagnosis of prosthetic joint infections using UMD-Universal Kit and the automated multiplex-PCR Unyvero i60 ITI(®) cartridge system: a pilot study. Infection. 2015; 43(5):551–560.

[83] Metso L, Mäki M, Tissari P, et al. Efficacy of a novel PCR- and microarray-based method in diagnosis of a prosthetic joint infection. Acta Orthop. 2014; 85(2):165–170.

[84] Ryu SY, Greenwood-Quaintance KE, Hanssen AD, Mandrekar JN, Patel R. Low sensitivity of periprosthetic tissue PCR for prosthetic knee infection diagnosis. Diagn Microbiol Infect Dis. 2014; 79(4):448–453.

[85] Sanjuan-Jimenez R, Morata P, Bermúdez P, Bravo MJ, Colmenero JD. Comparative clinical study of different multiplex real time PCR strategies for the simultaneous differential diagnosis between extrapulmonary tuberculosis and focal complications of brucellosis. PLoS Negl Trop Dis. 2013; 7(12):e2593.

[86] Sigmund IK, Holinka J, Sevelda F, et al. Performance of automated multiplex polymerase chain reaction (mPCR) using synovial fluid in the diagnosis of native joint septic arthritis in adults. Bone Joint J. 2019; 101-B(3):288–296.

[87] Rak M, Kavčlč M, Trebše R, CöR A. Detection of bacteria with molecular methods in prosthetic joint infection:sonication fluid better than periprosthetic tissue. Acta Orthop. 2016; 87(4):339–345.

[88] Kawamura M, Kobayashi N, Inaba Y, et al. A new multiplex real-time polymerase chain reaction assay for the diagnosis of periprosthetic joint infection. Mod Rheumatol. 2017; 27(6):1072–1078.

[89] Bémer P, Plouzeau C, Tande D, et al. Centre de Référence des Infections Ostéo-articulaires du Grand Ouest (CRIOGO) Study Team. Evaluation of 16S rRNA gene PCR sensitivity and specificity for diagnosis of prosthetic joint infection: a prospective multicenter cross-sectional study. J Clin Microbiol. 2014; 52(10):3583–3589.

[90] Jun Y, Jianghua L. Diagnosis of periprosthetic joint infection using polymerase chain reaction: an updated systematic review and meta-analysis. Surg Infect (Larchmt). 2018; 19(6):555–565.

[91] Rouard C, Pereyre S, Abgrall S, et al. Early prosthetic joint infection due to Ureaplasma urealyticum: Benefit of 16S rRNA gene sequence analysis for diagnosis. J Microbiol Immunol Infect. 2019; 52(1):167–169.

[92] Žaloudíková B, Kelbl M, Paša L, Freiberger T. Genotypic versus phenotypic methods in the detection of Listeria monocytogenes prosthetic joint infection. J Med Microbiol. 2009; 58(Pt 6):829–831.

[93] Choe H, Aota Y, Kobayashi N, et al. Rapid sensitive molecular diagnosis of pyogenic spinal infections using methicillin-resistant Staphylococcus-specific polymerase chain reaction and 16S ribosomal RNA genebased universal polymerase chain reaction. Spine J. 2014; 14(2):255–262.

[94] Choi SH, Sung H, Kim SH, et al. Usefulness of a direct 16S rRNA gene PCR assay of percutaneous biopsies or aspirates for etiological diagnosis of vertebral osteomyelitis. Diagn Microbiol Infect Dis. 2014; 78(1):75–78.

[95] Coiffier G, David C, Gauthier P, et al. Broad-range 16 s rDNA PCR in synovial fluid does not improve the diagnostic performance of septic arthritis in native joints in adults: cross-sectional single-center study in 95 patients. Clin Rheumatol. 2019; 38(7):1985–1992.

[96] Torchia MT, Austin DC, Kunkel ST, Dwyer KW, Moschetti WE. Next-generation sequencing vs culture-based methods for diagnosing periprosthetic joint infection after total knee arthroplasty: a cost-effectiveness analysis. J Arthroplasty. 2019; 34(7):1333–1341.

[97] Sanderson ND, Street TL, Foster D, et al. Real-time analysis of nanopore-based metagenomic sequencing from infected orthopaedic devices. BMC Genomics. 2018; 19(1):714.

[98] Ivy MI, Thoendel MJ, Jeraldo PR, et al. Direct detection and identification of prosthetic joint infection pathogens in synovial fluid by metagenomic shotgun sequencing. J Clin Microbiol. 2018; 56(9):e00402–18.

[99] Tarabichi M, Shohat N, Goswami K, et al. Diagnosis of periprosthetic joint infection: the potential of nextgeneration sequencing. J Bone Joint Surg Am. 2018; 100(2):147–154.

[100] Yan Q, Wi YM, Thoendel MJ, et al. Evaluation of the CosmosID bioinformatics platform for prosthetic jointassociated sonicate fluid shotgun metagenomic data analysis. J Clin Microbiol. 2019; 57(2):e01182–18.

[101] Namdari S, Nicholson T, Abboud J, et al. Comparative study of cultures and next-generation sequencing in the diagnosis of shoulder prosthetic joint infections. J Shoulder Elbow Surg. 2019; 28(1):1–8.

[102] Corcoran RB, Chabner BA. Application of cell-free DNA analysis to cancer treatment. N Engl J Med. 2018; 379(18):1754–1765.

[103] Van den Veyver IB. Recent advances in prenatal genetic screening and testing. [version 1; peer review: 3 approved]. F1000 Res. 2016; 5:2591.

[104] Blauwkamp TA, Thair S, Rosen MJ, et al. Analytical and clinical validation of a microbial cell-free DNA sequencing test for infectious disease. Nat Microbiol. 2019; 4(4):663–674.

第 2 章　骨科感染的抗生素治疗

Alaina S. Ritter , Sandra B. Nelson

摘要

　　抗生素在骨和关节感染的治疗中起着关键作用。在临床实践中，抗生素可以通过静脉注射、口服或局部使用，单独作用或作为治疗中的一部分。本章将讨论骨科感染中最常用的口服和静脉注射抗生素，其疗效和生物利用度，以及在使用这些抗生素治疗患者时所必须考虑的因素。本章还将重点介绍外用抗生素以及用于搭载抗生素的不可降解或可生物降解载体的使用，例如在骨水泥间隔物中使用热稳定性抗生素。本章提供的信息是用于临床参考，为骨科感染患者（包括骨髓炎、化脓性关节炎和关节假体周围感染）的治疗提供指导。

　　关键词：静脉注射抗生素，口服抗生素，外用抗生素，热稳定性抗生素，骨与关节感染，骨科感染，肌肉骨骼感染，关节假体周围感染，抗生素载体，骨水泥间隔物

实用技巧

- 抗生素可静脉注射、口服、局部和 / 或与载体联合使用。
- 已知或未被明确的微生物、生物利用度和骨渗透性等因素都可能影响抗生素的选择。
- 单纯宿主因素，如药物过敏、药物相互作用、免疫缺陷和肝肾功能也可能影响抗生素的选择。
- 多学科的方法可能更有利于骨科感染治疗。

2.1　全身抗生素应用

2.1.1　定义

　　外科手术抗生素预防是指术前应用抗菌药物以预防术区感染（SSI）。

　　预防性治疗是指在微生物进入伤口后使用抗生素，以防止显性感染。例如，对于等待内固定治疗的开放性骨折患者，建议短期使用抗生素以预防感染。

　　经验性治疗是指存在感染但致病菌未被鉴定之前就使用抗生素。在这种情况下，临床医生在设计治疗方案时必须考虑感染的类型和最有可能的耐药性模式。一旦获得随后的培养结果，应立即调整抗生素。

　　靶向治疗是指根据微生物及其抗生素敏感性采用敏感抗生素治疗。靶向治疗还包括根据感染类型确定治疗的持续时间、静脉注射（IV）或口服治疗。

　　抑菌治疗是指对无法治愈的患者使用长期口服抗生素来防止感染症状出现。

2.1.2　抗生素的选择和应用

　　手术预防的最佳抗生素应针对那些可导致 SSI 的最常见微生物，迅速达到组织杀菌水平，又具有良好的安全性（表 2.1）。头孢菌素类药物如注射用头孢唑林钠是骨科手术的一线预防药物。如果有耐甲氧西林金黄色葡萄球菌（MRSA）感染，要使用注射用盐酸万古霉素（可联合头孢唑林钠，也可代替头孢唑林钠）。

由于头孢唑林钠比盐酸万古霉素能更有效地预防敏感微生物，并具有一些对革兰阴性菌的覆盖，一些医疗中心建议当存在耐甲氧西林金黄色葡萄球菌（MRSA）感染时可将这两种药物联合使用，尽管联合治疗可能有更高的肾毒性风险，但此时最佳的方法还不清楚。如果有危及生命的青霉素和/或头孢菌素过敏，可以使用万古霉素或克林霉素。如在开放性骨折的情况下，可添加庆大霉素用于增加对革兰阴性菌的覆盖。当有粪便或土壤污染时，可添加青霉素以防止梭菌的感染。

表 2.1 手术用抗生素预防

临床应用	抗生素选择和剂量	用法
标准预防	头孢唑林钠 2g	如果患者体重＞120kg 剂量增加到 3g；在切口后 30~60min 内给药；肾功能正常时每 4h 再次给药
MRSA 感染史（感染或定植）	盐酸万古霉素 15mg/kg（最大剂量 2 g）	盐酸万古霉素在切口 2h 内开始使用，最好在切口前 1h 完成；可以考虑除盐酸万古霉素外加用头孢唑林钠
严重 β–内酰胺类抗生素过敏	盐酸万古霉素 15mg/kg（最大剂量 2 g）或克林霉素 900mg	盐酸万古霉素在切口 2h 内开始使用，最好在切口前 1h 完成；克林霉素再次给药间隔 6h
理想的革兰阴性覆盖范围（例如，开放性骨折、环境污染）	庆大霉素 5mg/kg 以上	如果患者 BMI＞30，则根据调整后的体重给药
土壤（如农场损伤）或粪便污染（梭菌）	加青霉素 G 400 万 U 以上	肾功能正常时每 4h 再次给药

缩写：BMI，体重指数；MRSA，耐甲氧西林金黄色葡萄球菌

抗生素给药应定时，使抗生素在血清和组织中的浓度在切口时就具有杀菌作用。术前给药的最佳时间应在切口前的 60min 内完成。万古霉素需要较长的给药时间（手术切口前 1~2h），使用万古霉素时应考虑这个时间。在接受无菌关节置换术的患者中，围手术期只需要一次抗生素剂量，与多次给药相比，单次给药不会增加后续手术部位或关节假体感染（PJI）的风险，这也适用于同种异体移植物手术。对于放置引流的患者，长期的外科抗生素预防也没有作用。经验性治疗和靶向治疗中抗生素的选择需要考虑多种因素。临床医生应首先考虑最可能引起骨和关节感染的病原体种类，如葡萄球菌、链球菌和肠杆菌科等。应审查医院和当地抗生素耐药性模式及其随时间改变的变化，以及个体患者的现有培养结果来指导抗生素治疗。应确定多重耐药菌感染的危险因素，如既往史或已知的 MRSA 定植史，在耐药性更常见的国家居住，以及有多种合并症或广泛抗生素暴露史的患者。静脉注射药物的患者可能有较高的 MRSA、铜绿假单胞菌和念珠菌感染的风险。影响抗生素治疗的其他宿主因素包括药物过敏和不耐受、可能影响抗生素使用剂量的肝肾功能状态，以及由于器官移植、化疗、皮质类固醇或其他免疫抑制疗法造成的免疫功能受损。

在设计治疗方案时，抗生素对骨骼和坏死组织的渗透需要重点考虑。由于炎症，在灌注完整的活骨时，感染骨中抗生素的骨渗透性可能高于未感染骨。尽管如此，某些抗生素可能仍然需要调整剂量策略，以确保适当的骨渗透。由于没有血管流动，抗生素对死骨和坏死骨的渗透是最小的。此外，周围血管疾病也限制了骨渗透，特别是下肢。接下来，我们将更详细地讨论某个具体抗生素的骨渗透（静脉注射与口服抗生素）。值得注意的是，骨穿透数据并不总是与治疗效果直接相关。这种差异是由于在抗生素剂量、初始骨健康和骨样本获取时间方面与临床典型表现的实验差异造成的。

生物膜的形成会降低抗生素的疗效。生物膜由细胞外基质内的微生物组成。这种胞外膜可以保护细菌不受抗生素、宿主免疫反应和环境压力的影响。生物体附着在表面并形成生物膜取决于多种因素，包括细菌种类、附着表面的粗糙度和孔隙度，以及环境的疏水性或亲水性。一旦建立，生物膜的渗透性就受到限制，

中性粒细胞和巨噬细胞进入生物膜受限，消除细菌的效果就会减弱。大多数抗生素对生物膜的渗透性是有限的。当治疗生物膜内的细菌时，用于治疗同一游离状态活菌的抗生素的最低抑菌浓度（MIC）就不一样了。最小生物膜根除浓度（MBEC）测定的是体外生物膜中微生物对抗生素的敏感性。但目前还没有临床验证的参数。

2.1.3　静脉注射与口服抗生素

使用口服抗生素还是静脉注射抗生素治疗骨感染是另外一个争论。2013 年 Cochrane 对慢性骨髓炎患者的一项综述显示，口服抗生素和静脉注射抗生素之间没有差异。然而，值得注意的是，许多研究都带有偏倚，而且都是在抗生素耐药性问题较少见的时候进行的。最近发表的 OVIVA（口服与静脉注射抗生素治疗骨和关节感染）试验，包括了来自英格兰和苏格兰 30 家医院的 1050 名患者，试验表明在骨和关节感染的治疗中，口服抗生素治疗并不比静脉注射抗生素治疗效果差。这是一个平行、随机、非盲、非劣效性试验。主要的观察结果是在随机分组后观察 1 年内治疗失败的情况。而且关于这个主题的数据有限，并且实践模式也不同。在一些病例中，采用的是联合治疗方法，最初静脉注射疗程后过渡到给予口服治疗，效果令人满意。

静脉注射抗生素

表 2.2 总结了骨和关节感染中常用的 IV 类抗生素及其骨穿透性。内酰胺类抗生素包括青霉素类、头孢菌素类和碳青霉烯类。大多数 β‑内酰胺的骨水平仅为血清水平的 5%~20%，但在大多数情况下，静脉注射时仍然足以使骨水平超过 MIC。万古霉素常被用作耐甲氧西林金黄色葡萄球菌（MRSA）和其他耐甲氧西林致病菌的一线治疗，也应用于严重的 β‑内酰胺过敏的情况下。然而，万古霉素在骨中特别是皮质骨中达到最佳浓度的速度很慢。达托霉素可用于治疗耐甲氧西林金黄色葡萄球菌（MRSA）以及其他耐甲氧西林致病菌感染。在活体模型中，达托霉素在骨髓炎组织中有活性，可以穿透生物膜、关节液和松质骨，但是评估这些特性的临床数据较为有限。

表 2.2　静脉注射抗生素治疗包括骨穿透：革兰阳性菌感染

药物（剂量）	典型给药频率（平均体重/肾功能）	范围	骨/血清水平比值(%)	注解
主要为革兰阳性菌感染的药物				
苯唑西林钠（2g）萘夫西林钠（2g）	每 4h1 次	耐甲氧西林感染金黄色葡萄球菌（MRSA）	10	治疗前确认易感性
氨苄西林钠（2g）	单用氨苄西林钠每 4~6h1 次，联合舒巴坦钠每 6~8h1 次	链球菌、痤疮丙酸杆菌、大多数肠球菌	17	通常用于靶向治疗和肠球菌引起的感染
氨苄西林钠（1.5~3g）	每 6~8h1 次	链球菌、耐甲氧西林感染金黄色葡萄球菌（MRSA），对一些革兰阴性菌和厌氧菌也有作用	12~17	通常用于经验疗法
头孢唑林钠（1~2g）	每 8h1 次	耐甲氧西林感染金黄色葡萄球菌（MRSA）、多数链球菌、有效对抗一些革兰阴性菌	7.5~37	对甲氧西林敏感葡萄球菌感染的耐受性优于苯唑西林钠
盐酸万古霉素（1g）	根据低谷水平，每 8~24h1 次	革兰阳性菌、葡萄球菌、链球菌、革兰杆菌、肠球菌	5~21	通常用于经验疗法和耐药革兰阳性感染的最终治疗
达托霉素（6~8mg/kg）	每 24h1 次	革兰阳性菌、葡萄球菌、链球菌和肠球菌	7	剂量可能需要根据微生物的 MIC 进行调整

续表

药物（剂量）	典型给药频率（平均体重/肾功能）	范围	骨/血清水平比值(%)	注解
主要为革兰阴性菌感染的药物				
头孢曲松钠（1~2g）	每24h1次	呼吸道和胃肠道革兰阴性菌，包括流感嗜血杆菌，易感肠埃希菌科；对许多革兰阳性菌包括链球菌也有效	5~19	常用于有针对性的门诊静脉治疗
头孢他啶（1~2g）	每8h1次，根据严重程度给药	易感呼吸革兰阴性菌，肠埃希菌科，铜绿假单胞菌	3~27	
头孢吡肟（1~2g）	每8h1次	与头孢他啶类似，但对氧苄青霉不敏感的葡萄球菌、链球菌和耐药杆菌具有较高的体外活性	87~100	治疗前确认肠埃希菌的MIC；监测神经毒性，特别是肾功能受损时
亚胺培南（500mg~1g）	每6h1次	类似于头孢吡肟加耐药革兰阴性菌，包括肠杆菌、铜绿假单胞菌	16~48	治疗可能或已证实的多重耐药革兰阴性菌
美罗培南（500mg）	每8h1次	类似于头孢吡肟加耐药革兰阴性菌，包括肠杆菌和铜绿假单胞菌	17	治疗可能或已证实的多重耐药革兰阴性菌
哌拉西林钠（2~4g）	每4~6h1次	一般与他唑巴坦钠合用：链球菌、葡萄球菌（青霉素敏感）、肠杆菌、铜绿假单胞菌	5~7.5	
哌拉西林钠（3g）/他唑巴坦钠（0.375g）	每6h1次		20/25	

缩写：GI，胃肠道；IV，静脉注射；MIC，最低抑菌浓度

口服抗生素

表2.3总结了骨和关节感染中常用的口服抗生素及其骨穿透性。由于克林霉素、氟喹诺酮类、利奈唑类、甲硝唑类、四环素类、甲氧苄啶-磺胺甲噁唑和利福平在骨和关节感染中吸收好，能达到良好的血清水平，因此口服都具有良好的生物利用度。

表2.3 口服具有高生物利用度的抗生素的骨渗透

药物	范围	范围	用药频率	骨/血清水平比值(%)	注解
环丙沙星	革兰阴性菌和敏感葡萄球菌（仅在与利福平联合治疗时）	500~750 mg	每日2次	3~66	多重重大毒性；小心使用，特别是老年人
左氧氟沙星	革兰阴性菌和敏感葡萄球菌（仅在与利福平联合治疗时）	500~750 mg	每日1次	50~75	多重重大毒性；葡萄球菌对左氧氟沙星的MIC低于环丙沙星
莫西沙星	革兰阴性菌和葡萄球菌（仅在与利福平联合治疗时）；一些厌氧菌	400 mg	每日1次	27~49	多重重大毒性；与环丙沙星相比，对厌氧菌也有活性
利奈唑胺	革兰阳性菌、葡萄球菌和肠球菌	600 mg	每日2次	37~51	有过敏和多种毒性的风险；建议监控

续表

药物	范围	范围	用药频率	骨／血清水平比值(%)	注解
甲氧苄啶－磺胺甲噁唑（TMP-SMX）	革兰阴性菌、葡萄球菌	1 片 DS（双强度）片	每日 2 次	50/15	有过敏和多种毒性的风险；建议监控
多西环素和米诺环素	葡萄球菌、痤疮表皮杆菌、一些革兰阴性菌	100 mg	每日 2 次	2~6	葡萄球菌感染的抑制治疗和治愈治疗
克林霉素	许多葡萄球菌、许多链球菌、痤疮表皮杆菌、一些厌氧菌	300~600 mg	每 6~8h1 次	40~67	治疗前确认 MIC 并排除可诱导克林霉素耐药
甲硝唑	厌氧菌，包括梭菌类	500 mg	每 8h1 次	79~100	监测长期治疗期间的神经毒性作用
利福平	当与另一种活性抗葡萄球菌抗生素联合治疗时	300~450 mg	每日 2 次	> 100	不要使用利福平作为单一疗法

缩写：MIC，最低抑菌浓度；TMP-SMX：甲氧苄啶－磺胺甲噁唑

利福平与另一种抗生素联合使用，用于治疗葡萄球菌引起的骨和关节感染，通常应用于保留内固定时。采用利福平联合其余抗生素治疗 PJI 患者的治疗失败率低于未采用利福平联合治疗的患者。空腹口服生物利用度＞95%。在使用前，临床医生应确保分离的葡萄球菌对利福平敏感。利福平可用于与植入物相关的骨关节感染患者，因为利福平对植入物上附着的葡萄球菌形成的生物膜具有活性。利福平必须与第二种抗生素联合使用，以提供协同作用并减少杀伤时间；它不应该单一用于治疗。联合使用利福平也可减少耐药性的出现，一旦细菌负荷减少（如手术清创或一段时间的静脉治疗），可将其添加到原敏感抗生素中。当细菌接种量增加时，耐药的风险就会最高。应避免在感染时过早开始使用利福平，因为这可能筛选出耐药葡萄球菌，导致多重感染。

某些抗生素制剂常与利福平联合使用，用于治疗葡萄球菌骨关节感染，包括氟喹诺酮类、盐酸万古霉素和克林霉素。先前的研究中氟喹诺酮类药物的证据水平最高，口服和静脉给药之间没有显著差异。口服喹诺酮类药物的生物利用度超过 95%，血清浓度在 1~2h 达到峰值。万古霉素可与利福平联合使用，但为了避免利福平耐药的产生，应当在万古霉素达到足够水平和葡萄球菌细菌负荷降低后再开始使用利福平。有关克林霉素与利福平联合使用的数据有限，口服克林霉素生物利用度为＞90%，血清浓度在 1h 时达到峰值，其他抗生素如 β－内酰胺类、四环素类和甲氧苄啶－磺胺甲噁唑，也可与利福平一起使用，但支持这些的数据并不那么可靠。

一些抗生素如青霉素和头孢菌素，其口服生物利用度较差，这与骨渗透降低一致，导致了对骨内抗生素水平的担忧。这一研究的临床相关性还没有被确定下来，事实上，青霉素是 OVIVA 试验中最常用的口服药物之一。尽管如此，一些专家还是避免在严重的骨和关节感染中使用口服 β－内酰胺类抗生素。在确诊痤疮丙酸杆菌或 β－溶血性链球菌感染的病例中，在适当的静脉注射抗生素治疗后转向口服抗生素治疗仍然是合适的。

2.2 杀菌剂

杀菌剂是用于消除微生物的局部抗菌药物，其只能在局部使用，不能全身使用。相反，消毒剂只能用于非生物物体及其表面。杀菌剂可以在机械上和／或化学上破坏细菌，但遗憾的是，现在的报道表明了一些微生物对杀菌剂产生了抗药性。

2.2.1 聚维酮碘

聚维酮碘通过使细菌胞质酶和细胞膜蛋白变性发挥杀菌作用，其确切的作用机制仍在研究中。聚维酮碘也显示出抗炎特性，并且在一些研究中显示其对生物膜有体外抑制作用。聚维酮碘可用于割伤、咬伤等外伤性伤口及手术部位准备，也可作为全髋关节、膝关节置换术后及伤口闭合前的灌洗液。历史上，它被证明可以降低 PJI 的发病率，但最近的报告对之前的发现提出了质疑。由于碘很容易从聚维酮－碘复合物中分离出来，并能够迅速渗透到细菌细胞中，因此它起效迅速。使用聚维酮碘的不良反应包括使潜在的甲状腺功能障碍患者甲状腺功能失调，这是由于碘进入腺体后会影响甲状腺激素合成及损伤创面愈合。但同时它也能积极地抵抗革兰阳性和革兰阴性菌、真菌、原虫和一些病毒的活性。

2.2.2 氯己定（葡萄糖酸盐／二葡萄糖酸盐）

氯己定的作用原理是破坏很多微生物的细胞壁，它能迅速穿透细胞并保持活性长达 48h。它可以用于完整的皮肤、手术部位准备和葡萄球菌去定植。氯己定被稀释后可以用于伤口，并在减少生物医学设备的微生物负载方面显示出了体外有效性。尽管有一些证据表明氯己定在降低 SSI 方面可能比聚维酮碘更有效，但有关氯己定在降低 SSI 方面的有效性的数据存在差异，且目前关于氯己定加入手术灌洗液的疗效的数据有限。氯己定的不良反应包括影响伤口愈合、细胞毒性和增加过敏反应的风险。

2.3 可载抗生素的载体

在骨科中使用载体直接在手术部位局部输送抗生素。它们可以是不可降解的或者可降解的。

2.3.1 不可降解载体

聚甲基丙烯酸甲酯（PMMA）可与抗生素联合使用，可用于初次全关节置换术中预防感染，创伤或骨髓炎清创后填补骨缺损的治疗，二期 PJI 翻修的第一阶段使用间隔器，以及作为骨髓炎和感染性骨不连的串珠。在 PMMA 中使用的抗生素必须以粉末形式而不是液体形式，以保持载体的强度，在固化过程中，当温度达到 80℃发生放热聚合反应时，必须具有热稳定性，以避免失活。PMMA 中抗生素的释放取决于骨水泥的成分和抗生素的浓度。随着时间的推移，抗生素从 PMMA 扩散到组织中。商业化生产的抗生素链往往有助于抗生素的扩散。虽然患者可能对相关抗生素过敏，但对骨水泥过敏并不常见。

PMMA 最常用的两种形式：骨水泥间隔物和珠链。骨水泥间隔物可以个体定制或使用成品。当与抗生素结合使用时，它们可以消除残留在上面的细菌。关节间隔物主要有两种类型：非关节型间隔物和关节型间隔物。非关节型间隔物也称为块状或静态间隔物。它们的形式是在关节之间使用骨水泥块或特定关节（如膝关节）的融合，并用植入物进行固定。这种间隔物可以在保持关节空间的同时保持局部高抗生素浓度，并且植入物的放置与关节空间相适应。然而，由于间隔器的特性，机体的活动会受到限制。关节型的可以只由骨水泥制作，也可以包含用于稳定作用的假体。这些占位器能够做到高的局部抗生素浓度，同时允许关节活动，并在再次植入前改善机体功能。这些占位器在模压和安装的过程中必须仔细，如果是手工模压，虽然有预制的模具，但价格更为昂贵。

PMMA 珠链（图 2.1）可以是手工制作，也可以购买。在放置珠链之前，必须彻底地对感染部位进行消毒及冲洗，然后将珠链放置在所需位置。使用过程中可以使用引流管，但应尽可能避免抽吸，以防止扩散的抗生素损耗。一些专家建议在 2~4 周内，当抗生素的量降低到一定限度时可能会发生耐药性，珠链成为感染的核心部位时，可以将其移除。手工珠链可以加入多种抗生素。

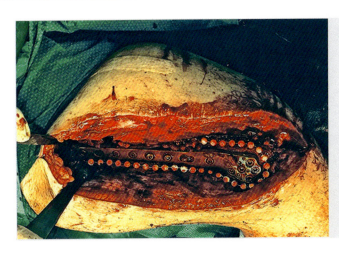

图 2.1　术中使用成品化聚甲基丙烯酸甲酯（PMMA）珠链

　　抗菌药物的选择应考虑患者的过敏反应、肾功能和自身情况。这会在 2.4 可搭载抗生素中论述。尽管万古霉素联合氨基糖苷类药物可以改善洗脱动力学，但庆大霉素依然是最常用的抗生素。欧洲市场上可以买到含庆大霉素且大小和长度各不相同的珠链。

2.3.2　可生物降解载体

　　一般来说，粉状或液体抗生素都可以采用可生物降解载体。可生物降解载体中使用的抗生素是水溶性的（亲水性的），并且必须对人体细胞无毒，全身副作用最小。

硫酸钙

　　硫酸钙通常是半水化合物 $CaSO_4\ 0.5H_2O$（"熟石膏"）。它也可以与纳米颗粒羟基磷灰石（图 2.2）结合，来提高生物溶解性。硫酸钙具有可靠的释放动力学，因为大多数抗生素在最初几天（爆发期）释放，随后在吸收过程中缓慢释放。硫酸钙可以与多种抗生素联合使用，最常见的是庆大霉素、妥布霉素和万古霉素。它是可吸收的，并具有新骨形成的潜力，但在实践中，这种能力是有限的。当硫酸钙珠用于骨缺损时，它们通常在 4~13 周内溶解；当用于软组织时，它们可能在 3 周内溶解。关于慢性骨髓炎的疗效目前数据有限。降解产物可能会导致伤口引流时间延长。

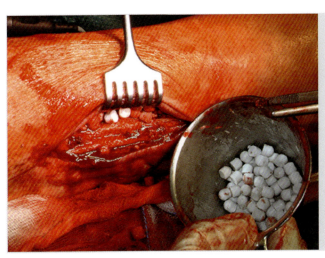

图 2.2　术中使用可降解且具成骨能力的硫酸钙联合含万古霉素的纳米羟基磷灰石颗粒填充胫骨骨髓炎的缺损

同种异体松质骨移植物

由于同种异体移植物失活，因此它们有细菌定植的风险。当抗生素与骨移植物联合时，细菌共生会减少。故而当同种异体移植物用于感染时，通常会添加抗生素，并且必须是粉末形式。抗生素在持续几天的初始爆发中从同种异体移植物中释放到局部。市售的搭载抗生素的同种异体移植物已经进行了延长抗生素释放期的制备。相对于骨水泥，同种异体移植物内可以使用更高浓度的抗生素。然而，局部的高抗生素浓度会造成骨细胞受损的风险。但是关于这些制剂使用的数据仍然有限。

壳聚糖海绵

该抗生素组合也显示出体外和体内的抗菌活性。用环丙沙星 / 利福平制备的壳聚糖海绵已被证明在体外和体内模型中对金黄色葡萄球菌和铜绿假单胞菌有效。值得注意的是，壳聚糖纳米颗粒已在体外显示出对葡萄球菌的活性，并能与 PMMA 骨水泥结合。

2.4 可搭载抗生素

表 2.4 总结了可用于 PMMA 的抗生素和适用的剂量。在载体中使用抗生素的好处是，可使抗生素局部高浓度释放，同时血清水平和毒性又最小。载体中的抗生素可用于关节初次和翻修手术，以减少 PJI。抗生素使用时应针对致病菌量身定制，当混合于载体中时，必须具有良好的洗脱动力学。载体中抗生素的剂量应确保局部组织水平足够高于致病菌的 MIC。然而，在给药时要谨慎，特别是肾毒性风险增加的患者。某些载体在不影响自身稳定性的情况下，对抗生素的吸收能力有限，如 PMMA，随着更多的抗生素的添加，其吸收能力也变得更弱。为了保持骨水泥的机械强度，抗生素剂量应按重量计为 5%。氨基糖苷类和万古霉素是 PMMA 中最常用的抗生素。

表 2.4 可搭载 PMMA 的抗生素

药物名称	适用范围	每 40 g 骨水泥所需剂量
妥布霉素	葡萄球菌、革兰阴性菌、铜绿假单胞菌	1~4.8 g
庆大霉素	葡萄球菌、革兰阴性菌、铜绿假单胞菌	0.25~4.8 g
头孢唑林	葡萄球菌（苯唑西林敏感）、链球菌	1~2 g
头孢呋辛	革兰阴性菌、革兰阳性菌覆盖率较低	1.5~2 g
头孢他啶	流感嗜血杆菌、易感大肠杆菌、铜绿假单胞菌	2 g
头孢噻肟	革兰阴性菌、无铜绿假单胞菌	2 g
头孢洛林	革兰阴性菌、无铜绿假单胞菌	2~4 g
环丙沙星	革兰阴性细菌、肠杆菌科	0.2~3 g
万古霉素	革兰阳性菌、葡萄球菌、链球菌、丙酸杆菌、肠球菌	0.5~4 g
克林霉素	葡萄球菌、链球菌、痤疮表皮杆菌、厌氧菌	1~2 g
红霉素	需氧革兰阳性球菌和杆菌	0.5~1 g
黏菌素	革兰阴性菌	0.24 g

续表

药物名称	适用范围	每40 g 骨水泥所需剂量
哌拉西林	链球菌、葡萄球菌（青霉素敏感）、肠杆菌属、铜绿假单胞菌	4~8 g
氨曲南	革兰阴性菌、无革兰阳性菌	4 g
利奈唑胺	革兰阳性球菌、葡萄球菌、肠球菌	1.2 g
美罗培南	革兰阳性菌、革兰阴性菌、厌氧菌、肠杆菌、铜绿假单胞菌	0.5~4 g
达托霉素	革兰阳性菌、葡萄球菌、链球菌、肠球菌	2 g

缩写：PMMA，聚甲基丙烯酸甲酯

2.4.1　庆大霉素 / 妥布霉素

庆大霉素和妥布霉素为氨基糖苷类抗菌药，它们通过与 30S 核糖体亚基结合来阻止细菌蛋白质的合成。它们对葡萄球菌和革兰阴性菌，包括假单胞菌，都有活性。氨基糖苷具有耐热性，与聚甲基丙烯酸甲酯结合具有良好的生物利用度。有一些报道称，在 PMMA 中使用高浓度的抗生素会引起全身吸收和肾毒性。

2.4.2　万古霉素

万古霉素是一种糖肽类抗生素，对包括 MRSA 在内的革兰阳性杆菌有活性。它可混合于 PMMA，但与氨基糖苷类相比，它的释放动力学更低。浓度高时，会导致细胞死亡。如果患者有万古霉素过敏史，则应避免使用万古霉素，因为有报道称其存在严重的过敏反应，如药物反应伴嗜酸性粒细胞增多和全身症状（DRESS）。

在 PMMA 中洗脱动力学较差的抗生素有氨苄西林、头孢唑林、头孢噻肟、头孢吡肟、美罗培南、厄他培南和达托霉素，但这些抗生素仍可根据致病菌选择使用。

2.5　外用抗生素

除了在载体中使用的抗生素，外用抗生素也可以用于灌洗液或作为粉末直接给药。关于对 PJI 进行灌洗和清创时关节内抗生素输注的应用数据有限。粉状抗生素可在伤口闭合之前使用。

万古霉素粉末放于骨内时可使局部组织浓度很高。这种方法可以实现局部抗生素浓度很高而血清水平很低。尽管缺乏高质量的数据，但万古霉素粉末作为预防措施的应用越来越频繁，尤其是在脊柱外科手术中。不良反应不太可能发生，尽管已经有一例脊柱过敏反应和一例血清瘤病例的报道，但不良反应发生的概率也很小。另外，在局部高浓度的环境中，可能会出现成骨细胞死亡。

2.6　治疗失败

当抗生素治疗不能解决患者的骨关节感染时，必须考虑多种可能性。首先要考虑感染原因可能没有控制。如果手术后仍有死亡或感染的组织残留，便可导致对抗生素治疗反应下降。由于生物膜的存在，保留的内固定可能导致持续感染，而未引流的脓肿也可能导致治疗失败。其次要考虑的是可能敏感抗生素的治疗时间不足。由于各种社会、经济和行为原因，患者可能难以使用到敏感抗生素。一些患者也可能会使用抗菌普不同的抗生素，或由于不良反应而过早停用抗生素。应遵守抗生素使用说明，如随食物服用或不随食物服用，都可能会影响疗效。第三要考虑的是因为药物相互作用，抗生素的疗效可能会降低。抗生素浓度可通过与一些其他药物的相互作用降低或增加。钙、铝、铁和镁等阳离子可能通过螯合作用（如环丙沙星、左氧氟沙星和强力霉素）降低某些抗生素的血清浓度。抗酸剂（如奥美拉唑）可降低某些抗生素（如环丙沙星、左氧氟沙星、利福平和强力霉素）的血清浓度。第四要考虑的是生理因素，如炎症性肠病或短肠综合征等情况下口服抗生素的肠道吸收减少，可影响治疗效果。

治疗失败也可能是由于微生物的特殊属性。某些微生物如金黄色葡萄球菌可能在细胞内持续存在，这可使治疗复杂化。小菌落细菌变异可能会在成纤维细胞等细胞中持续存在，这可能对抗生素更具耐药性；例如金黄色葡萄球菌和大肠杆菌。生物膜的产生使感染很难根除，可能导致治疗失败。最后要考虑治疗方案中没有关注到其他器官功能而可能导致的治疗失败，尤其是在多重微生物感染的情况下。

抗生素耐药会导致治疗失败。这在感染的主动治疗中不太常见，但仍有可能发生。某些细菌可能含有在治疗过程中出现耐药的基因。例如，产生 AmpC 的细菌（如肠埃希菌属）在最初的敏感性报告中也许对头孢菌素敏感，但在治疗期间可能产生耐药性。

2.7　骨科医生和感染科专家之间的合作

骨科医生和感染科医生之间的合作对于治疗能取得良好的结果非常重要。通过多学科联合，骨髓炎、SSI 或 PJI 患者可以在第一个疗程中得到感染控制。当出现有关致病微生物和 / 或敏感性的问题时，感染科专家和微生物学家可协同治疗。在确定最佳抗生素剂量时，感染性疾病药师的参与也是有帮助的。在治疗骨和关节感染时，抗生素管理非常重要，以避免不必要的抗生素治疗频率和时间。同样重要的是，在没有手术的情况下，单独使用抗生素可能会导致耐药性和生物膜的持久性。

在许多情况下，强烈建议感染科医生的加入。在处理高风险患者的感染时，如免疫低下患者或多种并发症患者，感染科医生的加入是非常有价值的。这也适用于耐药菌、真菌和分枝杆菌导致的骨和关节感染，影响抗生素选择的药物过敏，既往治疗失败以及威胁肢体的感染。

2.8　结论

在治疗骨和关节感染时，要充分了解可用的抗生素及其作用机制。抗生素可通过静脉、口服、局部和 / 或作为不可降解或可生物降解载体的一部分给予患者。为患者制订抗生素方案时要着重考虑的因素包括培养结果，哪些抗生素可实现良好的骨渗透，以及宿主因素，如药物过敏 / 不耐受、肾和肝功能以及免疫妥协。多学科团队共同治疗复杂的感染有利于治疗计划制订和改善患者预后。

参考文献

[1] Bratzler DW, Dellinger EP, Olsen KM, et al. American Society of Health-System Pharmacists, Infectious Disease Society of America, Surgical Infection Society, Society for Healthcare Epidemiology of America. Clinical practice guidelines for antimicrobial prophylaxis in surgery. Am J Health Syst Pharm. 2013; 70(3):195–283.

[2] Abdel MP, Barreira P, Battenberg A, et al. Hip and knee section, treatment, two-stage exchange spacerrelated:Proceedings of International Consensus on Orthopedic Infections. J Arthroplasty. 2019; 34 2S:S427–S438.

[3] Berríos-Torres SI, Umscheid CA, Bratzler DW, et al. Healthcare Infection Control Practices Advisory Committee. Centers for Disease Control and Prevention Guideline for the Prevention of Surgical Site Infection, 2017. JAMA Surg. 2017; 152(8):784–791.

[4] Conterno LO, Turchi MD. Antibiotics for treating chronic osteomyelitis in adults. Cochrane Database Syst Rev. 2013(9):CD004439.

[5] Li HK, Scarborough M, Zambellas R, et al. Oral versus intravenous antibiotic treatment for bone and joint infections (OVIVA): study protocol for a randomised controlled trial. Trials. 2015; 16:583.

[6] Domínguez-Herrera J, Docobo-Pérez F, López-Rojas R, et al. Efficacy of daptomycin versus vancomycin in an experimental model of foreign-body and systemic infection caused by biofilm producers and methicillinresistant Staphylococcus epidermidis. Antimicrob Agents Chemother. 2012; 56(2):613–617.

[7] Lefebvre M, Jacqueline C, Amador G, et al. Efficacy of daptomycin combined with rifampicin for the treatment of experimental meticillin-resistant Staphylococcus aureus (MRSA) acute osteomyelitis. Int J Antimicrob Agents. 2010; 36(6):542–544.

[8] Spellberg B, Lipsky BA. Systemic antibiotic therapy for chronic osteomyelitis in adults. Clin Infect Dis. 2012; 54(3):393–407.

[9] El Helou OC, Berbari EF, Lahr BD, et al. Efficacy and safety of rifampin containing regimen for staphylococcal prosthetic joint infections treated with debridement and retention. Eur J Clin Microbiol Infect Dis. 2010; 29(8):961–967.

[10] Zimmerli W, Widmer AF, Blatter M, Frei R, Ochsner PE, Foreign-Body Infection (FBI) Study Group. Role of rifampin for treatment of orthopedic implant-related staphylococcal infections: a randomized controlled trial. JAMA. 1998; 279(19):1537–1541.

[11] Coiffier G, Albert JD, Arvieux C, Guggenbuhl P. Optimizing combination rifampin therapy for staphylococcal osteoarticular infections. Joint Bone Spine. 2013; 80(1):11–17.

[12] Bigliardi PL, Alsagoff SAL, El-Kafrawi HY, Pyon JK, Wa CTC, Villa MA. Povidone iodine in wound healing: a review of current concepts and practices. Int J Surg. 2017; 44:260–268.

[13] Brown NM, Cipriano CA, Moric M, Sporer SM, Della Valle CJ. Dilute betadine lavage before closure for the prevention of acute postoperative deep periprosthetic joint infection. J Arthroplasty. 2012; 27(1):27–30.

[14] Hart A, Hernandez NM, Abdel MP, Mabry TM, Hanssen AD, Perry KI. Povidone-iodine wound lavage to prevent infection after revision total hip and knee arthroplasty: an analysis of 2,884 cases. J Bone Joint Surg Am. 2019; 101(13):1151–1159.

[15] Hernandez NM, Hart A, Taunton MJ, et al. Use of povidone-iodine irrigation prior to wound closure in primary total hip and knee arthroplasty: an analysis of 11,738 cases. J Bone Joint Surg Am. 2019; 101(13):1144–1150.

[16] George J, Klika AK, Higuera CA. Use of chlorhexidine preparations in total joint arthroplasty. J Bone Jt Infect. 2017; 2(1):15–22.

[17] Edmiston CE, Jr, Bruden B, Rucinski MC, Henen C, Graham MB, Lewis BL. Reducing the risk of surgical site infections: does chlorhexidine gluconate provide a risk reduction benefit? Am J Infect Control. 2013; 41(5)Suppl:S49–S55.

[18] Diefenbeck M, Mückley T, Hofmann GO. Prophylaxis and treatment of implant-related infections by local application of antibiotics. Injury. 2006; 37 Suppl 2:S95–S104.

[19] Neut D, van de Belt H, van Horn JR, van der Mei HC, Busscher HJ. Residual gentamicin-release from antibiotic-loaded polymethylmethacrylate beads after 5 years of implantation. Biomaterials. 2003; 24(10):1829–1831.

[20] Kates SL, Borens O, eds. Principles of Orthopedic Infection Management. Thieme; 2017.

[21] McKee MD, Wild LM, Schemitsch EH, Waddell JP. The use of an antibiotic-impregnated, osteoconductive, bioabsorbable bone substitute in the treatment of infected long bone defects: early results of a prospective trial. J Orthop Trauma. 2002; 16(9):622–627.

[22] Laycock PA, Cooper JJ, Howlin RP, Delury C, Aiken S, Stoodley P. In vitro efficacy of antibiotics released from calcium sulfate bone void filler beads. Materials (Basel). 2018; 11(11):E2265.

[23] Roberts TT, Rosenbaum AJ. Bone grafts, bone substitutes and orthobiologics: the bridge between basic science and clinical advancements in fracture healing. Organogenesis. 2012; 8(4):114–124.

[24] Wells CM, Beenken KE, Smeltzer MS, Courtney HS, Jennings JA, HaggardWO. Ciprofloxacin and rifampin dual antibiotic-loaded biopolymer chitosan sponge for bacterial inhibition. Mil Med. 2018; 183 suppl_1:433–444.

[25] Boles LR, Awais R, Beenken KE, Smeltzer MS, Haggard WO, Jessica AJ. Local delivery of amikacin and vancomycin from chitosan sponges prevent polymicrobial implant-associated biofilm. Mil Med. 2018; 183 suppl_1:459–465.

[26] Arora M, Chan EK, Gupta S, Diwan AD. Polymethylmethacrylate bone cements and additives: a review of the literature.World J Orthop. 2013; 4(2):67–74.

[27] James A, Larson T. Acute renal failure after high-dose antibiotic bone cement: case report and review of the literature. Ren Fail. 2015; 37(6):1061–1066.

[28] Aeng ES, Shalansky KF, Lau TT, et al. Acute kidney injury with tobramycin-impregnated bone cement spacers in prosthetic joint infections. Ann Pharmacother. 2015; 49(11):1207–1213.

[29] Harper KD, Incavo SJ. Drug reaction with eosinophilia and systemic symptoms syndrome after total knee arthroplasty infection and placement of antibiotic spacer. Arthroplast Today. 2019; 5(2):148–151.

[30] Güner MD, Tuncbilek S, Akan B, Caliskan-Kartal A. Two cases with HSS/DRESS syndrome developing after prosthetic joint surgery: does vancomycin-laden bone cement play a role in this syndrome? BMJ Case Rep. 2015; 2015:2015.

[31] Chen AF, Fleischman A, Austin MS. Use of intrawound antibiotics in orthopaedic surgery. J Am Acad Orthop Surg. 2018; 26(17):e371–e378.

[32] Abdullah KG, Chen HI, Lucas TH. Safety of topical vancomycin powder in neurosurgery. Surg Neurol Int. 2016; 7 Suppl 39:S919–S926.

第3章 骨科感染的灌洗液方案

Michael Yayac，Samuel J.Clarkson，Craig Della Valle，Javad Parvizi

摘要

本章将对用作灌洗液来预防或治疗骨科感染的杀菌剂进行概述，包括其作用机制、杀菌活性谱、安全性（包括潜在的不良反应）、清除感染病原体的有效性以及对抗已形成生物膜的有效性。一些常见的灌洗液包括乙酸、杆菌肽和多黏菌素、氯己定、稀释聚维酮碘（Povidone-Iodine，PI）、次氯酸钠和过氧化氢。疾病预防和控制中心（Centers for Disease Control and Prevention，CDC）、世界卫生组织（World Health Organization，WHO）和骨科感染国际共识会议（International Consensus Meeting，ICM）关于手术部位感染预防指南（Surgical Site Infection，SSI）只承认无菌稀释PI是最理想的灌洗液。PI、次氯酸钠和过氧化氢的抗菌范围最广。氯己定、PI和过氧化氢会有助于消除生物膜。不建议在灌洗液中添加抗生素，因为它不会带来任何益处，并可能进一步导致抗生素耐药病原体的出现。虽然严重的不良反应并不常见，但使用氯己定出现过敏和过氧化氢引发氧栓塞的案例已有报道。

关键词：外科灌洗，醋酸，抗生素，氯己定，聚维酮碘，次氯酸钠，过氧化氢，生物膜

> **实用技巧**
>
> • 鉴于浓度为 0.35% 的稀释聚维酮碘（PI）溶液具有广谱抗菌活性的功效，可作为首选的外科灌洗液。
> • 在灌洗液中添加抗生素并没有显示出其预防感染的效果更佳，会导致抗生素耐药。
> • PI、次氯酸钠和过氧化氢的抗菌谱很广。
> • PI、氯己定和过氧化氢已证明能有效抑制生物膜。

3.1 乙酸

3.1.1 杀菌剂概述

作用机制

乙酸（Acetic Acid，AA）是一种弱有机酸，长期用于治疗感染，用于膀胱灌洗和外听道炎症的治疗。弱酸通过破坏细菌和真菌合成三磷腺苷（Adenosine Triphosphate，ATP）所需的质子梯度而被认为具有细胞毒性作用（表 3.1）。

抗菌活性谱

已证明 AA 对革兰阳性和革兰阴性微生物均具有抗菌活性，包括在自由浮动（浮游）和生物膜状态，以及真菌物种。暴露于 6% 的 AA 溶液中 30min 对放线菌和结核分枝杆菌均有效。

表 3.1 常用外科灌洗液及其抗菌谱

灌洗液	作用机制	抗微生物活性					
		革兰阳性菌	革兰阴性菌	放线菌	孢子	真菌	生物膜
乙酸	破坏质子梯度	是	是	是	否	是	有限
杆菌肽和多黏菌素	抑制细胞壁合成；增加膜的渗透性	是	是	否	否	否	否
氯己定	膜通透性增加	是	是	否	否	有限	是
聚维酮碘	氧化应激	是	是	是	是	是	是
次氯酸钠	DNA 合成受损	是	是	是	是	是	否
过氧化氢	氧化应激	有限	有限	是	是	是	是

安全性和副作用

AA 在浓度为 5% 甚至更低时被认为对组织无害，但在浓度低至 0.25% 时可能会影响伤口愈合。当浓度 > 10% 时，AA 可能会损伤组织，并对金属具有潜在腐蚀性，虽然骨科植入物常用的金属能够抵抗这些腐蚀作用。文献中未报道 AA 溶液引起的过敏反应。

3.1.2 作为外科伤口灌洗液的功效

预防性使用

尚没有关于使用 AA 灌洗来降低感染风险的研究报道。

在灌洗和清创治疗感染中的使用以及对生物膜的作用

由于其他灌洗液无法完全清除生物膜，所以一些研究对 AA 在治疗骨科感染清创期间作为灌洗液进行了评估。将组织暴露于 3%AA 溶液中 20min 是安全的，并且只需要非常低的浓度（0.19%）即可抑制细菌生长。虽然有 3 项研究评估了 AA 在清除生物膜方面的有效性，但其中有两项研究在临床上难以实行，其暴露时间分别为 180min 和 24h。第三项也是最新的研究发现，15% 的 AA 浓度持续 10min 和 11% 的 AA 浓度持续 20min 能消除菌落单元（Colony-Forming Units，CFUs）的 99.9%，由此定义了最低生物膜清除浓度（Minimum Biofilm-Eradicating Concentration，MBEC）。这些浓度高于了 5% 的安全阈值，表明 AA 在清除生物膜方面无效。然而，在 5% 的临床最大可接受浓度下暴露 20min 后，AA 能够消除 96.1% 的 CFUs，因此尽管可能不是唯一的治疗方法，但 AA 仍然可能在治疗骨科感染中发挥作用。

3.2 杆菌肽和多黏菌素

3.2.1 杀菌剂概述

作用机制

杆菌肽包含具有抑菌和杀菌特性的环状多肽混合物，它通过抑制细胞壁的合成和某些细菌酶发挥作用。多黏菌素 B 也是一种多肽混合物，可增加细胞膜的通透性进而导致细胞死亡。

抗菌活性谱

杆菌肽主要对革兰阳性菌（主要是葡萄球菌）有效，但对奈瑟菌也表现出敏感性，而多黏菌素 B 可以覆盖革兰阴性菌。据报告，包括金黄色葡萄球菌、大肠杆菌、肺炎链球菌和粪肠球菌在内的几种常见病原微生物对这些药物均具有耐药性。

安全性和副作用

在临床剂量下，杆菌肽和多黏菌素的联合使用可抑制成纤维细胞和角质形成细胞的复制和功能，表明它们可能影响伤口愈合。患者可能对杆菌肽和多黏菌素过敏，通常仅表现为轻微的局部症状，文献中描述了过敏反应的病例。已知当通过肌肉注射途径给药时，杆菌肽会引起肾毒性，但尚未报道局部使用引起的毒性。文献中描述了对这两种抗菌剂的耐药性增加。

3.2.2 作为外科伤口灌洗液的有效性

预防性使用

早期研究表明，灌洗液中稀释的局部抗生素可降低手术部位感染（Surgical Site Infection，SSI）的风险。通常，将这两种抗生素添加到灌洗液中，以获得 0.05mg 多黏菌素 B 和 50U 杆菌肽每毫升的浓度。然而，最近的证据表明，在灌洗液中添加抗生素对预防 SSI 没有任何益处。此外，与杀菌剂不同，抗生素的耐药性是一个持续增长的问题，其中滥用抗生素被认为是一个重要的促成因素。

用于治疗感染的灌洗和清创以及对生物膜的有效性

局部使用抗生素灌洗可能不太有益于治疗骨科感染。暴露于 3 种外用抗生素，即杆菌肽、多黏菌素 B 和庆大霉素长达 10min，对生物膜的清除没有效果。

3.3 稀释聚维酮碘（PI）

3.3.1 杀菌剂概述

作用机制

PI 由碘与聚乙烯吡咯烷酮共轭而成，增加了碘的水溶性。游离碘以 1% 的浓度释放到溶液中，从而使细胞膜和胞质中的核苷酸、蛋白质和脂肪酸氧化和失活。

抗菌活性谱

通过这一机制，PI 对包括革兰阳性菌和革兰阴性菌、某些病毒、真菌、孢子和不太常见的病原体在内的微生物均具有杀灭作用。抗菌作用可在暴露后 30s 内发生，并已证明对几种耐药微生物有效，包括耐甲氧西林金黄色葡萄球菌（Methicillin-Resistant Staphylococcus Aureus，MRSA）。文献中未记录到对 PI 产生耐药性的证据。

安全性和副作用

体外研究和病例报告引起了对 PI 安全性的关注，尤其是对软骨细胞、成骨细胞、成纤维细胞和角质形成细胞的潜在细胞毒性作用以及代谢紊乱的影响。在几项评估 PI 灌洗手术伤口的随机对照试验中，这些潜在不良反应均未得到证实。真正由 PI 引起的过敏并不常见，患病率为 0.4%，严重的过敏反应是极为罕见的。先前由 3 项研究结果表明，PI 与氯己定联合使用比二者单独使用更有效。但是目前尚不清楚这些化合物是否会相互发生反应形成有害产物。已知碘离子与次氯酸盐反应会生成碘或三碘离子，这种组合在体内的反应目前还尚不清楚。尚不清楚 NaCl 与 PI 混合是否会形成其他的潜在有害化合物。过氧化氢在溶液中似乎不会与 PI 发生反应。PI 可用于无菌和非无菌制剂中。文献中记录了由受污染的非无菌 PI 溶液引起的医源性感染的报告。因此，建议在外科手术中仅使用无菌 PI，而非无菌 PI 应保留用于清洁完整的皮肤。

3.3.2　作为外科伤口灌洗液的功效

预防性使用

市场上可以买到浓度为 10% 的 PI，建议将其稀释为 0.35%，在每升无菌生理盐水中加入 35mL10% 无菌 PI，用于伤口灌洗（表 3.2）。对于初次全关节置换术（Total Joint Arthroplasty，TJA），建议在手术结束时用无菌稀释的 PI 进行常规灌洗，以降低感染风险。灌洗几分钟后，应在闭合前用生理盐水冲洗净手术伤口。虽然在灌洗过程中可能会发生进一步的稀释，但已经证明即使在低于抑制浓度时，PI 也能减少生物膜的形成。此外，PI 的最低抑菌浓度（Minimal Inhibitory Concentration，MIC）低于包括 MRSA 在内的许多细菌的推荐浓度，并且 PI 可在接触后消除细菌。

已被证明在初次全关节置换和脊柱矫形手术结束时用稀释的 PI 灌洗可显著降低术后感染率，且优于非杀菌剂。然而，最近的证据表明，使用稀释 PI 灌洗手术伤口的患者进行感染控制时的再手术率较高。尽管不能确定预防 SSI 的最佳灌洗液，但根据现有证据，WHO 和 CDC 均建议在所有外科手术中使用无菌 PI。在 2018 年肌肉骨骼感染国际共识会议上，骨科手术中使用无菌 PI 作为灌洗液也得到了强烈共识。

表 3.2　普通外科灌洗液的配制（每升）

灌洗液	灌洗液中的浓度	灌洗液的体积	稀释液	稀释液的体积
乙酸	<5%	市售稀溶液浓度 0.25%~5%	不需要稀释液	—
杆菌肽和多黏菌素	杆菌肽：50μ/mL 多黏菌素 B：0.05mg/mL	一瓶 50000U 的杆菌肽粉末 一瓶 50mg 多黏菌素 B 粉末	生理盐水	1L
氯己定	0.05%	市售 0.05% 溶液	不需要稀释液	—
聚维酮碘	0.35%	35mL10% 聚维酮碘溶液	生理盐水	1L
次氯酸钠	0.025%	50mL0.5% 次氯酸钠（Dakin's 溶液）	生理盐水	1L
过氧化氢	3%~6%	市售 3% 溶液	不需要稀释液	—
		6% 溶液 –200mL 30% 过氧化氢	无菌生理盐水	800mL

用于治疗感染的灌洗和清创以及对生物膜的有效性

针对生物膜，稀释 PI 具有明确效果，并且还可能优于其他杀菌剂。然而，应注意的是，为了穿透生物膜，可能需要比常规灌洗更高的浓度或更长的暴露时间。根据 Schmidt 等的体外研究，使用 10% 的 PI 溶液 1min 或 3.5% 的溶液 10min 可以去除生物膜上的金黄色葡萄球菌。我们实验室最近的一系列实验表明，含有某种表面活性剂的 0.5% 无菌 PI 可破坏生物膜，并且能在接触时破坏革兰阳性菌和革兰阴性菌（数据未公布）。

3.4　氯己定

3.4.1　杀菌剂概述

作用机制

氯己定是一种带正电的亲油化合物，可增加微生物细胞壁的通透性，使细胞内容物逸出。

抗菌活性谱

在低浓度下，氯己定具有抑菌作用，而在高浓度下则具有杀菌作用。尽管氯己定对包括革兰阳性菌和革兰阴性菌、某些真菌和包膜病毒在内的微生物均具有广谱抗菌活性，但与 PI 不同，氯己定对放线菌或孢子没有抗菌活性。细菌株可能具有对氯己定产生耐药性的外排泵，有证据表明其耐药性的流行正在增加。它与组织结合的亲和力很高，在给药后其抗菌活性会延长数小时。

安全性和副作用

对氯己定产生过敏反应的情况相对普遍，2% 的患者在反复接触氯己定后变得很敏感。一般来说，接触只会导致接触性皮炎，但严重者可发生过敏反应，并可能导致围术期 5%~7% 的过敏反应发生。当与次氯酸钠（NaOCl）（Dakin's 溶液）混合时，会形成对氯苯胺，这是一种已知可诱发人类高铁血红蛋白血症的化合物，在动物研究中被证明具有致癌作用。氯己定和过氧化氢组合可能比单独使用氯己定更有效，但这些化合物的潜在副产物尚待研究。类似地，在与稀释 PI 结合使用，两种化合物中的任何一种都可以提高杀菌活性，但尚未对混合这两种化合物产生的潜在有害产物进行研究。

3.4.2　作为手术伤口灌洗液的功效

预防性使用

氯己定以前被用作局部和口服杀菌剂。还有用于非骨科手术病例的灌洗，直到最近才被用作骨科手术的灌洗液。市售的是 450mL 瓶装 0.05% 葡萄糖酸氯己定溶液。制造商建议在用生理盐水灌洗之前来灌洗伤口并让组织在溶液中浸泡 1min。与其他溶液（如稀释 PI 或生理盐水）相比，在伤口闭合前用氯己定灌洗会导致同样的感染率。氯己定可消除大多数细菌，MRSA 除外，MRSA 需要暴露 3min 以上。除了清除手术部位的微生物，氯己定还可以防止生物膜的形成。然而，氯己定作为外科灌洗液尚未进行充分的临床试验研究，目前不推荐其常规使用。

用于治疗感染的灌洗和清创以及对生物膜的有效性

有限的证据表明，氯己定可用于治疗已确定的骨科感染。体外研究表明，最低浓度为 2% 时，氯己定可有效治疗 MRSA 生物膜，而浓度低至 0.05% 持续 1min 可在体外消除表皮葡萄球菌生物膜。生物膜包被的植入物用 4% 氯己定擦洗已被证明比单纯灌洗或用 PI 或洗涤剂擦洗更能减少细菌。

3.5　次氯酸钠（NaOCl）

3.5.1　杀菌剂概述

作用机制

稀次氯酸钠，通常称为 Dakin's 溶液，由过氧化钠和盐酸的混合物制成。氯与水反应生成次氯酸，次氯酸是一种强效抗菌剂，中性粒细胞也会产生次氯酸来消化致病微生物。其功效主要是抑制 DNA 合成和破坏 ATP 合成。

抗菌活性谱

NaOCl 对包括革兰阳性菌、革兰阴性菌、厌氧菌、孢子、真菌和病毒在内的多种微生物都有效。它还可以有效地清除抗生素耐药微生物，如 MRSA 和耐万古霉素肠球菌（Vancomycin-Resistant Enterococcus，VRE）。尽管 NaOCl 的耐药性尚不清楚，但体外研究表明，暴露于此溶液可诱导耐药增强基因的表达。

安全性和副作用

NaOCl 对成纤维细胞具有细胞毒性，尤其是浓度 > 0.025%，这会影响伤口愈合。通常，NaOCl 会导致局部刺激，包括红斑和肿胀，但也可能发生过敏反应。在稀释浓度下，全身毒性作用的风险较低。但如果与另一种抗菌剂 Taurolidine（牛黄罗定）联合使用，毒性作用（包括代谢性酸中毒）的风险会显著增加。与过氧化氢混合会产生单线态氧，具有细胞毒性。

3.5.2　用作手术伤口灌洗液的功效

预防性使用

临床中尚未对 NaOCl 可作为有效冲洗液进行研究，但已证明，在具有潜在细胞毒性的较高浓度为 0.125% 的条件下暴露 1min，即可在体外发挥杀菌效果。据报道，浓度为 0.025%~0.125%NaOCl 已用于局部消毒和伤口清创。

用于治疗感染的灌洗和清创以及对生物膜的有效性

用 NaOCl 溶液灌洗对骨科感染的治疗似乎无效。即使在 0.5% 的较高浓度下（远远高于耐受剂量），暴露在 NaOCl 中 10min 后也无法清除生物膜。

3.6　过氧化氢

3.6.1　杀菌剂概述

作用机制

过氧化氢因其强大的杀菌活性以及分解的副产品为安全的水和氧气而被广泛用作杀菌剂。但其作用的持续时间因快速降解而受到限制。

抗菌活性谱

进入细胞后，过氧化氢与催化金属发生反应，产生自由基，导致氧化损伤进而造成细胞死亡。它对细菌、病毒、孢子、原虫甚至朊病毒均具有广谱抗菌活性。尚未发现过氧化氢耐药，但某些细菌在暴露于过氧化氢时可出现过氧化氢酶的产生增加，从而显著造成更高浓度的耐受性。此类物种包括金黄色酿脓葡萄球菌和假单胞杆菌，浓度 < 3% 可能对这些生物无效。

安全性和副作用

虽然它常常被认为是一种安全的杀菌剂，但文献中有一些关于严重、有时甚至致命的并发症报道。这是由于产生的大量气态氧，如果存在于血液中，会形成栓塞，导致中风、心肌梗塞或外周末梢器官损伤。骨科文献中仅报告了少数此类潜在致命并发症的病例，但非骨科文献中已描述了一些病例。体外研究表明过氧化氢具有细胞毒性，对金属植入物和羟基磷灰石具有腐蚀作用，尽管这些作用的临床意义尚未在文献中完全阐明。

3.6.2　作为手术伤口灌洗液的功效

预防性使用

尽管证据有限，但文献中描述了在伤口灌洗过程中使用过氧化氢，通过继发有效反应的机械清创术来进行骨床准备，实现止血，并对手术部位进行消毒。在外科灌洗过程中最常用的浓度为 3%，但文献中也报道了 6% 过氧化氢的使用浓度。市售的常常是 3% 的过氧化氢溶液。对于较高浓度，如 6%，可通过稀释浓缩溶液制备（表 3.2）。

用于治疗感染的灌洗和清创以及对生物膜的有效性

此外，过氧化氢在清除生物膜方面已显示出有效性，因为它可能优于 PI45。即使只接触 1min，3% 过氧化氢溶液也会使表皮葡萄球菌生物膜中的细菌数量减少 90%。

3.7　总结

本章介绍了骨科手术中常用的几种灌洗液，每种灌洗液的使用风险和效果各不相同。虽然文献尚未报道最佳的灌洗液选择，但考虑到其抗菌谱广、相对安全以及微生物不产生耐药，目前的证据支持使用无菌 0.35% PI 溶液。最近的证据表明，在灌洗液中添加抗生素不会带来额外的益处，并且其过度使用可能会进一步导致抗生素耐药，因此不建议在灌洗液中添加抗生素。

参考文献

[1] Acetic acid. https://www.drugbank.ca/drugs/DB03166. Accessed August 9, 2019.

[2] Hirshfield IN, Terzulli S, O'Byrne C.Weak organic acids: a panoply of effects on bacteria. Sci Prog. 2003; 86(Pt 4):245–269.

[3] Tsang STJ, Gwynne PJ, Gallagher MP, Simpson AHRW. The biofilm eradication activity of acetic acid in the management of periprosthetic joint infection. Bone Joint Res. 2018; 7(8):517–523.

[4] de Castro RD, Mota ACLG, de Oliveira Lima E, Batista AUD, de Araújo Oliveira J, Cavalcanti AL. Use of alcohol vinegar in the inhibition of Candida spp. and its effect on the physical properties of acrylic resins. BMC Oral Health. 2015; 15:52.

[5] Cortesia C, Vilchèze C, Bernut A, et al. Acetic acid, the active component of vinegar, is an effective tuberculocidal disinfectant. MBio. 2014; 5(2):e00013–e00014.

[6] Cooper ML, Laxer JA, Hansbrough JF. The cytotoxic effects of commonly used topical antimicrobial agents on human fibroblasts and keratinocytes. J Trauma. 1991; 31(6):775–782, discussion 782–784.

[7] Bjarnsholt T, Alhede M, Jensen PØ, et al. Antibiofilm properties of acetic acid. Adv Wound Care (New Rochelle). 2015; 4(7):363–372.

[8] Williams RL, Ayre WN, Khan WS, Mehta A, Morgan-Jones R. Acetic acid as part of a debridement protocol during revision total knee arthroplasty. J Arthroplasty. 2017; 32(3):953–957.

[9] Halstead FD, Rauf M, Moiemen NS, et al. The antibacterial activity of acetic acid against biofilm-producing pathogens of relevance to burns patients. PLoS One. 2015; 10(9):e0136190.

[10] Nguyen R, Sun Y. Bacitracin topical. In: StatPearls. Treasure Island (FL): StatPearls Publishing; 2019. http://www.ncbi.nlm.nih.gov/books/NBK536993/. Accessed April 10, 2019.

[11] PubChem. Polymyxin B sulfate. https://pubchem.ncbi.nlm.nih.gov/compound/5702105. Accessed April 10, 2019.

[12] Charlebois A, Jalbert L-A, Harel J, Masson L, Archambault M. Characterization of genes encoding for acquired bacitracin resistance in Clostridium perfringens. PLoS One. 2012; 7(9):e44449.

[13] Jones RN, Li Q, Kohut B, Biedenbach DJ, Bell J, Turnidge JD. Contemporary antimicrobial activity of triple antibiotic ointment: a multiphased study of recent clinical isolates in the United States and Australia. Diagn Microbiol Infect Dis. 2006; 54(1):63–71.

[14] Cronin H, Mowad C. Anaphylactic reaction to bacitracin ointment. Cutis. 2009; 83(3):127–129.

[15] Srinivas P, Rivard K. Polymyxin resistance in gram-negative pathogens. Curr Infect Dis Rep. 2017; 19(11):38.

[16] Scherr DD, Dodd TA, Buckingham WW, Jr. Prophylactic use of topical antibiotic irrigation in uninfected surgical wounds: a microbiological evaluation. J Bone Joint Surg Am. 1972; 54(3):634–640.

[17] de Jonge SW, Boldingh QJJ, Solomkin JS, et al. Systematic review and meta-analysis of randomized controlled trials evaluating prophylactic intra-operative wound irrigation for the prevention of surgical site infections. Surg Infect (Larchmt). 2017; 18(4):508–519.

[18] Goswami K, Cho J, Foltz C, et al. Polymyxin and bacitracin in the irrigation solution provide no benefit for bacterial killing in vitro. J Bone Joint Surg Am.. 2019; 101((18)):1689–1697.

[19] Holmes AH, Moore LSP, Sundsfjord A, et al. Understanding the mechanisms and drivers of antimicrobial resistance. Lancet. 2016; 387(10014):176–187.

[20] Schmidt K, Estes C, McLaren A, Spangehl MJ. Chlorhexidine antiseptic irrigation eradicates Staphylococcus epidermidis from biofilm: an in vitro study. Clin Orthop Relat Res. 2018; 476(3):648–653.

[21] Bigliardi PL, Alsagoff SAL, El-Kafrawi HY, Pyon J-K, Wa CTC, Villa MA. Povidone iodine in wound healing: a review of current concepts and practices. Int J Surg. 2017; 44:260–268.

[22] Ruder JA, Springer BD. Treatment of periprosthetic joint infection using antimicrobials: dilute povidoneiodine lavage. J Bone Jt Infect. 2017; 2(1):10–14.

[23] Williamson DA, Carter GP, Howden BP. Current and emerging topical antibacterials and antiseptics: agents, action, and resistance patterns. Clin Microbiol Rev. 2017; 30(3):827–860.

[24] Kaysinger KK, Nicholson NC, Ramp WK, Kellam JF. Toxic effects of wound irrigation solutions on cultured tibiae and osteoblasts. J Orthop Trauma. 1995; 9(4):303–311.

[25] von Keudell A, Canseco JA, Gomoll AH. Deleterious effects of diluted povidone-iodine on articular cartilage. J Arthroplasty. 2013; 28(6):918–921.

[26] Pietsch J, Meakins JL. Complications of povidone-iodine absorption in topically treated burn patients. Lancet. 1976; 1(7954):280–282.

[27] Sindelar WF, Mason GR. Irrigation of subcutaneous tissue with povidone-iodine solution for prevention of surgical wound infections. Surg Gynecol Obstet. 1979; 148(2):227–231.

[28] Sindelar WF, Brower ST, Merkel AB, Takesue EI. Randomised trial of intraperitoneal irrigation with low molecular weight povidone-iodine solution to reduce intra-abdominal infectious complications. J Hosp Infect. 1985; 6 Suppl A:103–114.

[29] Cheng M-T, Chang M-C, Wang S-T, Yu W-K, Liu C-L, Chen T-H. Efficacy of dilute betadine solution irrigation in the prevention of postoperative infection of spinal surgery. Spine. 2005; 30(15):1689–1693.

[30] Chang F-Y, Chang M-C, Wang S-T, Yu W-K, Liu C-L, Chen T-H. Can povidone-iodine solution be used safely in a spinal surgery? Eur Spine J. 2006; 15(6):1005–1014.

[31] Kokavec M, Fristáková M. [Efficacy of antiseptics in the prevention of post-operative infections of the proximal femur, hip and pelvis regions in orthopedic pediatric patients. Analysis of the first results]. Acta Chir Orthop Traumatol Cech. 2008; 75(2):106–109.

[32] Lachapelle J-M. A comparison of the irritant and allergenic properties of antiseptics. Eur J Dermatol. 2014; 24(1):3–9.

[33] Campbell ST, Goodnough LH, Bennett CG, Giori NJ. Antiseptics commonly used in total joint arthroplasty interact and may form toxic products. J Arthroplasty. 2018; 33(3):844–846.

[34] Rabai G, Beck MT. Kinetics and mechanism of the autocatalytic reaction between iodine and chlorite ion. Inorg Chem. 1987; 26(8):1195–1199.

[35] Panlilio AL, Beck-Sague CM, Siegel JD, et al. Infections and pseudoinfections due to povidone-iodine solution contaminated with Pseudomonas cepacia. Clin Infect Dis. 1992; 14(5):1078–1083.

[36] Brown NM, Cipriano CA, Moric M, Sporer SM, Della Valle CJ. Dilute betadine lavage before closure for the prevention of acute postoperative deep periprosthetic joint infection. J Arthroplasty. 2012; 27(1):27–30.

[37] Alamanda VK, Springer BD. The prevention of infection: 12 modifiable risk factors. Bone Joint J. 2019; 101-B 1_Supple_A:3–9.

[38] Oduwole KO, Glynn AA, Molony DC, et al. Anti-biofilm activity of sub-inhibitory povidone-iodine concentrations against Staphylococcus epidermidis and Staphylococcus aureus. J Orthop Res. 2010; 28(9):1252–1256.

[39] Cichos KH, Andrews RM, Wolschendorf F, Narmore W, Mabry SE, Ghanem ES. Efficacy of intraoperative antiseptic techniques in the prevention of periprosthetic joint infection: superiority of betadine. J Arthroplasty. 2019; 34 7S:S312–S318.

[40] Fournel I, Tiv M, Soulias M, Hua C, Astruc K, Aho Glélé LS. Meta-analysis of intraoperative povidone-iodine application to prevent surgical-site infection. Br J Surg. 2010; 97(11):1603–1613.

[41]Hart A, Hernandez NM, Abdel MP, Mabry TM, Hanssen AD, Perry KI. Povidone-iodine wound lavage to prevent infection after revision total hip and knee arthroplasty: an analysis of 2,884 cases. J Bone Joint Surg Am. 2019; 101(13):1151–1159.

[42]Hernandez NM, Hart A, Taunton MJ, et al. Use of povidone-iodine irrigation prior to wound closure in primary total hip and knee arthroplasty: an analysis of 11,738 cases. J Bone Joint Surg Am. 2019; 101(13):1144–1150.

[43]Berríos-Torres SI, Umscheid CA, Bratzler DW, et al. Healthcare Infection Control Practices Advisory Committee. Centers for disease control and prevention guideline for the prevention of surgical site infection, 2017. JAMA Surg. 2017; 152(8):784–791.

[44]World Health Organization. Global Guidelines for the Prevention of Surgical Site Infection; 2016. http://www.ncbi.nlm.nih.gov/books/NBK401132/. Accessed April 9, 2019.

[45]Blom A, Cho J, Fleischman A, et al. General assembly, prevention, antiseptic irrigation solution: Proceedings of International Consensus on Orthopedic Infections. J Arthroplasty. 2019; 34 2S:S131–S138.

[46]Hoekstra MJ,Westgate SJ, Mueller S. Povidone-iodine ointment demonstrates in vitro efficacy against biofilm formation. IntWound J. 2017; 14(1):172–179.

[47]Mohammadi Z, Abbott PV. The properties and applications of chlorhexidine in endodontics. Int Endod J. 2009; 42(4):288–302.

[48]Mathur S, Mathur T, Srivastava R, Khatri R. Chlorhexidine:. the gold standard in chemical plaque control. Natl J Physiol Pharm Pharmacol. 2011; 1(2):45–50.

[49]Krishna MT, York M, Chin T, et al. Multi-centre retrospective analysis of anaphylaxis during general anaesthesia in the United Kingdom: aetiology and diagnostic performance of acute serum tryptase. Clin Exp Immunol. 2014; 178(2):399–404.

[50]Edmiston CE, Jr, Leaper DJ. Intra-operative surgical irrigation of the surgical incision: what does the future hold—saline, antibiotic agents, or antiseptic agents? Surg Infect (Larchmt). 2016; 17(6):656–664.

[51]Frisch NB, Kadri OM, Tenbrunsel T, Abdul-Hak A, Qatu M, Davis JJ. Intraoperative chlorhexidine irrigation to prevent infection in total hip and knee arthroplasty. Arthroplast Today. 2017; 3(4):294–297.

[52]Irrisept Wound Debridement Instructions for Use. Irrisept. https://www.irrisept.com/irrisept/overview/directions-for-use/. Accessed April 10, 2019.

[53]Santos GOD, Milanesi FC, Greggianin BF, Fernandes MI, Oppermann RV, Weidlich P. Chlorhexidine with or without alcohol against biofilm formation: efficacy, adverse events and taste preference. Braz Oral Res. 2017; 31:e32.

[54]Quintas V, Prada-López I, Donos N, Suárez-Quintanilla D, Tomás I. Antiplaque effect of essential oils and 0.2% chlorhexidine on an in situ model of oral biofilm growth: a randomised clinical trial. PLoS One. 2015; 10(2):e0117177.

[55]Smith DC, Maiman R, Schwechter EM, Kim SJ, Hirsh DM. Optimal irrigation and debridement of infected total joint implants with chlorhexidine gluconate. J Arthroplasty. 2015; 30(10):1820–1822.

[56]Schwechter EM, Folk D, Varshney AK, Fries BC, Kim SJ, Hirsh DM. Optimal irrigation and debridement of infected joint implants: an in vitro methicillin-resistant Staphylococcus aureus biofilm model. J Arthroplasty. 2011; 26(6) Suppl:109–113.

[57]Keyes M, Thibodeau R. Dakin solution (sodium hypochlorite). In: StatPearls. Treasure Island (FL): StatPearls Publishing; 2019. http://www.ncbi.nlm.nih.gov/books/NBK507916/. Accessed April 11, 2019.

[58]Hidalgo E, Bartolome R, Dominguez C. Cytotoxicity mechanisms of sodium hypochlorite in cultured human dermal fibroblasts and its bactericidal effectiveness. Chem Biol Interact. 2002; 139(3):265–282.

[59]Abuhaimed TS, Abou Neel EA. Sodium hypochlorite irrigation and its effect on bond strength to dentin. BioMed Res Int. 2017; 2017:1930360.

[60]Dukan S, Touati D. Hypochlorous acid stress in Escherichia coli: resistance, DNA damage, and comparison with hydrogen peroxide stress. J Bacteriol. 1996; 178(21):6145–6150.

[61]Groitl B, Dahl J-U, Schroeder JW, Jakob U. Pseudomonas aeruginosa defense systems against microbicidal oxidants. Mol Microbiol. 2017; 106(3):335–350.

[62]Ueno CM, Mullens CL, Luh JH,Wooden WA. Historical reviewof Dakin's solution applications. J Plast Reconstr Aesthet Surg. 2018; 71(9):e49–e55.

[63]Linley E, Denyer SP, McDonnell G, Simons C, Maillard J-Y. Use of hydrogen peroxide as a biocide: new consideration of its mechanisms of biocidal action. J Antimicrob Chemother. 2012; 67(7):1589–1596.

[64]Yang Y, Reid C, Nambiar M, Penn D. Hydrogen peroxide in orthopaedic surgery—is it worth the risk? Acta Chir Belg. 2016; 116(4):247–250.

[65]Henley N, Carlson DA, Kaehr DM, Clements B. Air embolism associated with irrigation of external fixator pin sites with hydrogen peroxide. A report of two cases. J Bone Joint Surg Am. 2004; 86(4):821–822.

[66]Konrad C, Schüpfer G, Wietlisbach M. [Oxygen embolism after use of hydrogen peroxide in thoracic surgery]. Schweiz MedWochenschr. 1997; 127(45):1871–1874.

[67]Shigematsu M, Kitajima M, Ogawa K, Higo T, Hotokebuchi T. Effects of hydrogen peroxide solutions on artificial hip joint implants. J Arthroplasty. 2005; 20(5):639–646.

[68]Loeb T, Loubert G, Templier F, Pasteyer J. [Iatrogenic gas embolism following surgical lavage of a wound with hydrogen peroxide]. Ann Fr Anesth Reanim. 2000; 19(2):108–110.

[69]Welman T, McKean AR, Torres-Grau J, Tickunas T, McArthur G. Hydrogen peroxide in the operating theatre:too dilute to dilute? Injury. 2019; 50(2):369–370.

[70]Presterl E, Suchomel M, Eder M, et al. Effects of alcohols, povidone-iodine and hydrogen peroxide on biofilms of Staphylococcus epidermidis. J Antimicrob Chemother. 2007; 60(2):417–420.

第 4 章　骨科感染手术后的伤口敷料

Patrick Moody，Bryan Springer

摘要

　　术后敷料是预防骨科感染和再感染的重要屏障。在骨科感染治疗中，术前评估患者因素和术中评估软组织和伤口状态是决定患者使用正确敷料的关键因素。本章节探讨了理想敷料的特点和可供外科医生选择的不同敷料的基本特点，包括标准的非封闭敷料、载药或不载药的封闭敷料、负压创面治疗（NPWT）和闭合切口负压创面治疗（ciNPWT）。同时，本章节结合文献资料讨论了各种敷料的优缺点。最后本章节给外科医生为接受骨科感染治疗患者选择合适敷料提供了一种流程。

　　关键词：敷料，闭合性，负压创面治疗，闭合切口负压创面治疗

实用技巧

- 当封闭敷料应用在膝关节或肘关节等关节部位时，可以预期到敷料可能会发生移位，因此将敷料在关节屈曲位（20°~30°）放置，可以减少敷料上的张力，从而减少手术切口上的张力。
- 在关节上粘贴敷料时，敷料纤维应与关节运动方向一致，以减少关节活动可能带来的水泡形成（例如，膝关节或肘关节的轴向运动）。
- 如果切口过长或其形状不符合特定预制敷料的尺寸，可通过剪裁一个或多个敷料的末端来使用堆叠敷料。然后再在其上使用完整的敷料以形成足够的密封。
- 当去除敷料时，首先有条不紊地提起敷料的一个角。轻轻向上拉开敷料黏合边缘以使敷料与皮肤分离，然后轻轻地将黏合边缘一次一小块地剥离，直到整个黏合边缘与皮肤分离。这可以使敷料更容易去除。
- 应仔细观察敷料背面的渗出情况。如果仅出现轻微的点状渗出，则可以继续观察。如果敷料外观看起来饱满或敷料上有大量的渗出痕迹，应该去除敷料并仔细检查手术切口。
- 在手术室应准备好负压切口吸引装置备用，别是对于有术后切口破裂风险的患者，以及切口闭合困难的患者。

4.1　引言

　　治疗骨科感染患者时，手术结束后使用伤口敷料覆盖伤口，有利于防止再次感染。敷料有多种选择，从用于常规闭合切口的非封闭纱布和胶带，到用于可能无法闭合的大伤口的负压创面治疗（NPWT）。重点在于如何为每个患者选择合适的敷料。迄今为止，关于术后敷料有大量文献探讨了其在感染发生前的使用问题。但对骨科感染手术伤口，成功使用敷料的原则应该是相同的。本章将探讨最佳敷料的特性，通过伤口复杂程度的增加来探索不同敷料的适应证，并以流程图的形式给出建议，以帮助骨科感染患者选择正确的术后敷料。

4.2　最佳手术敷料的特性

随着技术的进步，术后敷料经过多年的发展，总结出理想的外科敷料要具备很多要素。Collins 总结了以下 6 个特性：①可渗透性；②在患者洗澡时不易脱落；③透明可观察液体渗透；④低黏度；⑤能阻挡细菌，但不阻挡水汽；⑥经济实惠。除了这些特性，还必须考虑敷料顺应附近关节活动范围的能力。

敷料营造湿性环境的能力对手术伤口愈合至关重要。敷料的可渗透性及其吸水性有助于营造这种环境。先前的研究表明，与干燥的环境相比，潮湿的环境能使伤口更快、更好地愈合，从而最大限度地减少伤口坏死。虽然伤口渗出物也有副作用，但这些渗出物中富含各种生长因子，能够促进成纤维细胞、内皮细胞和角化细胞的生长和迁移。然而，过多的水分可能不利于伤口愈合，会导致水泡、浸渍和伤口破裂。因此，理想的敷料应该能够处理过多的伤口渗出物，同时为伤口愈合维持适当的湿润环境。

理想敷料的另一个重要特性是其能与外部环境形成封闭屏障。通过在手术切口处形成屏障，敷料可以防止细菌侵入和感染。封闭屏障敷料可以创造一个隔热的、相对低氧的环境，从而促进伤口表面的血管生成，促进伤口愈合。

患者和医务人员的使用体验也是考虑因素之一。如不易脱落性，当患者洗澡时敷料仍能保持，而在移除时其低黏附性可以使患者很容易地无损伤地移除敷料。同时，低的敷料更换频率可以大大提高患者的满意度。另外，敷料还必须表现出一定程度的顺应性，允许邻近关节的活动，以促进术后的活动范围。再者，敷料的透明程度可以使患者和医务人员易于评估伤口的饱和度，并决定是否需要更换新的敷料。

最后，敷料的经济实惠性也需要考虑。标准的术后敷料，如纱布和胶带，对患者和医院来说成本很低。但近来研发的其他特殊敷料价格较高。然而，除了成本因素，在选择敷料时还要权衡其他因素。频繁更换敷料会增加成本，并且不利于维持伤口环境温度至核心体温，该温度可以促进细胞有丝分裂和维持白细胞活性，对伤口愈合至关重要。移除敷料后，需要 3~4h 才能恢复到原来的细胞活性水平。Clarke 等发现，全关节置换术（TJA）后早期换药的患者皮肤微生物定植率较高。因此尽管费用较高，但新型敷料更换频率低，可以保护外科伤口免受病原体接触，减轻患者疼痛，并减轻工作人员和家庭成员在家中更换敷料的负担。因此在选择敷料时，必须权衡敷料自身的价格与后期手术和医院护理的费用。

4.3　敷料类型

敷料类型有很多可供外科医生选择。目前有超过 3000 种类型的敷料、生物材料、组织工程替代品和机械设备来辅助外科伤口愈合。每一种都至少具有理想敷料的一种或多种特性。下面将分段讨论非封闭和封闭敷料、闭合切口创面真空系统和创面真空系统在骨科感染治疗后伤口保护中的应用。表 4.1 列出了这些类别中的多种敷料。

4.3.1　非封闭敷料和封闭敷料

非封闭敷料有碘仿或常规纱布、腹垫（ABDs）、Kerlix®、胶带和弹力绷带（图 4.1）。对感染部位进行手术清创后，作为最常用的传统敷料，湿性纱布敷料便宜又简单易操作。然而，许多外科医生会有这样的担忧，伤口温度降低、健康肉芽组织去除、血管收缩和随后的伤口缺血、细胞迁移和增殖减少、护理时间增加或更换家庭护士带来的更高成本，以及敷料更换频率会导致患者依从性问题。尽管存在这些问题，但在某些情况下仍必须使用传统的非封闭敷料。比如，需每天评估的手术伤口，需要长时间夹板固定的伤口，以及需机械清创坏死组织的切口，可用湿转干换药方式放置敷料。

表 4.1 目前可用的代表性骨科手术伤口敷料列表（2019 年 11 月 20 日访问 medicalmonks 网站获取）

敷料种类	商品名称	生产厂商	特点	抗菌材料	治疗时间推荐	价格（15 cm切口）	相关文献
非封闭性	4 × 4 inch 纱布	多数	●含有可吸收性纤维素纤维	无	可调	1.94 元	Ubbink 等
无浸渍封闭材料	Tegaderm™	3 M™（Maplewood, MN）	●透明 ●封闭 ●防水	无	可调	24.75 元	Rubio
	OPSITE	Smith & Nephew（London, UK）	●防水 ●透明 ●吸水垫	无	可调	8.25 元	O' Brien 等
	Comfeel® Plus Transparent	Coloplast（Minneapolis, MN）	●水胶体 ●半渗透性 ●适应身体轮廓	无	可调	51.16 元	Goodhead
浸渍封闭材料	Aquacel® Ag Surgical	ConvaTecInc.（Reading, UK）	●Hydrofiber® ●水胶体技术 ●防水	Aquacel Ag 中含有银	含 7 天	450.53 元	Jones 等, Springer 等
	Mepilex® Border postoperative	Mölnlycke Health Care（Gothenburg, Sweden）	●周围关节使用灵活 ●防水	银以"Ag"离子形式存在	7 天	235.63 元	White, Johansson 等
	Acticoat Surgical	Smith & Nephew（London, UK）	●灵活性 ●有开窗垫便于移除	镀银	7 天	325.75 元	Wright 等, Yin 等
ciNPWT	PICO 7	Smith & Nephew（London, UK）	●便携 ●可置于需重承重表面上 ●需 2AA 电池进行更换	无	7 天	2530.22 元	Dowsett 等, Scalise 等
	Prevena™ 125	KCI（San Antonio, TX）	便携 需 3AA 电池进行更换 仅适用于 −125 mmHg	含银海绵	7 天	4401.94 元	Singh 等
	Avelle™	ConvaTec Inc.（Reading, UK）	−60~100 mmHg ciNPWT or 传统 NPWT Hydrofiber® 技术	无	随时 泵可维持 30 天	603.04 元	Limited Company Data

续表

敷料种类	商品名称	生产厂商	特点	抗菌材料	治疗时间推荐	价格（15 cm切口）	相关文献
NPWT	V.A.C.ULTA™	KCI （San Antonio, TX ）	泡沫形状适合所有伤口类型 ciNPWT 仅医院可用 电池可维持6h	含银泡沫	随使用海绵/塑料变化 每2~3天更换1次	不确定	Halvorson 等，Gabriel 等
	ACTIV.A.C™	KCI （San Antonio, TX ）	同 V.A.C.Ulta 但更便于门诊使用 电池可维持14h	含银泡沫 有	随使用海绵/塑料变化 每2~3天更换1次	不确定	
	Invia® Liberty™	Medela （Baar, Switzerland ）	40~200 mmHg ciNPWT 电池可维持14h	银接触敷料	最长：7天，每2~3天更换1次。感染伤口需增加更换频率	不确定	公司提供个案报告有限
	Ally™	Cardinal Health™ （Dublin, OH ）	电池可维持24h 灌注可同步进行	无	每2~3天更换1次	不确定	保密

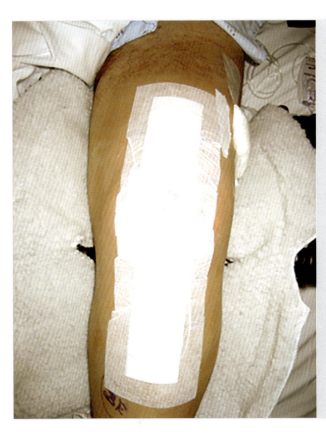

图 4.1　一种标准的、非封闭术后敷料展示。该敷料采用的是纱布和胶带

Winter 的早期实验证明了封闭敷料所营造的潮湿环境的重要性，这引发了多种封闭敷料的研发浪潮。封闭敷料可以形成良好的保护屏障阻隔外部环境，从而促进伤口上皮化和肉芽化，同时使患者能够进行诸如淋浴等活动。进一步的临床研究表明，使用封闭敷料可显著减少伤口问题和降低感染率。根据其对水蒸气的渗透能力，封闭敷料可分为全封闭或半封闭但两者都具有防水性。目前治疗骨科感染手术伤口的封闭敷料有多种类型，一般有常规封闭敷料和含银离子等抗菌材料的封闭敷料。

常规封闭敷料

常规封闭敷料使用单层透明薄膜，如 Tegaderm™（3M；Maplewood，MN）或 Hydrofilm®（Hartmann；Heidenheim，Germany），其可以形成防水层，作为二层敷料覆盖在诸如纱布或者 Xeroform®（multiple companies）等敷料上。随着先进技术的出现，新型封闭敷料，包括 Hydrofiber®（ConvaTecInc；Reading，UK）和水胶体技术，因具有封闭外层，可以用于处理渗出物和创面。如 Hydrofiber® 技术通过一种称为垂直吸芯的过程，可以显著吸收渗出物。这一过程可以直接去除伤口中的渗出物，防止侧流导致伤口边缘被浸软。这种浸软会引起伤口破裂和感染。Hydrofiber® 敷料还促进纤维蛋白层的形成，以防止长入敷料和在移除过程中对伤口的二次损害。它也能作为屏障，减少局部粒细胞对伤口愈合的不良影响。

与 Hydrofiber® 敷料一样，水胶体技术也具有很强的吸收性。不同的是，水胶体敷料是通过形成一种凝胶（如丙烯酸酯）来吸收渗出物，这种方式更利于水蒸气的渗透。这样可以使敷料在保持适当的湿润环境时，吸收更多的渗出物。除了这种独特的性能，水胶体敷料对皮肤相对无害。另外还有一些敷料，如 Aquacel®（ConvaTecInc），同时结合了 Hydrofiber® 和水胶体技术，来提供最佳的伤口愈合环境（图 4.2）。

浸渍封闭敷料

含抗菌物质浸渍的封闭敷料可进一步降低感染风险。浸在敷料中的银离子可以破坏细菌细胞壁、核膜，

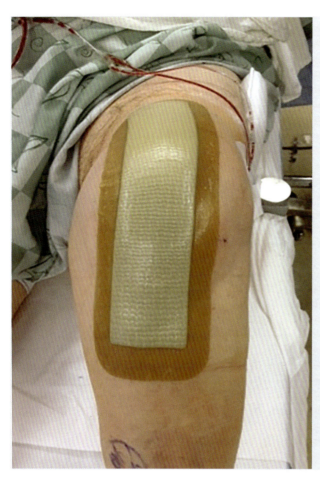

图 4.2 载银封闭敷料,该敷料结合了 Hydrofiber® 和水胶体技术

使细菌脱氧核糖核酸(DNA)和核糖核酸(RNA)变性,从而发挥抗菌作用。

回顾性研究资料显示,与标准敷料相比,使用含银封闭敷料可减少急性假体周围关节感染。另外,一些 NPWT 系统使用的海绵中也含有银离子。然而,应该注意的是,由于含银敷料有细胞毒性,尤其影响成纤维细胞和角质形成细胞,该种敷料不宜长时间贴敷。因为不同的敷料中银含量不同,很难推荐一个含银敷料的最长使用时间。应遵循制造商的建议。

其他含抗菌物质封闭敷料包括含碘敷料(Iodoflex,Smith & Nephew;London,UK)和三溴苯酸铋(Xeroform®)。卡地姆碘是一种亲水改性淀粉聚合物,碘含量为 0.9%。尽管在骨科中使用较少,但卡地姆碘已被证明可有效防止慢性伤口形成生物膜。三溴苯酸铋浸渍纱布(Xeroform®)由于具有抗菌活性,在烧伤和皮肤移植供皮区护理中得到了广泛的研究。然而,最近的研究表明,三溴苯酸铋浸渍纱布对烧伤常见细菌的抗菌活性极低,这些细菌大多是常见的皮肤细菌,是骨科手术感染的罪魁祸首。

4.3.2 敷料使用技巧

在为伤口选择了合适的敷料后,还要将其放置在最佳位置。当处理活动度较大的关节,如膝、肘等关节位置的伤口时,作者建议应在关节屈曲位放置敷料。这样敷料张力较小,在关节屈伸活动时对手术伤口施加的张力也较小。为了减少水疱的形成,最好将敷料纤维放置在关节运动的方向。

有些手术伤口太长或不规则,无法用一个常规的敷料包扎。在这种情况下,作者建议在使用敷料前先剪掉敷料的末端,然后再取一个单独完整的敷料敷在该切口端以完全覆盖伤口,同时与初始敷料形成密封。尽管使用了多个敷料,但以这种敷料叠加的方式有助于在整个手术伤口上建立完整的屏障。

医生和患者要检查敷料,然后根据敷料使用说明中推荐的时间,或者在需要时及时去除敷料,以便直接评估切口。然而，当出现感染的迹象如红斑、硬结和引流液持续不断时，则需要提前去除或更换敷料。或者敷料出现边缘松动、渗漏或过度饱和时，也需要提前去除敷料。由于 Hydrofiber® 材料或具有较高吸收能力的水胶体材料制成的敷料比其他敷料能吸收更多渗液，因此应根据临床实际评估所使用的敷料是否过度饱和。应使用无菌技术更换敷料。

去除敷料时应小心操作，以免损伤伤口或周围皮肤。有时，患者或医务人员很难去除敷料。经验表明，先轻柔地提起敷料黏性部分的一角，再一点点地处理边缘直到整个黏性部分全部松动，这样敷料更容易去除。有时敷料牢固地黏附在伤口上，此种情况下，可将无菌水或生理盐水滴到黏附区域以软化敷料并使其安全去除。这可能需要根据患者的耐受性进行分次去除，并在下次去除之间修剪掉已松动的边缘。如果患者要自行去除敷料，则医务人员应给予详细的指导。

4.3.3 创面负压系统

标准的 NPWT 一般是应用于未闭合手术伤口上的泡沫敷料及其上覆盖的保护性黏合层（生物透性透明密封贴膜），通过该保护性黏合层抽吸可提供负压。NPWT 可收缩伤口、清除坏死组织、清除渗出物和水肿，以及保护伤口免受外部环境影响。标准 NPWT 通过对伤口边缘施加机械应力，可刺激血管生成和肉芽组织形成。一般情况下，在伤口闭合或伤口组织转移修复前，需要每 2~3 天更换 1 次标准 NPWT 系统。

标准 NPWT 系统具有许多骨科适应证，包括是否合并骨折的急性污染创口、慢性伤口、大面积软组织缺损和筋膜切开术的治疗。尤其在解决骨科感染问题方面，标准 NPWT 系统能够清除有潜在污染风险的渗液和水肿，同时缩小无效腔并防止其过早闭合。通常情况下，在外科手术中会切除大量坏死或感染的组织，而由于血供受损或存在伤口污染的风险，无法通过整形手术来修复伤口。在这种情况下，使用 NPWT 可以通过收缩伤口和促进肉芽组织形成来促进伤口闭合，即使初步判断需要皮瓣修复的伤口，使用 NPWT 也可以减少皮瓣的需要量。

但在某些情况下，尤其是在组织覆盖、出血和感染方面，禁止使用 NPWT 治疗骨科感染。NPWT 泡沫敷料不能直接覆盖裸露的神经或血管，这可能会导致神经损伤或过度出血。出血过多也是使用 NPWT 的禁忌证，必须在使用之前完成止血。由于 NPWT 不能对坏死或感染组织进行深度清创，因此必须进行彻底的冲洗和清创后才能使用 NPWT 治疗骨科感染。对于脑脊液漏、出血性疾病和对负压吸引（VAC）材料过敏的患者，也不建议使用 NPWT。就过敏来说，有些 NPWT 系统使用丙烯酸黏合剂涂层，而一些对其过敏的患者，则禁止使用 VAC。如果 NPWT 系统使用含银敷料，则银过敏也是禁忌证。NPWT 的其他相关禁忌证包括缺血性伤口和脆弱的皮肤。

此外，NPWT 的最佳设置尚未确定。不同文献中的压力设置、连续或间歇抽吸以及使用时间有所不同。有证据表明，压力水平应设置在 -150~-50mmHg 之间。Morykwas 等在普及了 NPWT 使用，研究了 -125mmHg 与更高或更低的 NPWT 压力的使用情况，确认 -125mmHg 是肉芽组织形成的最佳选择。重要的是，这项研究研究了实验用猪的干净外科切口和未感染骨科伤口。最后，外科医生要根据具体情况考虑压力水平，因为有缺血性组织、糖尿病足溃疡和皮肤移植的患者可能需要较低的压力，或由于存在进一步软组织损伤的风险而不能使用 NPWT。

间歇抽吸和连续抽吸的参数也必须考虑。正如其名称所示，NPWT 间歇模式是在开启和关闭周期之间循环，通常以开启 5min 和关闭 2min 为循环周期，这对伤口愈合过程中的血管生成和氧合作用产生动态影响。Morykwas 等人发现，与持续抽吸相比，间歇抽吸可改善急性和慢性伤口中肉芽组织的形成。尽管有实验证据支持间歇模式的使用，但持续模式仍是目前临床实践中最常用的模式。这与患者在间歇模式转换过程中所经历的疼痛有关。可变模式，即在不完全关闭的情况下施加不同的压力，可以作为解决疼痛的可行选择，同时仍对伤口愈合产生有利影响。然而，如果预计感染伤口会产生大量渗液，持续抽吸可能是最好的选择方式。

　　治疗持续时间也必须由外科医生根据患者和设备因素决定。在伤口边缘闭合或彻底清除渗出物之前，标准 NPWT 可能需要更长的治疗时间，而且需要每 2~3 天更换 1 次。设备电池寿命的持续时间因标准 NPWT 使用的系统而异，通常持续 14~18h；然而，设备电池很容易在电源系统中充电。NPWT 的使用没有明确的时间限制。一家制造商的参考资料表明，只要伤口进展令人满意，NPWT 可以使用 6 周或更长时间。如果伤口愈合进展甚微或无进展，或出现皮肤或软组织受损迹象，应停止使用。外科医生应遵守每个 NPWT 系统的具体建议。

闭合切口创面负压系统

　　NPWT 自 20 世纪 90 年代引入急性和慢性创面管理后，出现了其他应用途径。标准的 NPWT 系统在伤口内使用泡沫敷料，而闭合切口负压创面治疗（ciNPWT）则用在皮肤表面向伤口施加负压，以清除可能影响伤口愈合的渗液。ciNPWT 的优点是通过减少过度渗液和水肿改善局部血流、促进伤口收缩和伤口愈合，这使其成为治疗骨科感染后高危伤口的可行选择。高危伤口包括但不限于在较大无效腔表面闭合的伤口，预期引流率高的伤口及患者愈合能力差的伤口。Gomoll 等于 2006 年首次采用该技术成功预防了骨科创伤患者的感染，越来越多的骨科亚专科使用该技术预防创伤并发症和治疗骨科感染。

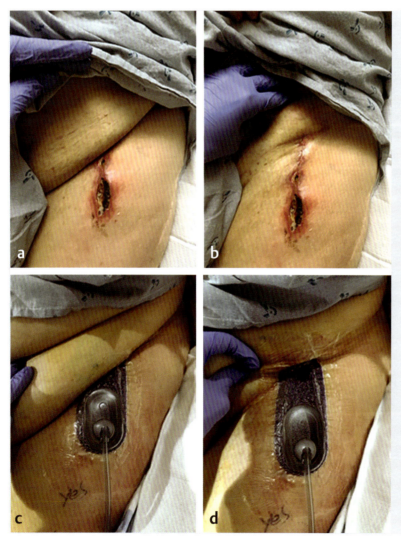

图 4.3　81 岁男性，左侧直接前入方路全髋关节置换术后 4 周的切口照片。（a，b）冲洗和清创前的伤口，出现和未出现软组织回缩。初始闭合伤口裂开后进行冲洗和清创术后，应用闭合切口负压治疗装置（c，d） ciNPWT 采用带有吸盘的透明材料（半透膜，透明薄膜敷料）完全覆盖在闭合切口上的泡沫敷料来创造一个保护性密闭环境（图 4.3）。该装置具有减少切口张力、减少水肿和渗出、保护性密封和减少换药等作用。与标准敷料相比，ciNPWT 可降低伤口的横向张力从而增强伤口的断裂强度。ciNPWT 还可以减少血肿和皮下积液形成。然而，本章主要关注的是使用 ciNPWT 可减少感染和伤口开裂的风险，这与在手术室使用 ciNPWT 时产生的无菌环境，到后续减少换药频率密切相关。因为伤口持续出现引流液与手术部位感染有关，减少伤口过多引流可降低深部感染率。在一项随机的、前瞻性、多中心研究中，Stannard 等将 ciNPWT 应用于胫骨平台骨折、Pilon 骨折和跟骨骨折等高危骨折术后，发现与标准术后敷料相比，使用 ciNPWT 可显著减少感染和伤口并发症。此外，Hydig 等对包括骨科在内的多个外科进行了荟萃分析，比较了 ciNPWT 与标准敷料，发现 ciNPWT 显著降低了伤口感染和皮下积液发生率。

尽管 ciNPWT 有多种优点，但有些情况下也要限制其使用。比如发生 VAC 下伤口水泡形成等不良事件时，可通过在泡沫敷料和皮肤之间使用非黏附的保护层来缓解。另一个缺点是成本，初次全膝关节置换术后使用 ciNPWT 的成本是标准敷料的 9 倍。虽然没有广泛研究，但可选择"自制"伤口 VAC，可能更具成本效益。"自制"伤口 VAC 的步骤见表 4.2。在处理感染手术的伤口时，外科医生必须权衡与 ciNPWT 系统相关的风险和成本以及对患者的潜在益处。

与传统的 NPWT 系统一样，ciNPWT 的最佳设置也尚未建立。在压力设置方面，Stannard 等人在研究中设置 ciNPWT 的压力为 –125mmHg，持续抽吸，使用时间从 21~213h 不等。不同的是，Gomoll 等人更推荐在 –75mmHg 压力下使用 ciNPWT，连续设置时预计在 3~5 天内去除。由于没有关于 ciNPWT 使用的理想压力的具体证据，因此同样建议使用 –125~–75mmHg 之间的压力。同样，对于连续抽吸和间歇抽吸也没有共识。实际上，许多可用的一次性 ciNPWT 系统只能进行连续抽吸，让外科医生无从选择。这是一个需要进一步研究的领域。

与传统 NPWT 系统相比，多家公司制造的成品 ciNPWT 更便于携带和使用。其中包括 Prevena™（KCI；San Antonio，TX）和 PICO™（Smith & Nephew）系统等。某些系统，如 Avelle™（ConvaTecInc），可用于 ciNPWT 和传统 NPWT，后者带有额外的伤口填充敷料。每种系统都使用可充电电池，如 Prevena™，或者需更换锂电池，如 PICO™ 系统。有趣的是，由于目前 Prevena™ 系统推荐治疗时间不超过 7 天，因此一旦开始治疗，该系统将在 7 天后失效。并非所有系统都会在 7 天后失效，但其他系统也确实建议最多使用 ciNPWT 敷料 7 天。与世界伤口愈合协会联合会（伤口愈合协会世界联合会，世界伤口愈合学会联盟大会）一致，除非对伤口有担忧，作者建议按照制造商的说明将 ciNPWT VAC 保留 5~7 天。

表 4.2 "自制" NPWT 系统说明

步骤 1	按几何形状切开无菌泡沫以贴合伤口
步骤 2	多孔引流管穿过泡沫
步骤 3	将塑料胶布敷料覆盖在泡沫上覆盖伤口边缘，完全包裹住引流管创造密封环境
步骤 4	无论患者是在医院还是使用普通吸盘机在家治疗，将引流管连接到吸盘
步骤 5	设置抽吸压力 –125 mm Hg
步骤 6	收集引流液于干净容器便于测量

缩写：NPWT，负压创面治疗

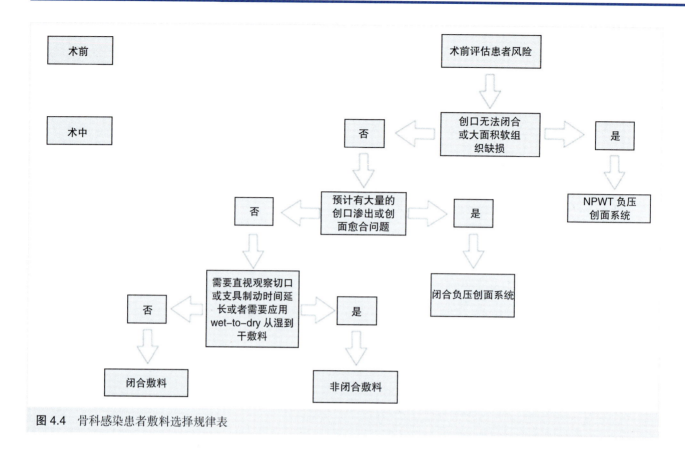

图 4.4 骨科感染患者敷料选择规律表

4.4 手术敷料选择规律

手术敷料选择规律，手术治疗骨科感染后选择敷料时，首先要考虑的是患者的情况。应尽早确定有进一步软组织损伤的高危患者。伤口并发症的危险因素包括吸烟、年龄、营养不良、未控制的糖尿病、类风湿性关节炎、肥胖、男性、抗凝治疗和开放性损伤（图 4.3）这些危险因素不包括患者已经感染，使伤口处于破裂的高风险中。这些危险因素中的一个或多个存在时，如有必要应安排使用 ciNPWT 或 NPWT 系统。

术中清创后，应评估伤口的闭合能力。如果伤口在没有明显张力的情况下无法闭合，则应使用标准 NPWT 系统，直到伤口可以闭合或患者将来可以获得软组织覆盖。如果存在明显的软组织缺损，由于这会为细菌生长或皮下积液形成提供位置，也要采用标准 NPWT。如果伤口能够很好地靠近和闭合，但有产生过多渗出物的可能，则应考虑使用 ciNPWT 处理伤口。如果在没有明显张力的情况下闭合伤口，且预计伤口不会产生过多渗液，则可以使用封闭或非封闭敷料覆盖伤口。在骨科感染治疗中，最好使用封闭敷料以降低再次感染的风险。然而，如果伤口需要每天检查，需要长时间的夹板固定，则可以使用非封闭敷料，或者最好使用传统的湿转干方法换药。这些方法都有各自的优势，能帮助防止进一步的伤口污染。外科医生根据所在医疗机构的敷料情况做出适当的决定，为每名患者提供最佳的愈合机会。

4.5 总结

外科医生在骨科感染手术治疗后选择敷料类型是一个重要的决定，可以影响再次感染的风险。术前评估患者因素和术中评估伤口可以帮助外科医生为每个患者选择最佳的敷料类型。这些敷料包括标准非封闭敷料、含或不含抗菌药物浸渍的封闭敷料、闭合切口和标准负压创面治疗。每种敷料都具有术后敷料的一个或多个理想特性。外科医生可以通过上面的选择规律表选择经济有效合适的术后敷料进行术后伤口管理。

参考文献

[1] Collins A. Does the postoperative dressing regime affect wound healing after hip or knee arthroplasty? J Wound Care. 2011; 20(1):11–16.

[2] Chowdhry M, Chen AF. Wound dressings for primary and revision total joint arthroplasty. Ann Transl Med. 2015; 3(18):268.

[3] Winter GD. Formation of the scab and the rate of epithelization of superficial wounds in the skin of the young domestic pig. Nature. 1962; 193(4812):293–294.

[4] Vogt PM, Andree C, Breuing K, et al. Dry, moist, and wet skin wound repair. Ann Plast Surg. 1995; 34(5):493–499, discussion 499–500.

[5] Ravenscroft MJ, Harker J, Buch KA. A prospective, randomised, controlled trial comparing wound dressings used in hip and knee surgery: Aquacel and Tegaderm versus Cutiplast. Ann R Coll Surg Engl. 2006; 88(1):18–22.

[6] Sarabahi S. Recent advances in topical wound care. Indian J Plast Surg. 2012; 45(2):379–387.

[7] Springer BD, Beaver WB, Griffin WL, Mason JB, Odum SM. Role of surgical dressings in total joint arthroplasty:a randomized controlled trial. Am J Orthop. 2015; 44(9):415–420.

[8] Clarke JV, Deakin AH, Dillon JM, Emmerson S, Kinninmonth AW. A prospective clinical audit of a new dressing design for lower limb arthroplasty wounds. JWound Care. 2009; 18(1):5–8, 10–11.

[9] Rosenbaum AJ, Banerjee S, Rezak KM, Uhl RL. Advances in wound management. J Am Acad Orthop Surg. 2018; 26(23):833–843.

[10] Ubbink DT, Vermeulen H, Goossens A, Kelner RB, Schreuder SM, Lubbers MJ. Occlusive vs gauze dressings for local wound care in surgical patients: a randomized clinical trial. Arch Surg. 2008; 143(10):950–955.

[11] Rubio PA. Use of semiocclusive, transparent film dressings for surgical wound protection: experience in 3637 cases. Int Surg. 1991; 76(4):253–254.

[12] O'Brien G, Buckley K, Vanwalleghem G, et al. A multi-centre, prospective, clinical in-market evaluation to assess the performance of Opsite ™ Post-Op Visible dressings. IntWound J. 2010; 7(5):329–337.

[13] Goodhead A. Clinical efficacy of Comfeel Plus transparent dressing. Br J Nurs. 2002; 11(4):284–287, 286–287.

[14] Jones SA, Bowler PG,Walker M, Parsons D. Controlling wound bioburden with a novel silver-containing Hydrofiber dressing.Wound Repair Regen. 2004; 12(3):288–294.

[15] White R. Evidence for atraumatic soft silicone wound dressing use.Wounds UK. 2005; 1(3):104–109.

[16] Johansson C, Hjalmarsson T, Bergentz M, Melin M, Sandstedt p. Preventing post-operative blisters following hip and knee arthroplasty.Wounds International. 2012; 3(2):1–6.

[17] Wright B, Hansen DL, Burrell RE. The comparative efficacy of two antimicrobial barrier dressings: in-vitro examination of two controlled release of silver dressings.Wounds. 1998; 10(6):179–188.

[18] Yin HQ, Langford R, Burrell RE. Comparative evaluation of the antimicrobial activity of ACTICOAT antimicrobial barrier dressing. J Burn Care Rehabil. 1999; 20(3):195–200.

[19] Dowsett C, Hampton J, Myers D, Styche T. Use of PICO to improve clinical and economic outcomes in hard-toheal wounds.Wounds Int. 2017; 8:53–58.

[20] Scalise A, Calamita R, Tartaglione C, et al. Improving wound healing and preventing surgical site complications of closed surgical incisions: a possible role of incisional negative pressure wound therapy. A systematic review of the literature. IntWound J. 2016; 13(6):1260–1281.

[21] Singh DP, Gabriel A, Parvizi J, Gardner MJ, D'Agostino R, Jr. Meta-analysis of comparative trials evaluating a single-use closed-incision negative-pressure therapy system. Plast Reconstr Surg. 2019; 143 1S Management of Surgical Incisions Utilizing Closed-Incision Negative-Pressure Therapy:41S–46S.

[22] Halvorson J, Jinnah R, Kulp B, Frino J. Use of vacuum-assisted closure in pediatric open fractures with a focus on the rate of infection. Orthopedics. 2011; 34(7):e256–e260.

[23] Gabriel A, Shores J, Bernstein B, et al. A clinical review of infected wound treatment with vacuum assisted closure (V.A.C.®) therapy: experience and case series. IntWound J.. 2009; 6((2)):S1–S25.

[24] Helfman T, Ovington L, Falanga V. Occlusive dressings and wound healing. Clin Dermatol. 1994; 12(1):121–127.

[25] Cai J, Karam JA, Parvizi J, Smith EB, Sharkey PF. Aquacel surgical dressing reduces the rate of acute PJI following total joint arthroplasty: a case-control study. J Arthroplasty. 2014; 29(6):1098–1100.

[26] Hutchinson JJ, McGuckin M. Occlusive dressings: a microbiologic and clinical review. Am J Infect Control. 1990; 18(4):257–268.

[27] Hoekstra MJ, Hermans MH, Richters CD, Dutrieux RP. A histological comparison of acute inflammatory responses with a hydrofibre or tulle gauze dressing. JWound Care. 2002; 11(3):113–117.

[28] Siddique K, Mirza S, Housden P. Effectiveness of hydrocolloid dressing in postoperative hip and knee surgery:literature review and our experience. J Perioper Pract. 2011; 21(8):275–278.

[29] Grosso MJ, Berg A, LaRussa S, Murtaugh T, Trofa DP, Geller JA. Silver-impregnated occlusive dressing reduces rates of acute periprosthetic joint infection after total joint arthroplasty. J Arthroplasty. 2017; 32(3):929–932.

[30] Burd A, Kwok CH, Hung SC, et al. A comparative study of the cytotoxicity of silver-based dressings in monolayer cell, tissue explant, and animal models.Wound Repair Regen. 2007; 15(1):94–104.

[31] Fitzgerald DJ, Renick PJ, Forrest EC, et al. Cadexomer iodine provides superior efficacy against bacterial wound biofilms in vitro and in vivo. Wound Repair Regen. 2017; 25(1):13–24.

[32] Chattopadhyay A, Chang K, Nguyen K, et al. An inexpensive bismuth-petrolatum dressing for treatment of burns. Plast Reconstr Surg Glob Open. 2016; 4(6):e737.

[33] Malpass KG, Snelling CF, Tron V. Comparison of donor-site healing under Xeroform and Jelonet dressings:unexpected findings. Plast Reconstr

Surg. 2003; 112(2):430–439.

[34] Barillo DJ, Barillo AR, Korn S, Lam K, Attar PS. The antimicrobial spectrum of Xeroform®. Burns. 2017; 43(6):1189–1194.

[35] Wong KL, Peter L, Liang S, Shah S, Johandi F, Wang W. Changes in dimensions of total knee arthroplasty anterior knee dressings during flexion: preliminary findings. Int J Orthop Trauma Nurs. 2015; 19(4):179–183.

[36] Anderson I. Key principles involved in applying and removing wound dressings. Nurs Stand. 2010; 25(10):51–57, quiz 58.

[37] Morykwas MJ, Argenta LC, Shelton-Brown EI, McGuirt W. Vacuum-assisted closure: a new method for wound control and treatment: animal studies and basic foundation. Ann Plast Surg. 1997; 38(6):553–562.

[38] Argenta LC, Morykwas MJ. Vacuum-assisted closure: a new method for wound control and treatment: clinical experience. Ann Plast Surg. 1997; 38(6):563–576, discussion 577.

[39] A N, Khan WS, J P. The evidence-based principles of negative pressure wound therapy in trauma and orthopedics. Open Orthop J. 2014; 8:168–177.

[40] Rispoli DM, Horne BR, Kryzak TJ, Richardson MW. Description of a technique for vacuum-assisted deep drains in the management of cavitary defects and deep infections in devastating military and civilian trauma. J Trauma. 2010; 68(5):1247–1252.

[41] Kelm J, Schmitt E, Anagnostakos K. Vacuum-assisted closure in the treatment of early hip joint infections. Int J Med Sci. 2009; 6(5):241–246.

[42] Mosser P, Kelm J, Anagnostakos K. Negative pressure wound therapy in the management of late deep infections after open reconstruction of Achilles tendon rupture. J Foot Ankle Surg. 2015; 54(1):2–6.

[43] Ploumis A, Mehbod AA, Dressel TD, Dykes DC, Transfeldt EE, Lonstein JE. Therapy of spinal wound infections using vacuum-assisted wound closure: risk factors leading to resistance to treatment. J Spinal Disord Tech. 2008; 21(5):320–323.

[44] Schlatterer DR, Hirschfeld AG, Webb LX. Negative pressure wound therapy in grade IIIB tibial fractures: fewer infections and fewer flap procedures? Clin Orthop Relat Res. 2015; 473(5):1802–1811.

[45] Birke-Sorensen H, Malmsjo M, Rome P, et al. International Expert Panel on Negative Pressure Wound Therapy [NPWT-EP]. Evidence-based recommendations for negative pressure wound therapy: treatment variables (pressure levels, wound filler and contact layer)—steps towards an international consensus. J Plast Reconstr Aesthet Surg. 2011; 64 Suppl:S1–S16.

[46] Morykwas MJ, Faler BJ, Pearce DJ, Argenta LC. Effects of varying levels of subatmospheric pressure on the rate of granulation tissue formation in experimental wounds in swine. Ann Plast Surg. 2001; 47(5):547–551.

[47] Borgquist O, Ingemansson R, Malmsjö M. The effect of intermittent and variable negative pressure wound therapy on wound edge microvascular blood flow. OstomyWound Manage. 2010; 56(3):60–67.

[48] Ahearn C. Intermittent NPWT and lower negative pressures—exploring the disparity between science and current practice: a review. OstomyWound Manage. 2009; 55(6):22–28.

[49] Malmsjö M, Gustafsson L, Lindstedt S, Gesslein B, Ingemansson R. The effects of variable, intermittent, and continuous negative pressure wound therapy, using foam or gauze, on wound contraction, granulation tissue formation, and ingrowth into the wound filler. Eplasty. 2012; 12:e5.

[50] Apelqvist J, Willy C, Fagerdahl A-M, et al. EWMA document: negative pressure wound therapy. J Wound Care. 2017; 26(Supp 3)(3):S1–S1–S154.

[51] KCI. Prevena Plus ™ 125 therapy unit with Prevena Plus ™ 150 ml cannister and accessories—instructions for use. https://www.acelity.com/-/media/Project/Acelity/Acelity-Base-Sites/shared/PDF/420235a-gde-prevenaplus-125–150 ml-canister-clinician-denovo-web.pdf. Accessed September 2, 2019.

[52] Itani HE. Reviewing the benefits and harm of NPWT in the management of closed surgical incisions. Br J Community Nurs. 2015; 50 (Supp) (6):S28–S34.

[53] Gomoll AH, Lin A, Harris MB. Incisional vacuum-assisted closure therapy. J Orthop Trauma. 2006; 20(10):705–709.

[54] Meeker J, Weinhold P, Dahners L. Negative pressure therapy on primarily closed wounds improves wound healing parameters at 3 days in a porcine model. J Orthop Trauma. 2011; 25(12):756–761.

[55] Stannard JP, Volgas DA, McGwin G, III, et al. Incisional negative pressure wound therapy after high-risk lower extremity fractures. J Orthop Trauma. 2012; 26(1):37–42.

[56] Hyldig N, Birke-Sorensen H, Kruse M, et al. Meta-analysis of negative-pressure wound therapy for closed surgical incisions. Br J Surg. 2016; 103(5):477–486.

[57] Manoharan V, Grant AL, Harris AC, Hazratwala K, Wilkinson MP, McEwen PJ. Closed incision negative pressure wound therapy vs conventional dry dressings after primary knee arthroplasty: a randomized controlled study. J Arthroplasty. 2016; 31(11):2487–2494.

[58] Gill NA, Hameed A, Sajjad Y, Ahmad Z, Rafique Mirza MA. "Homemade" negative pressure wound therapy:treatment of complex wounds under challenging conditions.Wounds. 2011; 23(4):84–92.

[59] World Union of Wound Healing Societies (WUWHS) Consensus Document. Closed surgical incision management:understanding the role of NPWT. Wounds International. 2016.

[60] Wiewiorski M, Barg A, Hoerterer H, Voellmy T, Henninger HB, Valderrabano V. Risk factors for wound complications in patients after elective orthopedic foot and ankle surgery. Foot Ankle Int. 2015; 36(5):479–487.

[61] Daines BK, Dennis DA, Amann S. Infection prevention in total knee arthroplasty. J Am Acad Orthop Surg. 2015; 23(6):356–364.

[62] Brimmo O, Glenn M, Klika AK, Murray TG, Molloy RM, Higuera CA. Rivaroxaban use for thrombosis prophylaxis is associated with early periprosthetic joint infection. J Arthroplasty. 2016; 31(6):1295–1298.

[63] Dellinger EP, Miller SD, Wertz MJ, Grypma M, Droppert B, Anderson PA. Risk of infection after open fracture of the arm or leg. Arch Surg. 1988; 123(11):1320–1327.

[64] Sandy-Hodgetts K, Carville K, Leslie GD. Determining risk factors for surgical wound dehiscence: a literature review. IntWound J. 2015; 12(3):265–275.

第 5 章 骨髓炎

Martin McNally

摘要

骨髓炎是一种复杂的疾病，可以累及人体所有部位骨骼。它虽然有多种不同的发病形式，但都会出现不同程度的炎症、系统性疾病、骨死亡和软组织损害。了解疾病的过程以及细菌、生物膜形成和宿主反应之间的相互作用对于成功治疗至关重要。最近，在诊断方法、影像学、局部抗生素应用和骨重建方面的进展极大改善了很多患者的预后。手术仍然是治疗慢性骨髓炎和许多急性病例的主要方法。根除感染很大程度上取决于外科医生对于死骨区域的识别以及在手术时将其完全清除的能力。骨髓炎治疗起来很有挑战性而又很有意义，大多数患者要获得长期的无症状或治愈。患者需要包括内科医生、术者、护士和治疗师在内的多学科团队密切合作的综合护理，以达到最佳治疗结果。

关键词：骨髓炎，骨折相关感染，诊断，手术治疗，局部抗生素，分型

实用技巧

- 准确诊断是成功治疗的起点。术前检查和组织取样应使用标准化方案和无菌设备。
- 大多数情况下，不要紧急治疗。可以花几周时间对患者进行评估、优化和精心制订治疗计划。
- 急性骨髓炎通常可以单纯使用抗生素治疗，只要早期得到诊断且患者病情没有发生恶化。
- 慢性感染总是需要手术和有针对性的抗菌治疗才能根除。对于许多患者来说，一期手术是可行的。
- 手术切除死骨需要经验和对病变的理解。

5.1 引言

只要有骨组织形成，就会存在骨髓炎。它在侏罗纪时期的恐龙骨骼中被发现（图 5.1）并在希腊和罗马文学的古典医学著作中被广泛描述。虽然原生骨组织感染在世界范围内仍然很常见，但它们的流行病学却不断变化。在发达国家，现在由于外科手术、损伤、周围血管疾病以及糖尿病后遗症引起的骨感染比血源性骨髓炎更为常见。目前主要的危险因素是静脉注射（IV）药物滥用和免疫功能低下［由人类免疫缺陷病毒（HIV）和细胞毒性疗法引起］。

过去，如果没有得到适当治疗，骨感染会危及肢体或生命。英国格拉斯哥（Glasgow）的一项关于急性血源性骨髓炎的研究报告显示，1936—1940 年死亡率为 33%，但随着早期手术的施行和抗生素的良好使用，1941 年后的死亡率降至 10% 以下。现在，由于缺乏全身特征，感染通常表现为症状更加隐匿，典型症状更少出现和进行性的骨质破坏。进展中的慢性疾病会造成组织，特别是骨骼周围组织的不可逆损伤，导致功能丧失，并且成功治愈更加困难。

80 年前，抗生素疗法的引入极大地改善了全身严重感染患者的预后，但单纯使用抗生素很少可以有效治疗骨感染。大多数情况下，良好的治疗结果取决于精心计划和执行的手术以及辅助使用抗生素。

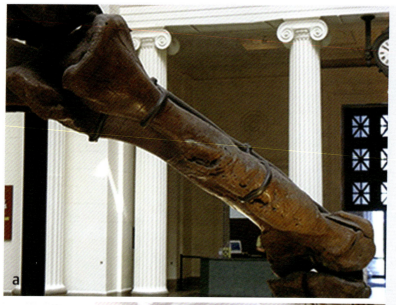

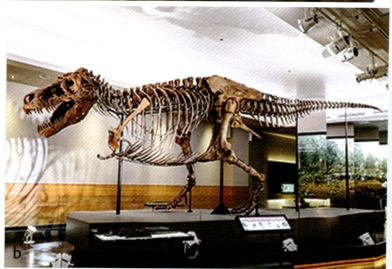

图 5.1　（a，b）这是 6500 万年前的霸王龙的腓骨，展现了骨干慢性骨髓炎的所有特征。这只恐龙一定身患数月甚至数年的感染且腓骨上已经出现了成熟的骨壳和广泛的窦状结构

5.2　相关术语

有几个临床情况需要明确定义，因为它们对患者的影响不同，治疗策略也需要改善。

骨髓炎是一种由致病微生物引起的骨皮质和骨髓的炎症状态，通常局限于某单一骨骼，但也可以是多灶性。

血源性骨髓炎由血液中的细菌传播（菌血症）引起。这是不同寻常的，因为健康的骨骼对细菌有很强的抵抗力，在不导致骨骼死亡或不大量接种细菌的情况下，很难通过实验诱导形成骨髓炎。感染最初从骨髓开始，但可迅速扩散至皮质骨，并伴随形成瘘管、骨膜下脓肿和软组织肿胀突起。对于幼儿，感染会在形成瘘管连接邻近关节，造成化脓性关节炎。

急性骨髓炎可定义为在感染症状出现的 2 周内发生的骨感染。每年每 10 万名儿童中约有 5 名儿童患病，男性感染的可能性为女性的 2 倍。感染最常见的部位是下肢骨干骺端；其他部位感染与延迟诊断和预后较差有关。最初，急性骨髓炎累及活性骨组织，但随着病情进展，往往会导致骨死亡，标志着出现了慢性感染。

Brodie's 脓肿是一种亚急性的骨髓性血行骨髓炎，由 Benjamin Brody 爵士在 1845 年首次描述。中央骨脓肿常被致密新骨（骨壳）包裹，会阻止窦道形成（图 5.2）。

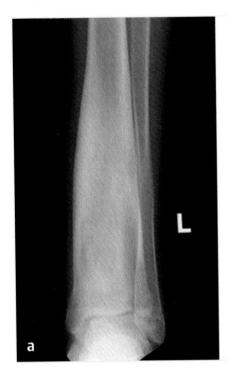
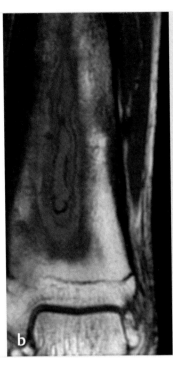

图5.2 （a）X线片和（b）磁共振成像（MRI）图像展示 Brodie's 脓肿。这种亚急性骨髓炎是髓内的且在病灶中央形成坏死骨。随时间推移，骨骼会如本例所示的出现膨胀

当细菌从邻近的感染部位侵入骨骼时，就会发生慢性骨髓炎，它是成人最常见的骨感染类型，通常发生在开放性骨折、骨科手术或皮肤破裂之后。迁延性骨髓炎患者通常合并其他疾病（如糖尿病合并足部溃疡、截瘫合并褥疮、外周动脉或静脉功能不全合并溃疡），并且需要与骨感染同时治疗。

骨折相关感染（FRI）描述了开放性骨折或闭合性骨折内固定后形成的慢性骨髓炎。

慢性骨髓炎可始于急性血源性或邻近部位感染性疾病。1984 年，George Cierny 和 Jon Mader 在声明中描述了这种情况："慢性骨髓炎的特征是窦道形成，且有死骨包裹在受损的骨与软组织内。"这一重要总结强调了慢性骨髓炎的主要特征，这些都需要在治疗中加以解决。骨膜下脓肿的形成、髓质缺血伴血管内血栓以及炎症细胞的激活都会导致骨死亡。死骨碎片可能会脱离活骨组织（死骨本身），如果碎片体积很小，它们就可以被吸收或沿着窦道移动到表面。这些死骨的排出能阻止感染进展，并使肢体得到愈合。然而，残留的死骨和骨内定植的细菌往往会导致感染复发（图 5.3）。

体积较大的死骨仍然被困在新骨（骨壳）形成的包裹层中（图 5.4）。细菌通过细菌黏附素和宿主蛋白之间的相互作用附着在骨骼上，黏附的细菌分裂并和宿主细胞一起生成细胞外多糖基质（生物膜），造成慢性感染。此外，细菌也可在成骨细胞和巨噬细胞内发生细胞内存活，特别是金黄色葡萄球菌感染。

复发感染可持续多年，出现脓液从表皮窦道内排出以及进一步的骨死亡。长期窦道引流可预防全身性疾病，但慢性进行性窦道壁可能会发生鳞状癌（Marjolijn 溃疡）。

慢性硬化性骨髓炎（又称 Garré 骨髓炎）是一种罕见的骨髓炎，主要累及胫骨或锁骨。它表现为疼痛，但不出现窦道。在 X 线片上出现典型的致密、硬化表现，并且培养结果总是阴性。若该疾病影响了多部位骨骼，则被称为慢性复发性多灶性骨髓炎（CRMO）。它可能与 SAPHO 综合征（滑膜炎、痤疮、脓疱病、骨质增生和骨炎）有关。现在许多风湿病学家认为这是一种自身免疫性疾病，而不是感染性疾病。过去，它被认为是一种良性疾病，在成年后具有自限性，但疼痛可能会持续多年。

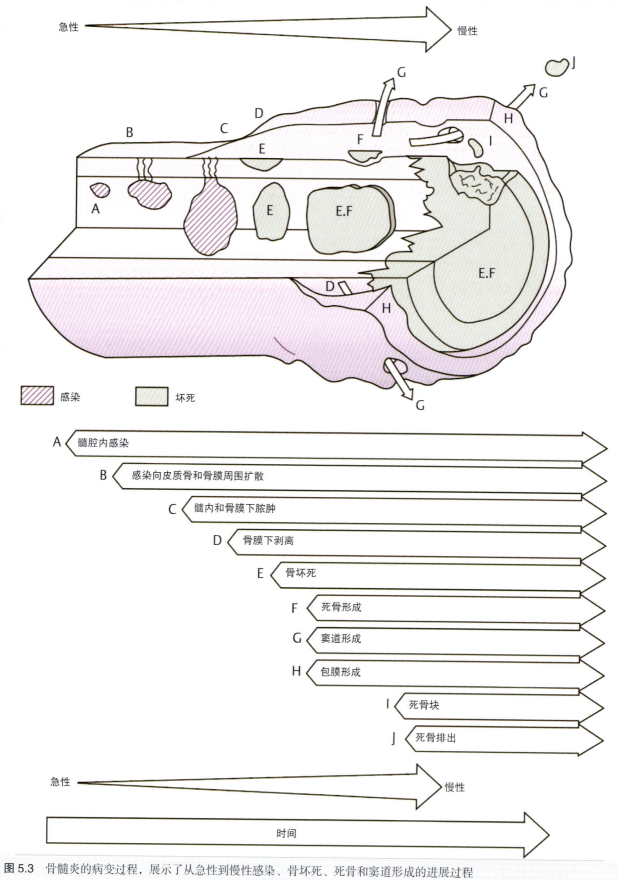

图 5.3　骨髓炎的病变过程，展示了从急性到慢性感染、骨坏死、死骨和窦道形成的进展过程

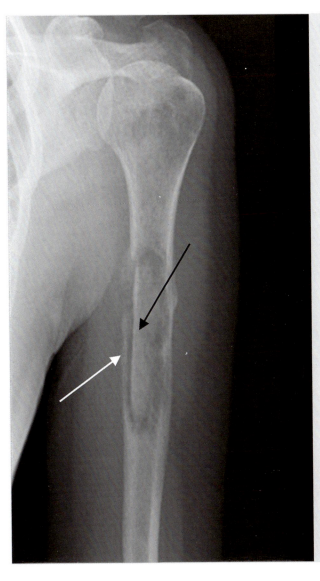

图 5.4　发病 6 周后的急性血源性骨髓炎。外周新骨（骨壳）已经形成且中央死骨已经分离（死骨片，黑色箭头所示）。骨壳已经良好血管化并会逐渐形成新的肱骨干（白箭头所示）

5.3　分类

　　骨髓炎可根据症状的持续时间（急性或慢性）、感染来源（血源性或外伤感染）或培养的微生物进行分类。这些分类可能很难确定，而且往往不能帮助制订治疗方案或预测治疗结果。

　　Cierny 和 Mader 分类定义了骨感染的特征（4 个解剖阶段），并将其与患者的生理状况联系起来。

　　分类描述了 3 个"宿主组"（A 组，无活动性并发疾病；B 组，易感宿主；C 组，影响手术的严重合并病）。B 组患者存在影响伤口愈合的合并病，药物治疗的疗效或耐受性降低，或不能进行有效的手术治疗，与健康的非易感患者相比预后更糟糕（表 5.1）。

　　C 组宿主要么合并有妨碍充分治疗的严重疾病，要么感染引起的症状很轻，这都是不能承受手术的风险。

　　骨髓炎的解剖分型根据受感染骨在肢体中的具体部位决定。有 4 种分型，每一种分型通常与感染的特定病因有关（图 5.5）。

5.3.1　1 型（髓内型）

　　在 1 型感染患者中，只有髓内松质骨受累。不会出现窦道，其周围的软组织可能出现与感染无关的炎

表 5.1　Cierny 和 Mader 分类中的一组患者（B 组），他们的病情会对治疗方案选择或手术效果产生不利影响

影响骨髓炎治疗的情况	
肢体局部情况 （Bl– 宿主）	全身情况 （Bs– 宿主）
动脉缺血、静脉功能不全，既往有手术史	营养不良，糖尿病，吸烟
深静脉血栓	静脉药物滥用（吸毒）
淋巴水肿	组织缺氧
放射性纤维化	肝肾衰竭
组织瘢痕	免疫抑制或缺陷
异物或内植物残留	恶性肿瘤
骨质疏松症	镰状细胞增殖症
筋膜间室综合征	药物过敏
肥胖	精神病

性表现。骨结构的稳定性很少受到影响。该类型多见于儿童发生的急性血源性骨髓炎。它在健康人中并不常见，主要见于免疫功能低下、菌血症或镰状细胞病的患者。Brodie's 脓肿是一种亚急性骨髓炎类型。

5.3.2　2 型 （浅表型）

在这个类型，病变只累及外层皮质骨。它是一种继发于皮肤损伤、静脉功能不全、烧伤或压疮后皮肤脱落而引起的感染。常见病变部位是胫骨中段、鹰嘴、坐骨结节和踝关节。

5.3.3　3 型 （局部型）

这是最常发生的骨髓炎类型，通常合并开放性骨折或未得到充分治疗的急性髓内感染。松质骨和皮质骨均受累，但病变范围只局限于骨段的一部分。感染区通常会有一健康骨桥穿过，这可使骨结构保持稳定。

5.3.4　4 型 （弥漫型）

此型感染累及整段的骨骼以及周围软组织。所有的感染性骨不连均属于 4 型，并且许多长期的血源性感染累及皮质骨而形成广泛的骨膜下脓肿也都属于弥漫型。

Cierny 和 Mader 分型已被广泛采用，但它们没有描述能决定治疗和预后的两大感染特点：软组织状况和微生物学诊断。为了解决这个问题，我们开发了 BACH 分型骨髓炎（骨质感染、抗菌剂选择、软组织条件、宿主状态）（图 5.6）。这在临床上使用起来很简便并且也得到了同行的高度认可，而且它也关联了长骨骨髓炎患者的最终治疗结果。此分型将患者描述为"单纯感染"、"多重感染"和"治疗选择有限"3 类。这使得临床医生能够确定治疗方案，并将复杂患者转诊到专科感染中心。

5.4　诊断

5.4.1　临床特征

所有骨感染的诊断都要依赖临床症状。局部炎性表现（疼痛、肿胀、红斑、发热）很常见，但全身症状表现各异甚至不出现，即使是急性发病也会没有。大约 50% 患血源性骨髓炎的儿童在经过长达 3 个月的模糊不清的肢体症状后也不会发热。

慢性感染的诊断可能会更加困难。非活动性疼痛是唯一常见症状，但这相当没有特异性。急性感染全

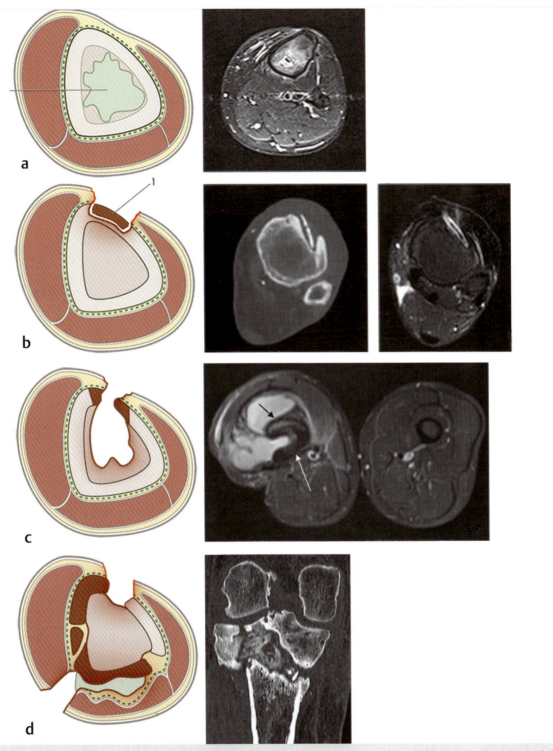

图 5.5　（a~d）Cierny 和 Mader 骨髓炎分型的解剖形态［示意图、磁共振成像（MRI）和计算机断层扫描（CT）图像］。（a）1 型（髓内型）：胫骨中央出现死骨且周围松质骨水肿。未累及皮质骨，也没有窦道形成。（b）2 型（浅表型）：皮质骨坏死骨片，且其周围有新骨形成（骨壳）。磁共振短时间反转恢复序列（MR STIR）图像证实了没有髓内感染。（c）3 型（局部型）：此型是长管状骨最常发生的骨髓炎类型。髓质和皮质均受累，伴有窦道形成且外层皮质骨出现骨膜下剥离（黑色箭头所示）。在这张 MRI 图像上可见股骨后内侧骨质仍然连续完整，且一健康骨桥穿过感染区域（白色箭头所示）。（d）4 型（弥漫型）：感染累及整段骨骼。具有 1~3 型的所有特征

	骨感染情况	抗菌选择	软组织覆盖情况	患者状态
单纯感染	B_1 腔隙感染不涉及关节（包括皮质骨、松质骨和非节段性皮质骨及松质骨）	A_0 未知／培养阴性 A_1 所有培养基：对 ≥ 80% 的药敏试验敏感；并且耐药性 ≤ 3 耐药试验	C_1 可直接闭合：不需要创面整形操作	H_1 合并病控制良好或病人身体健康
多重感染	B_2 节段性感染未波及关节 B_3 任何累及关节的骨感染	A_2 所有培养基：对 <80% 的药敏试验敏感；或耐药性 ≥ 4 耐药试验或在植入物存在的情况下对抗生物膜抗生素产生耐药性	C_2 不可能直接闭合：需要创面整形	H_2 既往清创术后合并症控制不佳或严重并发症（有终末器官损伤证据）或复发性骨髓炎的患者
治疗受限		A_3 任何一个培养基：对进行的 0 或 1 敏感性试验敏感		H_3 无论是专家干预还是患者拒绝手术，不适合进行最终手术

图 5.6 BACH 骨髓炎分型

身不适并不明显，但许多研究报道了在疾病突然发作时会出现发热、寒战、大汗和厌食。

检查时会发现局部压痛、轻微肿胀或皮温升高。复发性慢性骨髓炎可能会存在旧的已愈合的窦道、活动性的窦道、软组织脓肿或先前手术或损伤留下的瘢痕。

急性骨髓炎可引起重大的全身性疾病，有潜在的死亡风险。虽然慢性疾病表现不那么剧烈，但同样会改变生活。慢性骨髓炎，需要反复长期治疗，全身健康状况不好，无论是否出现窦道渗液，持续疼痛，这些都会导致失业和社会孤立。已经证明这些患者患抑郁症和其他精神疾病的风险很高。

5.4.2 实验室检查

目前还没有能够确认或排除骨感染诊断的特定血液检查。急性表现时，血清白细胞计数（WBC）、血沉（ESR）和 C– 反应蛋白（CRP）水平可能因骨髓炎或其他并发症或感染而升高，在慢性感染时却往往正常。在儿童中，CRP 和 ESR 联合诊断骨关节感染的灵敏度达到最高（98%）。

如果患者出现发热，那么进行抗生素治疗前要先进行血培养。大约 1/3 的急性骨髓炎儿童的血培养结果会出现阳性。

由布鲁氏菌、巴尔通体或螺旋体（梅毒和雅司病）引起的非典型感染可通过血清学检查诊断。

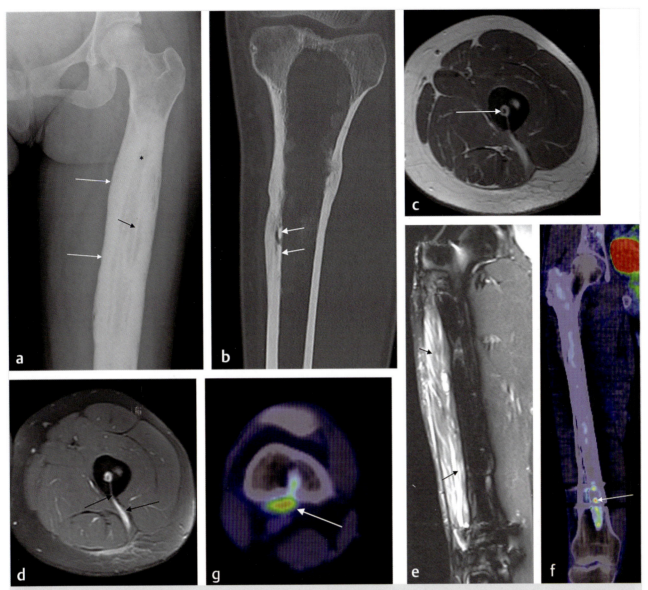

图 5.7 （a~e）骨髓炎的影像学检查。（a）X 线片显示出慢性骨髓炎的特征：中央死骨（黑色箭头所示）、骨溶解（星号所示）和成熟的骨壳形成（白色箭头所示），这些都导致了皮质增厚。（b）这是先前接受过扩髓的胫骨广泛髓内骨髓炎的计算机断层扫描（CT）图像。残余的骨内膜死骨（白色箭头所示）被视为增厚皮质下的放射致密区。（c）短时间反转恢复序列（STIR）和（d）T2 磁共振成像（MRI）图像展示了存在死骨（白色箭头所示）、后方无效腔和窦道（黑色箭头）连通皮下组织的中心性骨髓炎，且股骨有继发性骨溶解。窦道通常沿着肌间隔膜在肌肉之间走"阻力最小的路线"。（e~g）在这种髓内钉周围感染的情况下，MRI 图像（e）很好地显示了外侧软组织炎症（黑色箭头所示），但由于金属植入物存在使得骨感染范围无法确定。18F-FDG PET-CT（f）冠状面和（g）矢状面图像显示了指甲周围的髓内感染，并显示脓液向后穿过，形成骨膜下脓肿（白色箭头所示）

5.4.3 影像学检查

　　放射平片依然是骨感染的最佳筛查方法（图 5.7a）。开始时 X 线检查可能正常，但在 5~7 天内，就会出现局部骨质减少、骨质破坏、皮质骨增生、骨膜反应和出现骨壳。大约在 10 天左右可以看到死骨碎片。在治疗过程中，肢体的废用会导致全身性放射学骨质减少。任何残留的死骨都会放射显影，因为无血管所以骨无法脱钙，并且随着时间的推移会变得更加明显。

　　当有任何关于感染扩展到植入物或内脏的风险时，就需要进行造影。在骨盆骨髓炎中，窦道造影或逆行尿道膀胱造影可诊断出骨与膀胱或肠道之间的瘘管，这通常在膀胱癌或前列腺癌放疗后或炎症性肠病患者中出现。

超声对于软组织脓肿和关节积液的早期诊断非常宝贵。它还可以对感染区域进行引导性活检以及对疼痛性骨膜下积液进行定量引流。

计算机断层扫描（CT）可以早期诊断出骨破坏和骨膜反应，但不能诊断骨髓炎。薄层 CT 可以识别出小的死骨，并有助于设计最短的手术入路来切除疾病（图 5.7b）。

磁共振成像（MRI）是骨髓炎的首选诊断方法。诊断的敏感性非常高（> 99%），正常 MRI 几乎可以排除骨感染。它可以显示早期髓腔内变化，并能确定软组织包裹中的骨骼受感染程度。在 T2 加权像中，液体的信号很亮且 MRI 可能会显示出骨髓内广泛的高信号区。这可能会高估了感染的程度，因为一些外周高信号可能是由于反应性水肿所致。短时间反转恢复序列（STIR）图像在显示骨髓炎液体方面更为敏感（图 5.7c，d）。T1 图像显示良好的解剖细节并且也可以识别皮质骨受累情况。通常，皮质骨（正常、感染或坏死）在所有磁共振成像上呈黑色，但骨表面或邻近软组织的细微变化可提示 2 型皮质骨髓炎。

MRI 的特异性受到金属植入物的限制，并受到近期手术的影响。伪影消除技术已经被研究了出来，但图像仍然难以解释，尤其是在外科治疗中。术后 MRI 改变可能持续数月，很难与复发性感染区分开来。但它不能应用于对治疗反应的监测。

骨显像已被提倡使用嗜骨同位素（99mTc 或柠檬酸镓）。尽管这些测试对感染表现出高度的敏感性，但它们是非特异性的，且又缺乏分辨能力。已经有证据显示 111In 或 99mTc 标记的白细胞闪烁显像和抗粒细胞抗体闪烁显像可准确诊断 FRI，但解剖分辨率仍然很低。

最近，新的摄像系统采用了核技术，如单光子发射计算机断层扫描（SPECT）或 18 氟脱氧葡萄糖正电子发射断层扫描（18F–FDG PET）与局部扫描（CT 或 MRI）相结合，让即使在有金属植入物的情况下，也能具有出色的诊断准确性和分辨率。FDG PET 结合 CT 扫描对患者来说更快、更方便。它可以很好地显示死骨，并清楚地确定活动性感染区域。但它很难对伤后或手术后 1 个月内的病变进行分析，而白细胞扫描可能会更准确。18F–FDG PET 结合 CT 对手术方案制订非常有价值，尤其是当 MRI 不可用或存在金属植入物时（图

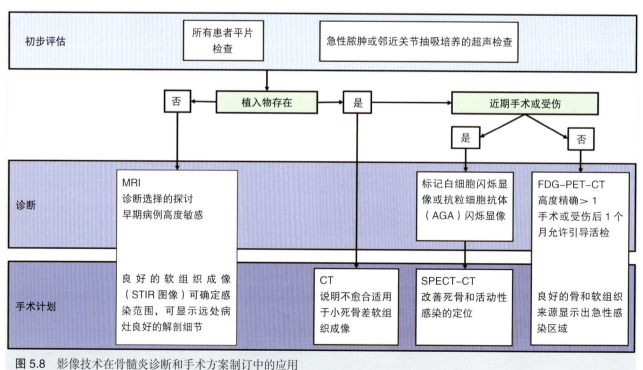

图 5.8 影像技术在骨髓炎诊断和手术方案制订中的应用

5.7e~g）。图 5.8 总结了影像学检查在诊断和手术方案制订中的应用。

5.4.4　微生物学诊断

骨髓炎诊断的金标准是从两个或以上深部组织标本中进行微生物培养出致病病原体，采集时要进行严格无菌采集且患者要至少 10 天未应用任何抗生素。不能对从窦道或溃疡表面采集的浅表拭子进行微生物培养。这种的培养与从深层样本中获得的菌群很不一样。

深层积液抽吸、引导下经皮骨活检和血液培养都可以提供准确的微生物诊断，尤其是在急性骨髓炎和糖尿病足疾病中。如果患者不需要手术治疗，为了使用适合的抗生素就必须要进行微生物培养。在慢性骨髓炎和内植物相关感染中，细菌通常稀疏地分布在组织中，数量很少。因此，活检培养阴性细菌是常见的。

在手术过程中必须严格采样，每个采样标本必须使用新的工具以避免污染。

建议准备一整套无菌工具包来采集样本。应采集至少 5 个单独的深层组织样本，并立即将其转移至实验室。采集的样本数量对诊断的敏感性有很大影响。建议进行长时间的需氧和厌氧培养（14 天），以允许低级微生物的生长，如痤疮表皮菌。然而，随着 BACTEC 肉汤自动培养基的出现，99% 以上的生物体都会在 10 天内被鉴定出来。当基质辅助激光解吸 / 电离飞行时间（MALDI-TOF）质谱法得到应用后，现在可以快速鉴定出细菌，即几分钟内在培养物中就看到单个菌落。

当怀疑是非典型感染时，由于存在最近国外旅行、不寻常临床特征和动物咬伤等因素，可能需要特殊的培养技术。分离结核（TB）需要非常长的培养时间（6 周）并且一些非结核分枝杆菌可能要使用低温培养。免疫功能低下的患者和之前接受过负压伤口治疗（NPWT）的开放伤患者应进行真菌和其他非常见微生物的培养，培养时间也应保持 6 周。

超声裂解通过将微生物从植入物的生物膜中释放出来，增强了对关节假体周围感染（PJI）的诊断。它也可用于骨髓炎和 FRI 的诊断。超声波仅对硬材料有效，因此对感染的皮质骨或死骨样本进行超声波处理是理想的。

虽然分子学研究已经被广泛用于 PJI 中，但关于骨髓炎的数据却有限。采用 DNA 测序和多重聚合酶链反应（PCR）检测细菌 16S 核糖体 RNA 基因，结果令人满意。然而，最近发现，细菌 DNA 的全基因组测序可能是一种更好的技术。所有分子技术提供的抗微生物耐药性信息很少，因此不能单独用于指导治疗计划。

5.4.5　组织病理学诊断

由结核分枝杆菌、真菌或放线菌引起的骨髓炎只能通过组织病理学进行诊断，并可直接观察生物体。其他情况下，主要通过确定急性中性粒细胞炎性浸润来诊断。在急性感染中，革兰染色可显示组织中的微生物，但在慢性病中这种情况很少见。组织学在阴性培养的病例中是有价值的，因为它显示了炎症的多种特征。

苏木精和伊红染色后就可以进行组织病理学检查了。应在高倍镜（×400）放大下至少检查 10 个区域。在每个高倍镜中可观察到平均 5 个以上的中性粒细胞可高度诊断骨不连感染。中性粒细胞完全缺失可几乎排除感染。

5.5　诊断标准

许多炎症性疾病，如类风湿性疾病或心内膜炎，已经有了诊断标准。然而骨髓炎还没有诊断标准。骨折相关感染的国际共识小组已经制定了非常好的 FRI 诊断标准且对骨髓炎也很实用。存在以下情况就可认为是骨髓炎：

- 从两个或多个单独采集的深层组织样本培养基中长出表型形同的微生物。
- 组织病理学检查中，每个高倍镜（×400）平均可看到 5 个或更多中性粒细胞（通常要检查 10 个视野）。
- 存在连接骨质的窦道或术中有脓液排出。

临床症状中无窦道、核显像阳性、血清标志物升高或单一样本微生物培养阳性可提示感染，但不能确诊。

5.6 微生物学

成人和儿童血源性骨髓炎最常是由金黄色葡萄球菌引起，约占脊椎感染的 1/2 和阑尾感染的 1/3。其他许多微生物均可引起骨感染，尤其是免疫功能低下的患者（表 5.2）。

结核性骨髓炎占全世界结核病例的 2%，其中累及椎体的感染占 50%。进行组织学和分枝杆菌培养时要行活检术，操作时要保留稳定结构或在邻近组织结构中取材。必须进行艾滋病毒检测。

由损伤或手术后引起的连续感染，或伴随窦道的慢性感染，通常是多重感染。抗生素暴露会增加耐万古霉素肠球菌（VRE）、广谱 β – 内酰胺酶（ESBL）和产碳青霉烯酶肠杆菌科（CPE）等多重耐药菌感染的风险。

人们越来越关注多重耐药菌株和一些泛耐药微生物的报道。在骨髓炎和 FRI 病例中检测到耐甲氧西林金黄色葡萄球菌（MRSA）、耐甲氧西林表皮葡萄球菌（MRSE）和 VRE。在医院进行长时间的开放伤治疗、使用 NPWT 超过 7 天以及不适当地使用经验性抗生素反复治疗后，这些症状更为常见。

表 5.2　引起骨髓炎的常见微生物

生物类型	细菌	急性血源性骨髓炎	慢性骨髓炎（血源性、连续性病灶、术后和金属制品相关）	慢性骨髓炎（B 组宿主和糖尿病足感染 – 经常是多微生物）
革兰阳性菌	金黄色葡萄球菌	+++	+++	+++
	表皮葡萄球菌 – Midis 和其他凝固酶阴性葡萄球菌化脓性链球菌	+	++	+
	以及其他 β – 溶血性链球菌（A 组、B 组、C 组和 G 组）	++	+	++
	其他链球菌	++	+	+++
	肠球菌属		++	++
	纹状体棒状杆菌和其他表皮棒状杆菌属		+	++
	角质杆菌属		尤其是上层四肢和脊柱感染	
	梭菌和其他革兰阳性厌氧菌嗜血杆菌		+	++
革兰阴性菌	嗜血杆菌、金氏杆菌和其他呼吸相关的革兰阴性杆菌与邻近的化脓性关节炎			
	旅行时应考虑布鲁氏菌属	病史和全身症状；上报感染管理机构		

生物类型	细菌	急性血源性骨髓炎	慢性骨髓炎（血源性、连续性病灶、术后和金属制品相关）	慢性骨髓炎（B组宿主和糖尿病足感染 – 经常是多微生物）
革兰阴性菌	大肠杆菌和其他新生儿肠道革兰阴性菌感染		++	+++
	类杆菌属和其他革兰阴性厌氧菌		+	++
	假单胞菌属		+	++
革兰阴性菌	伯克霍尔德菌	考虑进去 来自南方的不适返程旅客 – 东亚或澳大利亚北部；上报感染管理机构		
需要专门的实验室测试	放线菌、诺卡氏菌和链霉菌（细菌）；环境真菌			马杜拉足；感染不涉及组织平面
	非结核分枝杆菌			+
	结核分枝杆菌	+	即使没有先前的肺部疾病也要考虑，特别是如果全身症状出现的话；上报感染管理机构	
真菌	念珠菌属	可能发生在受损患者的念珠菌血症中	长期使用负压伤口疗法后所见	+

5.7　骨髓炎的治疗

确定感染原因、疾病分类以及对疾病发病机制的了解有助于为患者制订个体化治疗方案。没有适合所有患者的单一抗生素方案或外科手术。图5.9总结了骨髓炎的治疗方案。

5.7.1　一般注意事项

骨感染非常需要多学科团队的治疗。这一原则在骨肉瘤治疗中得到了高度发展，骨肉瘤与骨髓炎有许多共同的复杂特性。

第一个治疗决策是应该在哪里进行治疗。BACH分类显示，那些患单纯空洞性骨髓炎但无严重的全身性症状的患者可以在很多中心得到安全有效的治疗。更复杂的感染、多重耐药感染以及所有的复发性感染都要被转运到专业的感染中心治疗。节段性、弥漫性骨髓炎、感染性骨不连和骨盆骨髓炎只能由专门的骨感染小组治疗。

5.7.2　急性骨髓炎

当急性骨感染符合以下标准时，可仅使用抗生素治疗：
- 诊断可在出现症状后的几天内明确。
- 影像检查中未见死骨。
- 对药物治疗的快速全身反应（48h后无持续发热）。

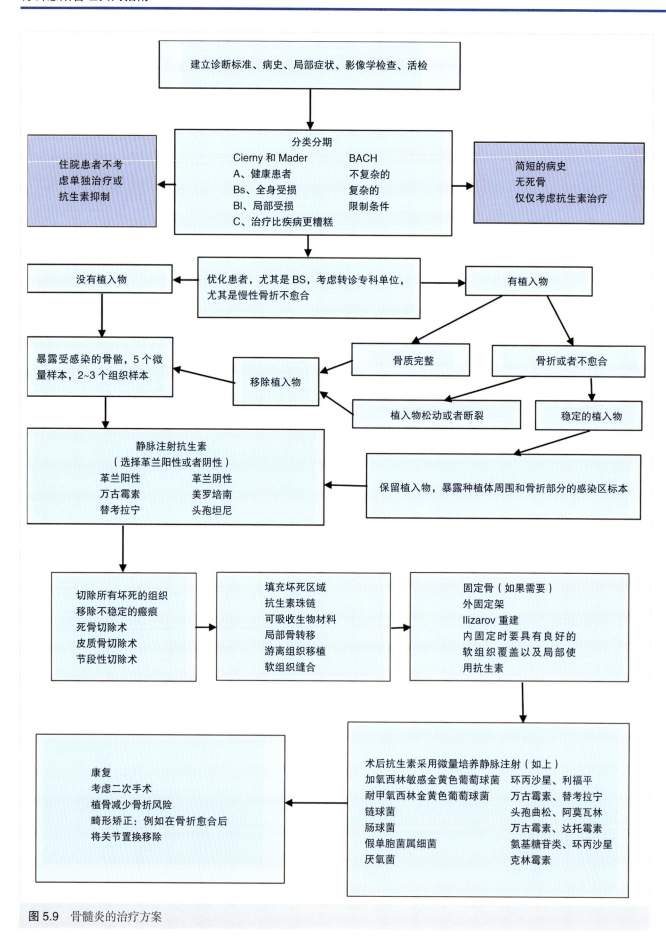

图5.9 骨髓炎的治疗方案

- 没有邻近的关节出现化脓。
- 结核性骨髓炎。
- 无脊髓压迫的椎体脊髓炎。

血培养得到结果后就要迅速开始给予高剂量抗生素治疗。经验性抗生素应主要针对革兰阳性菌（金黄色葡萄球菌、链球菌）和革兰阴性杆状菌，如大肠杆菌。推荐使用头孢菌素或氟氯西林。对于未对流感嗜血杆菌进行免疫接种的儿童，应添加苄青霉素。庆大霉素被提倡在 1 岁以下儿童中作为革兰阴性菌的覆盖治疗。如果可能存在 MRSA 感染，就用万古霉素代替，当存在青霉素过敏时，就用克林霉素代替。

患肢应该休息制动，给予良好的镇痛，并解决并发症。

大多数情况下，致病菌确定后就可允许早期转化为口服特定抗菌药物治疗。对于单纯感染的病例，治疗应持续 2~3 周。

如果患者反应不迅速，肢体恶化，或有影像学证据表明疾病进展，就建议进行手术来防止骨破坏和慢性骨髓炎的发生。

急性分枝杆菌骨髓炎要在当地传染病治疗方案的指导下进行靶向多药物治疗。治疗应持续好几个月。

超过 90% 的急性骨髓炎儿童得到早期治疗后都可以完全康复。急性骨髓炎可并发脓毒性关节炎、深静脉血栓和败血症。大龄儿童出现局部并发症的风险更高，如脓肿形成；发热是一个不良预后迹象。对于病情较严重的儿童，更有可能需要手术引流。在一个前瞻性队列研究中，升高的呼吸频率和 CRP 可以预测是否需要手术。

5.7.3　慢性骨髓炎

在慢性骨髓炎中，很少有人需要快速治疗。术前我们有充足时间进行评估，完成各项检查，邀请其他专家参与，以及治疗计划制订，这些操作都应在门诊进行。手术前至少 2 周应停止使用抗生素，以提高培养物中的细菌数量。如果可能的话，应停止使用对伤口或骨骼愈合产生不利影响的药物（类固醇、非甾体抗炎药、细胞毒素）。只有针对患者病情的各个方面进行一系列的治疗，才能取得成功的结果。治愈慢性感染的最终治疗方法必须包括手术。

根治治疗涉及扩大手术和延长治疗时间。对于一些患者（特别是那些治疗选择有限的患者），抑制性抗生素治疗可以抑制当前的症状，更易于被患者接受，但有可能未来会复发。这是治疗 FRI 的一种常见方法，是当骨折稳定且又有良好的骨折愈合能力以及之后的特定内植物去除和感染治疗时采用的治疗方法。引导下对感染骨进行活检可以为选择适当的抗菌治疗提供额外的信息。

偶尔，患者可能会选择进行长期的抗生素抑制，以控制症状，而不是进行根除疾病的手术。使用的药物需要具有较高的骨组织生物利用度。提倡使用微生物敏感的克林霉素或环丙沙星与利福平。利福平具有非常高的骨穿透性，但不能单独使用，最好用于术后治疗。

抑菌治疗对骨髓炎治疗的有效性在文献中还没有得到很好的报道，外科医生应该意识到患者的健康状况可能会发生改变。几乎没有证据涉及抗生素治疗的持续时间或后期复发率和手术的需要。

截肢通常被认为是根除慢性骨髓炎的一种更简单和有效的方法。然而，在 482 例下肢截肢患者中，17% 的患者感染复发并且并不是所有的患者都能耐受假肢。

治疗的组成部分包括：
- 术前：
  - 疾病的临床和诊断评估和分类（单纯、复杂、治疗选择有限）。
  - 以患者价值为基础的治疗方案和预后讨论。
  - 优化患者和合并症治疗。

- 术时：
  - 多个样本，不被外界污染的深部骨和组织。
  - 切除所有死亡的或供血不良的组织。
  - 取样后静脉注射经验性抗生素。
  - 稳定骨结构（如果需要）。
  - 处理无效腔。
  - 闭合软组织。
- 术后：
  - 在培养结果的指导下继续进行抗生素治疗。
  - 功能康复。
  - 监测早期复发或不良事件。
  - 第二阶段重建（如有需要）。

使患有复杂合并症的患者得到最优治疗效果可能是具有挑战性的。治疗应集中在营养优化、戒烟和戒毒、纠正贫血、血糖控制和心理社会支持上。对于艾滋病患者，术前应减少病毒载量。肢体血管分布对手术成功至关重要。磁共振血管造影扫描（MRA）可能有助于识别感染区近端可接受血管成形术的动脉病变，并确定适合软组织移植的受体血管。

5.7.4　手术治疗

尽可能在止血带下进行手术，以便能良好地观察死骨。没有必要释放止血带来评估骨出血。使用周围神经阻滞或脊髓/硬膜外技术的区域麻醉可以良好地缓解疼痛和术后快速恢复。抗生素在手术开始时不能使用，只有在组织取样后才给予。手术方法应该是旨在限制对肢体未受影响部分的损伤，并避免从健康的皮质骨中剥离骨膜。

5.7.5　组织取样

微生物样本不能在皮肤窦道口周围采集。如果存在长期的窦道，应切除并送往进行组织病理学检查，以排除鳞状癌。

取样应将一系列具有代表性的和未受外界污染的组织碎片送到实验室，以便据此进行诊断。应在手术开始时尽早地采集标本。外科医生在取样时不能把手放入伤口内。

至少应采集5个骨和软组织样本进行微生物培养，2~3个样本进行组织病理学检查（视频5.1和视频5.2）。脓可以被抽吸并送往培养。每个样本都是用一个单独的器械采集的，该器械没有在手术的其他部位使用过，也没有接触到患者的皮肤。有一个简单的"取样套件"是有帮助的，以帮助清洁采样（图5.10）。

金属植入物可以与皮质骨碎片一起被送去进行超声处理。一般来说，小型金属植入物更容易处理。髓内钉或大钢板在裂解过程中经常会受到污染，降低超声效果。

细菌学样本应及时转移，实验室应提供明确的临床细节，以帮助决定是否需要任何特殊的培养技术或怀疑有非典型生物体。

5.7.6　组织切除术

取样后，可以扩大最初的暴露范围，以允许有效的组织切除。应清除伤口周围所有黏附的皮肤和有瘢痕的软组织。没有必要清除所有可能被感染的组织。含有细菌的血管化良好的组织可以用抗生素充分处理。

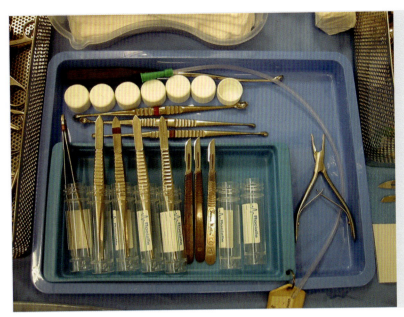

图 5.10 牛津大学的采样套件。这个简单的套件允许收集 5 个微生物学样本和 2 个组织学样本，所有这些都用单独的工具采集

这是大多数感染治疗的基础（胸部感染、耳部感染等）。手术需要去除那些可以包庇防止抗生素渗透的生物膜，以及任何可能抑制伤口愈合的灌注不良的坏死组织。

骨髓炎

如果存在窦道，可以采用一个椭圆形的皮肤切口，并通过窦道管追踪到骨骼中的无效腔。它们可能有一个复杂的分支形状，可能很难完全切除。

骨切除必须根据死骨的解剖位置和对骨髓炎类型了解后进行计划（图 5.5）。术前仔细查看影像检查来切除目标病变组织。辨别有活性的组织和坏死组织需要经验。活骨会表现出"红辣椒征"，切除时表面会有点状出血。死亡的皮质骨通常很脆，颜色通常呈淡黄色。用骨刀切除时常常会出现劈裂。健康的骨头会在凿子下卷起来（就像木屑一样）。

对血源性髓内骨髓炎，可以使用慢速冷钻在干骺端皮质骨开窗将死骨去除。髓内容物取出后要作为样本。然后在病变的上方和下方髓腔进行扩髓。皮质内表面通常有一层死骨（骨内死骨）（图 5.7b）必须要被移除。干骺端感染需要更广泛的骨切除，使用刮匙和骨刀进行。如果疾病局限于骨峡部，从一端进行扩髓可以在没有皮质窗的情况下完全切除病变骨。然而，扩眼后清除管内所有碎片是很重要的，这可能只有在远端皮质开口时才能实现。认为髓内钉术后感染为单纯髓内感染是错误的。通常，锁定螺钉部位周围会有死骨，骨折部位有生物膜或死骨。这些都需要通过切开来去除，同时扩髓（图 5.7f，g）。

皮质骨髓炎往往出现覆盖表皮严重损伤且伴有骨质外露。手术前，MRI 可以确定死骨受累的程度，特别是可以确定骨髓感染的有无（图 5.5b）。在用锋利的凿子去除皮肤后进行切除，直至出现健康的出血表面。可能没有必要切除皮质骨全层。

腔隙型骨髓炎的切除必须小心计划，以避免切除起稳定作用的健康骨（图 5.11）。通过延伸无效腔或通过在皮层最薄的部分开窗来达到无效腔部位。可使用冷钻和骨刀在骨上开卵圆形窗。开窗形状出现尖角会导致术后骨折，要避免。

这些感染需要系统的方法，从腔的一端开始，耐心地操作，确保清除所有死骨。最好使用尖锐的骨刀来完成，但对于空腔小的，如靠近关节表面，或在生发组织周围使用冷钻会更有帮助（图 5.12）。切除应持续到表面出血（"红辣椒征"）。腔隙上下都要扩开，但没有必要扩到健康的骨髓。

弥漫性骨髓炎需要节段性切除来根除感染。这也可能包括切除一个邻近的关节。在切除前使用外部固

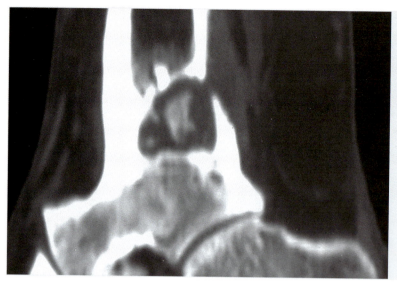

图 5.11　踝关节融合术并发骨髓炎。计算机断层扫描（CT）显示，死骨位于中央髓腔中央但后方皮质骨出现丢失。通过先前的前方切口接近感染病灶，会去除掉保持稳定的活骨

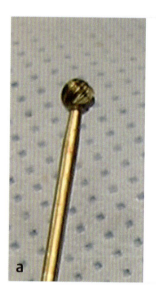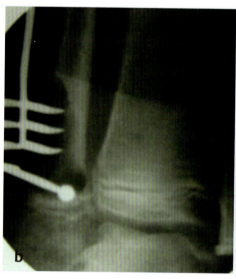

图 5.12　儿童腓骨干骺端骨髓炎（b）使用骨冷磨钻（a）去除死骨。该毛刺可与荧光成像一起使用，以使安全切除靠近生长板。磨钻可在透视显影帮助下安全去除接近骺板的病变组织

定器通常可以有所帮助，以保持长度和对齐。

　　在骨髓炎手术中，最困难的决定是知道何时停止切除。没有影像或其他测试可以帮助这一点。这需要经验。在良好的切除结束时，肉眼可见的死骨消失了，但仍会有很小的，可能是显微镜下可见的生物膜和死骨残留，以及许多浮游细菌。这种"不完美手术"的处理是需要将高剂量的敏感抗生素释放到到骨缺损局部。

5.7.7　抗生素治疗

　　取样后应经验性静脉给予大剂量抗生素。在手术过程中，很少能确定致病微生物，所以必须首先使用广谱抗生素，如静脉注射万古霉素和美罗培南。该方案在一个单一机构的 10 年期间的大量病例中覆盖了 97.8% 的病原体。然而，它只在特定培养方案确定之前使用，这通常可能在 7 天内。最近的骨和关节感染口服或静脉注射抗生素（OVIVA）试验显示，超过 95% 的患者可以安全地改为口服药物组合。

　　经验性抗生素用于治疗手术干预后不可避免的菌血症和用于杀死骨和软组织周围浮游状态细菌的治疗。有充分的证据表明，在手术切除后，在骨腔或血肿区域（无效腔），全身给药的剂量低于最低抑菌浓度（MIC）。如果仅仅全身使用抗生素，这可能使患者容易复发和产生抗生素耐药。

抗菌药物治疗的最佳持续时间尚不清楚。在整个节段切除后，2 周的治疗可能足以处理残留的软组织感染。通常建议较长的疗程，特别是当内植物被保留或用于稳定感染性骨不连时。一般来说，未使用内植物的病例通常为 6 周，使用植入物或切除不充分的病例可延长至 12 周。

5.7.8　无效腔处理

通过使用防腐剂或洗涤剂溶液（如 0.05% 水氯己定）对空腔进行物理清洗，可以减少细菌残留（视频 5.3）。不推荐使用抗生素溶液。

将足够剂量的抗生素注入无效腔需要将灌注良好的组织置入缺损区，或直接将局部抗生素置入无效腔。

最好的空隙填充物是活组织，通常浅表皮质缺损时需要进行。然而，用肌肉填充深层缺损将妨碍骨生长，并增加骨折的风险。可能需要二次骨移植。

以前，聚甲基丙烯酸甲酯（PMMA）水泥被用作抗生素的主要载体，可以作为抗生素珠链、间隔块，也可以作为植入物上的涂层。它仍然是 Masquelet 技术进行分期节段性重建的首选载体。现在，人们对生物可吸收的抗生素载体越来越感兴趣。它们可以在术后 2~3 周内提供高于最低生物膜根除浓度（MBEC）的抗生素水平，而且没有全身毒性。硫酸钙是主要成分，但羟基磷灰石纳米晶体的加入已被证明可以促进缺损部位出现更好的骨形成，减少骨折，避免二次骨移植。

一般来说，氨基糖苷类（庆大霉素或妥布霉素）已用于局部用药，但糖肽类（万古霉素）和其他也可以添加。利福平不能局部用于骨内。

牛津骨科感染专业组无效腔管理方案使用联合技术和空腔填充，以做到充足的抗生素释放、预防血肿和促进骨形成来治疗存在皮质骨缺损的病例（表 5.3）。

该方案已对 900 多例患者（包括 > 150 例节段性缺陷）进行了评估，并使得 95.6% 的患者在术后 1 年（平均随访 21 个月；范围 12~61 个月）时根除感染。在许多情况下，可以使用联合技术来填补缺损。例如，拔指甲后，切除感染性不愈合组织后可以进行急性缩短，或者硫酸钙颗粒可以放入髓腔和覆盖皮肤缺损的局部皮瓣内（图 5.13，视频 5.4）。

表 5.3　牛津无效腔处理方案

骨缺损	缺损填充物	基本原理
髓内	载氨基糖苷的硫酸钙颗粒 *	不需新骨形成，载体可释放高剂量的抗菌剂
皮质	不需局部使用抗生素；良好的软组织覆盖缺损部位可直接闭合或必要时采用肌皮瓣	全身使用抗生素可以通过软组织转运到健康的骨表面
骨皮质 – 骨髓	载庆大霉素和万古霉素的硫酸钙和羟基磷灰石 §	这种生物陶瓷填充空腔，防止血肿形成，释放很高剂量的抗生素水平，并促进骨重建
节段型		
1~2cm 缺损	急性缩短	快速清除无效腔
2~5cm 缺损	在皮质开窗的远端进行急性短缩和逐渐延长（双向加压 / 牵张）	快速清除无效腔，同时恢复长度
> 5cm 缺损	股骨和胫骨的骨搬移上肢采用游离腓骨移植	通过导入健康的带血管组织进行可靠的缺损管理

*：Herafill 采用庆大霉素或人工骨采用妥布霉素
§：陶粒 G 和陶粒 V

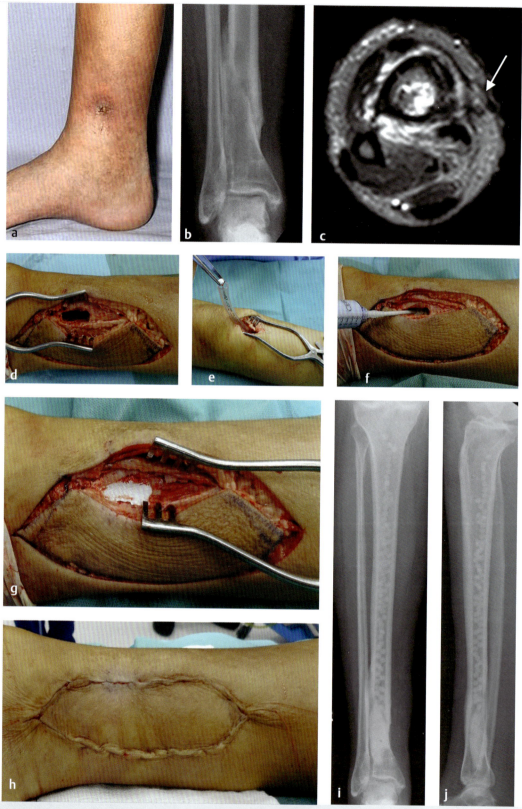

图 5.13 （a~j）一名 51 岁的妇女发生胫骨开放性骨折，并接受了髓内钉治疗。骨折愈合了，但拔钉以及扩髓后，伤口依然流脓（a）。X 线片（b）和磁共振成像（MRI）（c）证实出现了骨丢失和皮质－松质骨髓炎，伴有内侧窦道形成（白色箭头）。（d）采用钻和骨刀直接内侧入路进入胫骨远端切除死骨。从胫骨近端对髓腔扩髓。（e）用气管内管将庆大霉素硫酸钙颗粒填充进髓腔。（f，g）远端皮质－髓质缺损用羟基磷灰石和庆大霉素填充硫酸钙以促进骨形成。（h）使用局部"Keystone"皮瓣无张力闭合软组织缺损。术后正位（i）和侧位（j）X 线片显示无效腔内填充抗生素载体和骨切除范围。将硫酸钙称为抗生素载体是不正确的，因为不是所有的载体都是硫酸钙

5.7.9　骨稳定

提供骨性稳定对实现感染的根除和有效的康复至关重要。这对于节段性缺损来说是很明显的前提，但是一些腔隙性缺损将需要机械性稳定的支撑来防止术后骨折，据报道5%~14%的患者会发生这种情况。

外固定是一种为骨髓炎患者提供骨稳定的安全方法。外固定架可以连接较大的骨性缺损，并允许完全负重。相邻关节可以通过外固定架连接。然而，外固定架对患者不方便，可使患者容易出现固定部位感染，特别是对于免疫功能低下的宿主。

最近，有报道称使用内固定成功处理感染节段性缺损。抗生素负载PMMA水泥覆盖髓内钉已用于治疗感染性股骨和胫骨不连，而可吸收的抗生素负载陶瓷可涂层于髓内钉和钢板。内固定联合局部抗生素对恰当适应证的患者是安全的，可以在实现良好切除死骨的情况下也提供健康的软组织覆盖。即使在负压敷料下，金属内植物暴露也是不合适的。

5.7.10　软组织覆盖

切除后，如果可能的话，应直接无张力闭合皮肤。这通常发生在股骨、肱骨、骨盆和脊柱部位。胫骨和许多关节周围感染可能需要局部皮瓣或游离组织转移。

一般来说，局部带蒂皮瓣（如腓骨近端上的腓肠肌）是可靠的和容易转移的。更广泛的组织损失只能用游离的皮瓣来覆盖。肌瓣（通常是股薄肌或背阔肌）通常是首选，它们没有皮肤转移，之后再植皮。不同皮瓣类型在感染复发或骨愈合方面的临床结果差异不大，但肌皮瓣在骨髓炎中的并发症率和再手术率较筋膜皮瓣低。它们很结实，能耐受创伤或以后的手术。

肌皮瓣可以与外固定和牵张技术结合。这些病例的术前规划是至关重要的，因为外固定架的设计可能需要修改，以便允许矫形外科医生进行显微血管吻合或皮瓣转移（视频5.5）。

NPWT被设计用于浅表创面处理（溃疡和烧伤）。它在骨髓炎手术中的地位非常有限。偶尔，在全身情况不稳定的患者中，可以短时间用NPWT进行快速的感染引流。在应用后的7天内，NPWT就要被移除，并进行最终的感染治疗手术，以便伤口可以关闭。它也适用于手术切除和关闭前骨髓炎引起的广泛压疮的伤口处理。延长使用NPWT增加了多重耐药菌株的混合微生物感染，并可能使最终的伤口闭合更加困难。

5.7.11　手术分期

传统上，外科医生治疗骨髓炎分几个阶段，通常都是感染被根除或至少得到有效控制后，最后再进行骨和软组织重建。这种方法导致患者的治疗时间非常长，并易产生许多继发并发症。没有证据表明它比一期治疗更安全，一期治疗已成为许多中心的标准。分期治疗的经济负担更大，而且需要更多的住院时间。

对于暴发性脓毒症患者，应谨慎处理急性感染，并留待患者康复后再进行重建。在大多数慢性感染中，所有的治疗都可以在一次发病中同时进行。这意味着治疗团队的所有成员都需要在手术开始前就参与进来，并在手术室和术后期间共同工作。

5.8　结论

骨髓炎对患者和外科医生来说都是一种亟待治疗的疾病。疾病的模式正在改变，新的治疗方法也在不断发展。只有清楚地了解骨感染的发病机制和分类，并了解宿主和病原体之间的相互作用，才能有效治疗。

遵守上述治疗的基本原则可以获得很高的成功率。这些成功最好由一个包括内科医生、外科医生、护士和治疗师组成的专业的、技术性团队来实现。

致谢

我非常感谢 Maria Dudareva 和 Andrew Hotchen 对本章的书写所提供的帮助，也感谢牛津骨感染科的工作人员多年来为我们的病人所做的奉献。

参考文献

[1] Klenerman L. A history of osteomyelitis from the Journal of Bone and Joint Surgery: 1948 to 2006. J Bone Joint Surg Br. 2007; 89(5):667–670.

[2] Cierny G, III, DiPasquale D. Treatment of chronic infection. J Am Acad Orthop Surg. 2006; 14(10 Spec No.):S105–S110.

[3] McNally MA, Sendi P. Implant-associated osteomyelitis of long bones. In: Zimmerli W, ed. Bone and Joint Infections: From Microbiology to Diagnostics and Treatment. Wiley & Sons; 2015:303–323.

[4] White M, Dennison WM. Acute haematogenous osteitis in childhood. J Bone Joint Surg Br. 1952; 34-B(4):608–623.

[5] Peltola H, Pääkkönen M. Acute osteomyelitis in children. N Engl J Med. 2014; 370(4):352–360.

[6] Brodie BC. Lecture on abscess of the tibia. London Medical Gazette 1845 December 12: 1399–1403.

[7] Metsemakers WJ, Morgenstern M, McNally MA, et al. Fracture-related infection: a consensus on definition from an international expert group. Injury. 2018; 49(3):505–510.

[8] Cierny G, III, Mader JT, Penninck JJ. A clinical staging system for adult osteomyelitis. Clin Orthop Relat Res. 2003(414):7–24.

[9] Kavanagh N, Ryan EJ, Widaa A, et al. Staphylococcal osteomyelitis: disease progression, treatment challenges, and future directions. Clin Microbiol Rev. 2018; 31(2):e00084–17:

[10] Carr AJ, Cole WG, Roberton DM, Chow CW. Chronic multifocal osteomyelitis. J Bone Joint Surg Br. 1993; 75(4):582–591.

[11] Hotchen AJ, Dudareva M, Ferguson JY, Sendi P, McNally MA. The BACH classification of long bone osteomyelitis. Bone Joint Res. 2019; 8(10):459–468.

[12] Hotchen A, Dudareva M, Corrigan R, Ferguson JY, McNally MA. Can we predict outcome after treatment of long bone infection? A study of patient-reported quality of life stratified with the BACH classification. Bone Joint J. 2020:In press.

[13] Iliadis AD, Ramachandran M. Paediatric bone and joint infection. EFORT Open Rev. 2017; 2(1):7–12.

[14] Tseng CH, Huang WS, Muo CH, Chang YJ, Kao CH. Increased depression risk among patients with chronic osteomyelitis. Journal of Psychosomatic Research.. 2014; 77(6):535–540.

[15] Pääkkönen M, Kallio MJ, Kallio PE, Peltola H. Sensitivity of erythrocyte sedimentation rate and C-reactive protein in childhood bone and joint infections. Clin Orthop Relat Res. 2010; 468(3):861–866.

[16] Lee YJ, Sadigh S, Mankad K, Kapse N, Rajeswaran G. The imaging of osteomyelitis. Quant Imaging Med Surg. 2016; 6(2):184–198.

[17] Govaert GAM, IJpma FF, McNally M, McNally E, Reininga IH, Glaudemans AW. Accuracy of diagnostic imaging modalities for peripheral post-traumatic osteomyelitis—a systematic review of the recent literature. Eur J Nucl Med Mol Imaging. 2017; 44(8):1393–1407.

[18] Gupta A, Subhas N, Primak AN, Nittka M, Liu K. Metal artifact reduction: standard and advanced magnetic resonance and computed tomography techniques. Radiol Clin North Am. 2015; 53(3):531–547.

[19] Govaert GAM, Bosch P, IJpma FFA, et al. High diagnostic accuracy of white blood cell scintigraphy for fracture related infections: results of a large retrospective single-center study. Injury. 2018; 49(6):1085–1090.

[20] Dudareva M, Barrett L, Figtree M, et al. Sonication versus tissue sampling for diagnosis of prosthetic joint and other orthopedic device-related infections. J Clin Microbiol. 2018; 56(12):1–12.

[21] Govaert GAM, Kuehl R, Atkins BL, et al. Fracture-Related Infection (FRI) Consensus Group. Diagnosing fracture-related infection: current concepts and recommendations. J Orthop Trauma. 2020; 34(1):8–17.

[22] Dudareva M, Barrett L, Morgenstern M, Atkins BL, Brent A, McNally MA. Providing an evidence base for tissue sampling and culture interpretation in suspected fracture-related infection. J Bone Joint Surg. 2021:In press.

[23] Minassian AM, Newnham R, Kalimeris E, Bejon P, Atkins BL, Bowler IC. Use of an automated blood culture system (BD BACTEC ™) for diagnosis of prosthetic joint infections: easy and fast. BMC Infect Dis. 2014; 14:233.

[24] Patel R. MALDI-TOF MS for the diagnosis of infectious diseases. Clin Chem. 2015; 61(1):100–111.

[25] Fenollar F, Roux V, Stein A, Drancourt M, Raoult D. Analysis of 525 samples to determine the usefulness of PCR amplification and sequencing of the 16S rRNA gene for diagnosis of bone and joint infections. J Clin Microbiol. 2006; 44(3):1018–1028.

[26] Street TL, Sanderson ND, Atkins BL, et al. Molecular diagnosis of orthopaedic-device-related infection directly from sonication fluid by metagenomic sequencing. J Clin Microbiol. 2017; 55(8):2334–2347.

[27] Sybenga AB, Jupiter DC, Speights VO, Rao A. Diagnosing osteomyelitis: a histology guide for pathologists. J Foot Ankle Surg. 2020; 59(1):75–85.

[28] Morgenstern M, Athanasou NA, Ferguson JY, Metsemakers WJ, Atkins BL, McNally MA. The value of quantitative histology in the diagnosis of fracture-related infection. Bone Joint J. 2018; 100-B(7):966–972.

[29] Martin AC, Anderson D, Lucey J, et al. Predictors of outcome in pediatric osteomyelitis: Five Years Experience in a Single Tertiary Center. Pediatr Infect Dis J. 2016; 35(4):387–391.

[30] Rossel A, Lebowitz D, Gariani K, et al. Stopping antibiotics after surgical amputation in diabetic foot and ankle infections—a daily practice cohort.

Endocrinol Diabetes Metab. 2019; 2(2):e00059.

[31] Chan JKK, Ferguson JY, Scarborough M, McNally MA, Ramsden AJ. Management of post-traumatic osteomyelitis in the lower limb: current state of the art. Indian J Plast Surg. 2019; 52(1):62–72.

[32] Galitzine S, Wilson K, Edington M, Burumdayal A, McNally M. Patients' reported experiences and outcomes following surgical excision of lower limb osteomyelitis and microvascular free tissue reconstruction under "awake" epidural anaesthesia and sedation. Surgeon. 2020:S1479–666X(20)30072-X.: Online ahead of print.

[33] Dudareva M, Hotchen AJ, Ferguson J, et al. The microbiology of chronic osteomyelitis: changes over ten years. J Infect. 2019; 79(3):189–198.

[34] Li H-K, Rombach I, Zambellas R, et al. OVIVA Trial Collaborators. Oral versus intravenous antibiotics for bone and joint infection. N Engl J Med. 2019; 380(5):425–436.

[35] Jensen LK, Koch J, Henriksen NL, et al. Suppurative inflammation and local tissue destruction reduce the penetration of cefuroxime to infected bone implant cavities. J Comp Pathol. 2017; 157(4):308–316.

[36] Masquelet AC, Begue T. The concept of induced membrane for reconstruction of long bone defects. Orthop Clin North Am. 2010; 41(1):27–37.

[37] Ferguson J, Diefenbeck M, McNally M. Ceramic biocomposites as biodegradable antibiotic carriers in the treatment of bone infections. J Bone Jt Infect. 2017; 2(1):38–51.

[38] McNally MA, Ferguson JY, Lau ACK, et al. Single-stage treatment of chronic osteomyelitis with a new absorbable, gentamicin-loaded, calcium sulphate/hydroxyapatite biocomposite: a prospective series of 100 cases. Bone Joint J. 2016; 98-B(9):1289–1296.

[39] Ferguson J, Athanasou N, Diefenbeck M, McNally M. Radiographic and histological analysis of a synthetic bone graft substitute eluting gentamicin in the treatment of chronic osteomyelitis. J Bone Jt Infect. 2019; 4(2):76–84.

[40] Mifsud M, McNally M. Local delivery of antimicrobials in the treatment of bone infections. Orthop Trauma. 2019; 33(3):160–165.

[41] Makhdom AM, Buksbaum J, Rozbruch SR, Da Cunha R, Fragomen AT. Antibiotic cement-coated interlocking intramedullary nails in the treatment of septic complex lower extremity reconstruction; a retrospective analysis with two year minimum follow up. J Bone Jt Infect. 2020; 5(4):176–183.

[42] Pesch S, Hanschen M, Greve F, et al. Treatment of fracture-related infection of the lower extremity with antibiotic-eluting ceramic bone substitutes: case series of 35 patients and literature review. Infection. 2020; 48(3):333–344.

[43] Metsemakers W-J, Morgenstern M, Senneville E, et al. General treatment principles for fracture-related infection: recommendations from an international expert group. Arch Orthop Trauma Surg. 2020; 140 (8):1013–1027.

第6章 原生化脓性关节炎的治疗

Timothy L. Tan , Sommer Hammoud

摘要

原生化脓性关节炎是一种会造成严重并发症和死亡的疾病。在以前，原生化脓性关节炎被认为是为数不多的骨科急症中的一种，因为未能及时得到诊断和治疗会造成关节破坏和关节活动丧失甚至致死。虽然快速诊断非常关键，但明确诊断仍然困难重重，因为它与结晶性关节病、类风湿性关节炎和骨性关节炎很难区分。关节化脓的诊断依赖于体格检查、实验室检查、关节液穿刺和微生物培养结果。通常使用关节液白细胞计数 50 000/mm³ 以上作为参考；但是值得一提的是，感染性关节炎的患者当接受免疫抑制治疗或感染的是低毒性细菌时，往往出现白细胞计数水平较低。化脓性关节炎的主要治疗方法是合适的抗生素治疗以及手术治疗。本章将着重关注原生关节的化脓性关节炎，而不是关节假体周围感染，或者是存在假体的关节感染。

关键词：细菌性关节炎，关节感染，化脓性关节炎，治疗，诊断

实用技巧

- 准临床症状，如发热、寒战往往不出现于化脓性关节炎。
- C- 反应蛋白（CRP）超过 10.5mg/dL 已经被证实与化脓性关节炎具有很高的相关性。
- 对化脓性关节炎诊断有帮助的血清检查是红细胞沉降速率（ESR）、CRP、降钙素原和肿瘤坏死因子 α（TNF-α）。关节穿刺要应用于那些高度临床怀疑或血清值很高的患者。
- 金黄色葡萄球菌是最常见的感染菌，并且产生耐药的病例也越来越多。
- 关节镜治疗与切开手术治疗的效果被证实是不相上下的。

6.1 引言

化脓性关节炎每年的发病率为 7/100 000，而且随着人们寿命延长、有创操作如关节注射的增加和免疫抑制疗法而逐渐增高。关节化脓会出现软骨破坏导致严重并发症和很高的致死率，一些研究中致死率甚至高达 42%。如此之高的致病和致死率很大程度归因于患者免疫力低下并且合并有很多基础疾病。

6.2 诊断

6.2.1 危险因素

医源性化脓性关节炎的发病率从 17% 至 53% 不等，大部分是因为关节穿刺（43%），其后是开放手术（34%）以及关节镜手术感染（23%）。鉴于这些病例频繁地发生在关节有创操作后，那么对于那些无论是接受何种有创操作的关节都要高度怀疑化脓性关节炎。对于诊断化脓性关节炎虽然需要考虑许多因素，但最需要考虑的一点就是患者关节先前已经存在的问题，有 47% 的关节感染继往有关节疾病。对于患有风

湿类疾病的患者如痛风、假性痛风、系统性红斑狼疮（SLE）以及类风湿性关节炎（RA）要高度怀疑。RA和SLE患者具有极高的风险，因为他们往往本身存在关节损伤，需要长期的免疫抑制剂治疗并且皮肤条件很差。虽然这类患者风险较高，但要诊断起来也非常困难，要等到RA的临床症状出现与化脓性关节相似时才可以。特别需要注意单关节RA的患者，因为免疫抑制剂会将关节感染的风险增加4倍。同样要提高关节感染警惕性的其他的合并症或基础病有菌血症，尤其是由结肠镜检查等有创操作引起的，会导致血行性感染；还有静脉注射毒品以及其他能影响免疫系统的糖尿病、肾衰和服用免疫抑制剂（表6.1）。

表 6.1 化脓性关节炎危险因素

- 医源性或术后感染
- 风湿类疾病
  - 系统性红斑狼疮（SLE）
  - 痛风
  - 假性痛风
  - 类风湿性关节炎
- 免疫力低下
  - 人类免疫缺陷病毒（HIV）
  - 长期使用免疫抑制剂
  - 低丙球蛋白血症
  - 肺结核
- 菌血症
  - 有创操作术后（结肠镜检查）
  - 静脉注射毒品
  - 感染性心内膜炎
- 合并症
  - 糖尿病
  - 肾衰竭
  - 肝脏疾病

6.2.2 各关节发病状况

膝关节是最常见的发病关节，占总体发病的45%。其他的发病大关节有髋关节（15%）、踝关节（9%）、肘关节（8%）、腕关节（6%）和肩关节（5%）（图6.1）。中轴骨骼中那些具有软骨覆盖的关节发生化脓性关节炎很罕见，但菌血症以及静脉注射毒品的患者例外。因为这类患者会出现耻骨联合、胸锁关节和骶髂关节感染。

6.2.3 临床表现

关节化脓是为数不多的骨科急症中的一种，因为及时治疗能避免进一步因关节破坏导致的致残甚至死亡。故快速诊断对化脓性关节炎来说至关重要，这需要联合进行体格检查和实验室检查。最常出现的临床表现是关节剧烈疼痛、积液或肿胀、出现皮肤红斑或温度升高、关节不能活动，以及诸如发热、寒战等一些全身性症状。需要注意的是，发热和寒战的敏感性非常低，因为只有58%的关节化脓患者会出现发热，

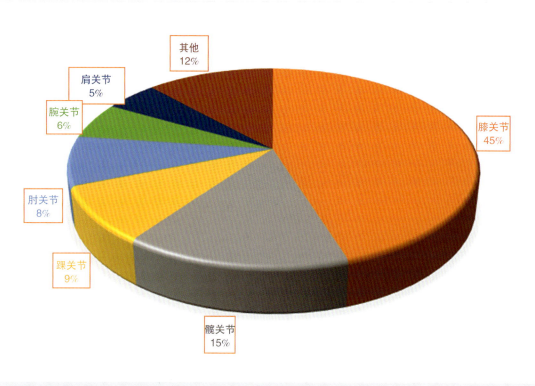

图 6.1 原生化脓性关节炎的各关节发病率

而只有 25% 的患者出现寒战。虽然化脓性关节炎一般单关节发病，但也会有高达 20% 的患者出现多关节受累，尤其是存在菌血症时更容易出现。膝关节患病的患者占 72%，且他们一般都存在多关节受累。

我们要通过体格检查判定关节是否肿胀以及感染是发生于关节内还是关节外，比如髌前滑囊炎。此外，关节皮肤红斑和温度升高可能是蜂窝组织炎。但是，要着重注意的是化脓性关节炎也会以蜂窝组织炎的形式出现。疼痛且被动活动消失是一种能帮助我们区分化脓性关节炎和蜂窝组织炎或者是譬如关节周围滑囊炎等关节周围疾病的检查方式，因为后两者发病时不会出现关节活动时疼痛。况且化脓性关节炎经常出现的关节不能活动是因为关节被迫于某种体位时关节腔室空间最大化。比如膝关节发病时处于一种过伸体位，髋关节往往是外展外旋体位，以此来容纳最大体积的关节液。

6.2.4 实验室检查

虽然体格检查仍旧是化脓性关节炎诊断的主要手段，但诊断也经常需要实验室检查数据的支持。血清标志物常常是首要检测，包括白细胞（WBC）计数、多形核细胞计数、C- 反应蛋白（CRP）水平以及红细胞沉降率（ESR）（表 6.2）。还有血清降钙素原和肿瘤坏死因子 α（TNF-α）已经被证实可以帮助区分关节化脓和非炎性关节炎。白介素 -6（IL-6）没有被强有力的证实可以用于像诊断关节假体周围感染诊断化脓性关节炎。特别当怀疑血行性扩散以及细菌存在时，必须要进行血培养。对于菌血症或存在细菌感染的患者，也要进行血清乳酸检查，因为脓毒症指南中指示这是组织不能得到灌注而引起。这些标志物随着炎症出现而升高并没有特异性，因为很多疾病均会造成这些标志物升高。CRP 的数值为 10.5mg/dL 已经被证实与原生化脓性关节炎具有很高的相关性。在评估 CRP 时，要注意单位转换。近来，超敏 CRP 已经被投入使用来更好地量化正常的数值范围，这却增加了很多困惑。但是已经有研究发现 CRP 的数值随着单位的转换差异变化很小。还有，很多最近的研究如 Hügle 等进行的也已经证实降钙素原的特异性和敏感性都要优于 CRP。并且，这些标志物也可用来监测治疗效果，因为它们是感染得到控制的体现。

表 6.2　化脓性关节炎的诊断

- 临床表现
  - 肿胀、疼痛、关节不能活动、红斑、发热
- 实验室检查
  - 白细胞计数（升高）
  - 红细胞沉降速率（升高）
- C– 反应蛋白（> 10.5mg/L）
- 关节液评估
  - 白细胞计数 *（通常参控 50 000/mm^3）
  - 多形核细胞比例（> 90%）
  - 微生物培养
  - 白细胞酯酶
  - 结晶（有时出现）
  - 降钙素原

* 关节液细胞计数在感染了苛养菌、淋球菌以及已经产生耐药菌的情况下会降低

6.2.5　关节液分析

对于怀疑感染或血清炎性标志物升高的患者要进行关节穿刺。穿刺要使用酒精或碘伏进行消毒准备后以适当的入路无菌穿刺入关节，同时关节周围任何部位要避免存在蜂窝组织炎。这可以在影像引导或麻醉下进行。关节液要被送去进行 WBC 计数、结晶分析、革兰染色以及微生物培养。虽然革兰染色的敏感性很低（45%），但文献研究发现具有很高的特异性。而且关节液乳酸含量和关节液 IL–6 也要同时进行，因为它们都被文献证实具有很高的可靠性。

通常，细胞计数 > 50 000/mm^3 且多形核细胞比例超过 90% 与化脓性关节炎直接相关；然而，这与关节内晶状体形成有很大的相似。而且我们通常认为细胞计数 0~2000/mm^3 是非炎症性疾病，计数 2000~50 000/mm^3 代表炎症病变。可是，我们要关注到细胞计数 < 50 000/mm^3 也会出现于化脓性关节炎。一项调查研究证实这个界限值的敏感性也仅仅为 64%，有近 1/3 的患者的细胞计数 < 50 000/mm^3。关节液细胞计数低的患者可能被非典型细菌或苛养菌感染，可能患有播散性淋球菌性疾病，以及受免疫抑制治疗。并且要注意到细菌性关节炎也会出现关节结晶，因为晶体不能排除化脓性关节炎。一些报道指出，有高达 5% 的患者在出现结晶性关节炎时会同时伴随脓毒性关节炎。除了关节炎 WBC 计数，白细胞酯酶（LE）也是一个很有帮助的检查，正如 Gautam 等进行的前瞻性研究所报道的那样，LE 对急性化脓性关节炎的敏感性达 100%，阳性预测值为 94%。白细胞酯酶检测的是关节内的关节液。检测时首先将带血的抽取液使用离心机进行离心后再滴一滴在尿液分析棒上进行检测。

虽然关节液总是会进行微生物培养，但仍然有超过 20% 的患者结果呈阴性。原因可能是患者过早接受抗菌治疗，可能关节液量不足，培养时间不足，或者细菌生长条件要求苛刻。一项由 Hindle 等进行的研究证实过早接受抗菌治疗会使微生物培养结果的阳性率从 79% 降低到 28%，由此研究结果建议条件允许的话在微生物培养出结果以前要避免使用抗生素。

有些患者，在可能是化脓性关节时也可能存在蜂窝组织炎。对于关节周围组织存在蜂窝组织炎的患者，我们要考虑到在蜂窝组织炎的皮肤进行关节穿刺时会将菌种带入关节。故建议进行关节穿刺时尽可能地选

择看起来正常的皮肤。对于这类患者，我们都会非常谨慎地使用酒精或聚维酮碘溶液消毒以确保穿刺操作以无菌的方式进行。此外，我们也很注意在整个操作过程中接触到受感染的皮肤。而且我们邀请肌骨影像科医师协助进行穿刺抽取的阈值也较低，特别是当穿刺部位被蜂窝组织炎覆盖时。但是，当临床高度怀疑原生关节化脓时，考虑到漏诊或延迟诊断带来的损失可能会超过因为穿刺时的细菌接种导致未受累关节感染的风险，穿刺也会在覆盖有蜂窝组织炎的皮肤处进行。

遗憾的是，诊断也会出现不明确的情况，尤其是患者过早接受抗菌治疗或现时存在免疫受损的情况时。患者会因此出现细胞计数不明确，但又存在感染的迹象。这种情况下，还有方法可以选择，如多次反复临床查体、多次关节穿刺以及等待微生物培养结果。但是如果这之后仍然不能诊断且又高度怀疑临床感染迹象，考虑到延迟诊断和治疗会致残或致死，这时似乎就急需进行手术治疗了。

6.2.6　影像等检查

影像评估对关节化脓的诊断非常有利。平片可以发现骨折、软骨钙质沉着或炎症性关节炎的一些征象。而且，超声也可以用于发现关节积液，尤其可以发现深部关节如髋关节内的积液。MRI 也可以用以发现关节内感染，因为能发现关节内积液以及可能伴随的骨髓炎。此外，MRI 也可以用于那些不常患病且又很难检查到的关节，比如骶髂关节。而且，影像检查也可以用来辅助进行髋关节、骶髂关节和肋间关节等深部关节的穿刺。

6.3　治疗

6.3.1　常见致病微生物

已经发现各种微生物均可导致关节化脓（图 6.2）。对于致病细菌，最常见的是金黄色葡萄球菌，占比为 41%。耐甲氧西林金黄色葡萄球菌（MRSA）致病率逐渐增高，尤其在美国，在关节化脓病例中占比为 21%~50%。虽然葡萄球菌是绝大多数病例的致病菌，但仍然有其他细菌致病，如链球菌（28%）、革兰杆菌（19%）、分枝杆菌（8%）、革兰阴性球菌（3%）、革兰阳性杆菌（1%）和厌氧菌（1%）。

革兰阳性球菌和链球菌是绝大部分关节化脓病例的致病菌且往往与药物滥用、蜂窝组织炎、溃疡、心内膜炎和骨髓炎有关。乙型溶血性链球菌大多多关节致病（32%），并且会造成很高的致死率（9%）。此外，肺炎链球菌占整体病例的 6%，但仍有一半没有得到关注。此种致病菌的致死率也很高，达到 19%。革兰阴

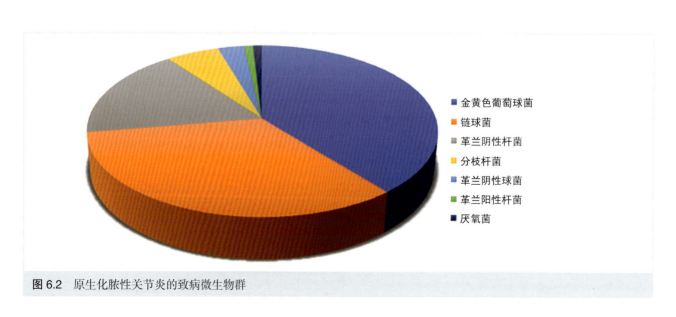

图 6.2　原生化脓性关节炎的致病微生物群

性杆菌是第二常见的致病类群，与泌尿系感染、静脉用药、免疫抑制和皮肤感染有关。在革兰阴性杆菌中，两种最常见的致病菌是假单胞菌和大肠杆菌。这些患者的功能预后特别差（32%），死亡率为5%。

6.3.2　淋球菌性关节炎

当患者年轻、身体健康、性生活活跃时，应考虑播散性淋球菌性关节炎。这些患者通常表现为游走性多关节痛且血液检查和关节液培养结果阳性率没那么高，大约为50%。绝大多数（75%）患者为女性，因为月经和怀孕会增加细菌播散的风险。仅仅42%的患者会出现与淋球菌相关的特征性皮疹。当怀疑是播散性淋球菌性关节炎时，对可能存在感染的部位如尿道、直肠、咽和子宫颈等都应进行检查。分子检测，如聚合酶链反应（PCR），在培养阴性病例中也可能很有帮助，因为它的敏感性为76%，特异性为96%。在接受了适当的手术和抗生素治疗后，患者往往都能完全康复很少有后遗症。

6.3.3　其他致病菌

关节真菌感染是一种并不常见的化脓性关节炎，往往病程很漫长。常常发生于特定的环境且患者又存在免疫抑制。真菌感染，最典型的是结核分枝杆菌，也是一种惰性细菌，可造成相当大的损害，经常造成延迟诊断。症状通常出现一年以上才能得到确诊。肺结核常累及膝关节或髋关节，且2%会并发脓毒性关节炎。这通常是由先前传播的菌种被再次激活引起。关节液穿刺活检后在液体或固体培养基中进行分枝杆菌培养的阳性率最高。培养时间要至少10天。

莱姆病也是另一种常见的游走性关节痛，常见于膝关节等大关节。在美国东北部，临床上应高度怀疑这种疾病，因为这里是伯氏疏螺旋体的流行地区。这种微生物不能从关节液中培养出来，诊断依赖于血清学检测，然后进行Western Blot或PCR检测。此外，关节炎可能在治疗后持续存在，因为此真菌的细胞壁会成为一个持续的免疫原而存在。

对于小儿关节化脓，葡萄球菌和链球菌仍然是最常见致病菌。然而，随着我们对金氏金菌，一种挑剔的革兰阴性杆菌的认识逐渐增加，发现它也是一种常常感染的致病菌。对于这些病例，应将关节液标本收集在小儿血培养瓶中，以提高培养阳性率，并保持培养至少10天。

6.3.4　抗菌治疗

抗菌治疗通常是针对感染或最有可能感染的微生物。由于化脓性关节炎的关节破坏特点，所以尽管培养结果尚不可知，通常广谱抗生素就已经用于治疗革兰阳性菌和革兰阴性菌（如万古霉素加头孢曲松或头孢吡肟）感染。鉴于MRSA的日益流行，首先使用的抗生素应该包括对这种微生物的适当覆盖，如万古霉素。对于危重患者或具有革兰阴性菌感染高风险的患者，如免疫功能低下的患者、老年人或活跃的吸毒者，使用的抗生素也应包括革兰阴性杆菌的覆盖。而后，再根据培养敏感性数据进行靶向抗菌治疗，治疗要至少进行3周。但是，关于理想的治疗时间的文献却很少。

6.3.5　手术治疗

一旦诊断出来，迅速手术治疗化脓性关节至关重要，因为延迟治疗可能导致不可逆的关节破坏，随后的关节活动障碍和功能受损的后果。此外，死亡率也很高，约为11%。手术治疗主要清除关节间隙中的脓性物质和破坏性酶类。这可以通过闭合穿刺抽吸，或通过无论是开放还是在关节镜下的手术冲洗和清创进行。但对于莱姆病或淋球菌性关节炎的患者，单用抗菌药物治疗通常就足以治疗关节炎。此外，晶体关节病患者应单独使用抗炎药物和保守治疗。

6.3.6 关节穿刺抽吸

穿刺抽吸常作为治疗关节化脓的首选方法。关于连续抽吸联合抗生素治疗相较于手术治疗的效果对比的文献很少。但又有很多研究表明，穿刺抽吸有很好的效果，特别是对小儿患者。此外，只有一项研究直接比较了连续穿刺抽吸与手术治疗的效果。Goldenberg 等发现，67% 的患者接受穿刺抽吸治疗后完全康复且无后遗症，并认为穿刺抽吸是一个很好的首选治疗方法，因为他们没有发现两者再感染率之间有显著差异。由于缺乏对清创术进行比较的临床研究，因此可以进行任何局部物质的清除。但穿刺抽吸可以考虑在患者不能承受手术并发症或在化脓性关节炎的早期进行。

6.3.7 关节镜治疗

采用关节镜治疗还是开放治疗现仍存在争议，这主要取决于外科医生的选择、所涉及的关节以及外科医生的技能。关节镜最常用于治疗肩关节和膝关节，因为这些关节很容易进入，关节镜手术比开放手术多几个好处，如切口更小，组织损伤更少，并发症更少和伤口并发症更少。但是，由于进入关节某些部位的程度有限，所以对清创的彻底程度表示担忧。

对于最常发病膝关节，多个病例仅仅报道了关节镜和关节切开术的效果。但很少有人对开放和关节镜治疗效果进行比较。据我们所知，有 5 项研究直接比较了开放和关节镜治疗，结果并不一致。在这些研究中，大多数实际上只证实了关节镜手术可降低再感染率，减少手术创伤和改善关节功能。在一项前瞻性临床试验中，Peres 等发现，接受关节镜下清创的患者比进行关节切开的患者的再感染率低。此外，Johns 等发现，在 166 例化脓性膝关节中，关节镜治疗组的累计成功率为 97%，而开放治疗组为 83%。当使用多变量分析来控制潜在的混杂因素时，关节镜显示治疗成功的概率比开放清创要高出 2 倍（2.56）。而且关节镜组有更少的冲洗操作，更大的术后活动，并减少了住院时间。对关节镜治疗成功率增加的原因可能有：①关节镜伤口更小，再污染的风险也会降低；②关节镜下的冲洗可能更彻底，因为液体可能更好地积聚，而不是通过更大的关节切开术溢出；③在这些研究中可能存在选择偏倚，因为外科医生可能会倾向认为采用开放治疗更严重的感染。

肩关节、腕关节和踝关节的化脓性关节炎也更有可能用关节镜治疗。Memon 等在一项关于肩关节化脓性关节炎的系统综述中，无法证明关节镜和关节切开术两种治疗方法谁更优越。Samer 等比较关节镜和切开治疗腕关节化脓性关节炎，发现相比于切开治疗组的 19 例中有 8 例感染得到控制，关节镜组中单纯腕关节化脓性关节炎患者的感染控制更佳（62%，13/21）并缩短了住院时间。此外，虽然我们很少对化脓性髋关节炎进行髋关节镜检查，但一项研究表明，髋关节镜也可以安全有效地用于免疫功能不受损害和无畸形的患者。

对于关节镜治疗而言，关于最佳溶液冲洗量和清创彻底程度的影响的文献很少。但我们建议对所有坏死组织或纤维组织进行彻底的清创，并使用大量的盐水冲洗关节直到关节内液体澄清。在最近一次关于肌肉骨骼感染的国际共识会议（ICM）上，大家一致认为完全的滑膜切除术并不是在所有情况下都必须进行的。由于滑膜是感染的天然屏障，因此对于严重和慢性感染仍然要进行彻底的滑膜切除术。虽然外用抗生素，如多黏菌素和杆菌肽经常被加入冲洗溶液中，但因为担心抗生素耐药，世界卫生组织和疾病控制与预防中心不再推荐这种做法，而且多项研究表明，添加外用抗生素对去除细菌没有显著效果。ICM 还建议只使用生理盐水。

有许多关节很难进行关节镜检查，如胸锁关节、髋关节和骶髂关节。在这些情况下，通常需要切开治疗。

6.3.8 切开治疗

关节切开术、冲洗和清创术

虽然关节镜治疗原生化脓性关节炎是一种趋势，但关节切开术仍适合于每个关节，几乎所有情况下都是适应证。关节切开术、冲洗和清创术通常是关节镜治疗失败后难以进入关节的首选治疗方法。此外，切开治疗可能对局部感染有益。如前所述，最近的文献表明，关节镜治疗相比于切开治疗，其根除率可能相当甚至更高。然而，许多这些研究可能存在选择偏差，因为外科医生可能对感染更严重或毒性更强的患者或免疫功能低下的患者更积极进行关节切开而不是关节镜治疗。在进行关节切开术之前，很少有关于关节镜冲洗的文献。但有文献指出反复的关节镜治疗会产生很好的治疗效果。ICM 发现关节镜下冲洗和清创最多可以进行 6 次。尽管关节切开术具有创伤，但由于缺乏禁忌证，它通常仍是治疗原生化脓性关节炎的标准治疗方法。

间隔器植入

对于已存在关节炎并发展为化脓性关节炎，或者由于原生化脓性关节炎导致的关节软骨破坏而发展为关节炎的患者，可以植入抗生素间隔器。抗生素间隔器的基本原理是允许局部使用抗生素，类似于二期关节置换治疗假体周围关节感染。间隔器内的抗生素应尽可能针对感染微生物。但最常用的抗生素是万古霉素和妥布霉素，因为它们具有热稳定性。在 40g 的骨水泥中，通常放入 0.5~4g 万古霉素和 1~4.8g 妥布霉素。间隔器可做成静止型的和活动型间隔器（图 6.4）。

后遗症和关节置换术

关节化脓因出现酶降解、严重骨丢失和软组织挛缩从而常常发生关节软骨严重破坏。这些患者通常有剧烈的疼痛并发展为终末期关节炎，这可能需要进行全关节置换术（TJA）。然而，既往有化脓性关节炎病史的患者发生后续并发症的风险增加，特别是关节假体周围感染的患者。在一项荟萃分析中，有文献报道

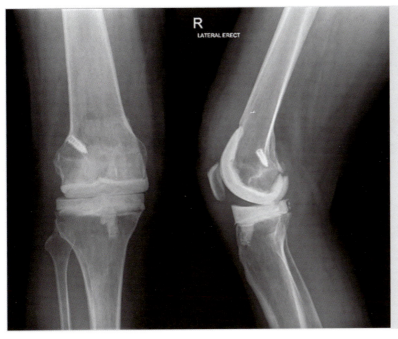

图 6.3 膝关节活动型间隔器

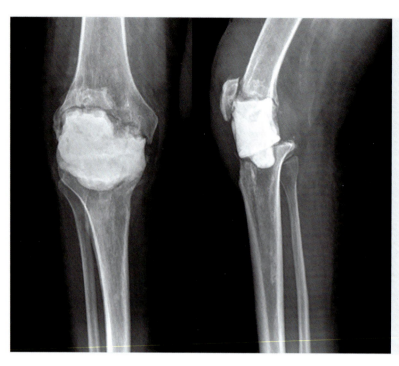

图 6.4 膝关节静态间隔器来处理严重的骨缺损

的 1300 例在同一关节既往发生过化脓性关节炎而后进行的全关节置换的患者，PJI 发生率为 5.96%〔95% 置信区间（CI）：4.24-7.94〕，这远高于文献所报道的初次全关节置换 PJI 发生率（约 1%）。尽管这些并发症非常高，但一些研究已经证明化脓性关节炎的关节成形术可以改善功能并提供长久的疼痛缓解。

由于并发症风险的增加，外科医生经常面临一个两难的问题，即何时以及这些患者能否安全地进行关节置换术。不幸的是，很少有文献以及也没有明确的指标来指导外科医生何时应该进行关节置换术。国际骨科感染共识会议建议，排除活动性感染是至关重要的，所有诊断检测都应正常。当怀疑有感染或实验室检查升高时，可采用二期置换的方法，使用间隔器搭载局部抗生素，而如果所有诊断检测均呈阴性，则可考虑采用一期置换的方法。不幸的是，关于原生化脓性关节炎从诊断到开始手术应延迟多长时间，或者应该利用什么实验室检查来确定是持续性还是活动性感染的文献非常有限。

关节置换术不应该在活动性感染的情况下进行，但可以在临床感染根除后进行。虽然有许多由外科医生独自进行的研究报告了每种治疗类型的结果，但只有一项研究直接比较了一期和二期关节置换术的治疗结果。Bauer 等在对一组 53 例患者的研究中发现，对进展性化脓性关节炎进行二期置换（87%，26/30）的感染根除率和对静止性化脓性关节炎进行一期置换（95.6%，22/23）没有差异。

6.4 结论

及时诊断和治疗化脓性关节炎对预防因全身播散和软骨破坏造成的长期后遗症至关重要。血清学和关节液评估是主要的诊断方式，并且常常需要对化脓性关节炎、晶体关节病和炎症性关节炎进行鉴别。手术联合抗菌治疗对于绝大部分关节感染是必需的，但淋球菌和莱姆病关节炎除外，因为它们通常可以单纯使用抗菌治疗。关节镜治疗已被证明效果等同于甚至优于关节切开术。

参考文献

[1] Geirsson AJ, Statkevicius S, Víkingsson A. Septic arthritis in Iceland 1990–2002: increasing incidence due to iatrogenic infections. Ann Rheum Dis.

2008; 67(5):638–643.

[2] Ferrand J, El Samad Y, Brunschweiler B, et al. Morbimortality in adult patients with septic arthritis: a threeyear hospital-based study. BMC Infect Dis. 2016; 16:239.

[3] Kennedy N, Chambers ST, Nolan I, et al. Native joint septic arthritis: epidemiology, clinical features, and microbiological causes in a New Zealand population. J Rheumatol. 2015; 42(12):2392–2397.

[4] Kaandorp CJ, Dinant HJ, van de Laar MA, Moens HJ, Prins AP, Dijkmans BA. Incidence and sources of native and prosthetic joint infection: a community based prospective survey. Ann Rheum Dis. 1997; 56(8):470–475.

[5] Weston VC, Jones AC, Bradbury N, Fawthrop F, Doherty M. Clinical features and outcome of septic arthritis in a single UK Health District 1982–1991. Ann Rheum Dis. 1999; 58(4):214–219.

[6] Paosong S, Narongroeknawin P, Pakchotanon R, Asavatanabodee P, Chaiamnuay S. Serum procalcitonin as a diagnostic aid in patients with acute bacterial septic arthritis. Int J Rheum Dis. 2015; 18(3):352–359.

[7] Hügle T, Schuetz P, Mueller B, et al. Serum procalcitonin for discrimination between septic and non-septic arthritis. Clin Exp Rheumatol. 2008; 26(3):453–456.

[8] Talebi-Taher M, Shirani F, Nikanjam N, Shekarabi M. Septic versus inflammatory arthritis: discriminating the ability of serum inflammatory markers. Rheumatol Int. 2013; 33(2):319–324.

[9] De Backer D, Dorman T. Surviving sepsis guidelines: a continuous move toward better care of patients with sepsis. JAMA. 2017; 317(8):807–808.

[10] Amanatullah D, Dennis D, Oltra EG, et al. Hip and knee section, diagnosis, definitions: Proceedings of International Consensus on Orthopedic Infections. J Arthroplasty. 2019; 34 2S:S329–S337.

[11] Milone MT, Kamath AF, Israelite CL. Converting between high- and low-sensitivity C-reactive protein in the assessment of periprosthetic joint infection. J Arthroplasty. 2014; 29(4):685–689.

[12] Maharajan K, Patro DK, Menon J, et al. Serum Procalcitonin is a sensitive and specific marker in the diagnosis of septic arthritis and acute osteomyelitis. J Orthop Surg Res. 2013; 8:19.

[13] Faraj AA, Omonbude OD, Godwin P. Gram staining in the diagnosis of acute septic arthritis. Acta Orthop Belg. 2002; 68(4):388–391.

[14] Lenski M, Scherer MA. The significance of interleukin-6 and lactate in the synovial fluid for diagnosing native septic arthritis. Acta Orthop Belg. 2014; 80(1):18–25.

[15] Carpenter CR, Schuur JD, Everett WW, Pines JM. Evidence-based diagnostics: adult septic arthritis. Acad Emerg Med. 2011; 18(8):781–796.

[16] Lenski M, Scherer MA. Diagnostic potential of inflammatory markers in septic arthritis and periprosthetic joint infections: a clinical study with 719 patients. Infect Dis (Lond). 2015; 47(6):399–409.

[17] Papanicolas LE, Hakendorf P, Gordon DL. Concomitant septic arthritis in crystal monoarthritis. J Rheumatol. 2012; 39(1):157–160.

[18] Gautam VK, Saini R, Sharma S. Effectiveness of leucocyte esterase as a diagnostic test for acute septic arthritis. Orthop Surg (Hong Kong). 2017; 25(1):2309499016685019–.

[19] Mathews CJ, Weston VC, Jones A, Field M, Coakley G. Bacterial septic arthritis in adults. Lancet. 2010; 375 (9717):846–855.

[20] Hindle P, Davidson E, Biant LC. Septic arthritis of the knee: the use and effect of antibiotics prior to diagnostic aspiration. Ann R Coll Surg Engl. 2012; 94(5):351–355.

[21] Daynes J, Roth MF, Zekaj M, Hudson I, Pearson C, Vaidya R. Adult native septic arthritis in an inner city hospital:effects on length of stay. Orthopedics. 2016; 39(4):e674–e679.

[22] Frazee BW, Fee C, Lambert L. How common is MRSA in adult septic arthritis? Ann Emerg Med. 2009; 54(5):695–700.

[23] Ryan MJ, Kavanagh R, Wall PG, Hazleman BL. Bacterial joint infections in England andWales: analysis of bacterial isolates over a four year period. Br J Rheumatol. 1997; 36(3):370–373.

[24] Nolla JM, Gómez-Vaquero C, Corbella X, et al. Group B streptococcus (Streptococcus agalactiae) pyogenic arthritis in nonpregnant adults. Medicine (Baltimore). 2003; 82(2):119–128.

[25] Ross JJ, Saltzman CL, Carling P, Shapiro DS. Pneumococcal septic arthritis: review of 190 cases. Clin Infect Dis. 2003; 36(3):319–327.

[26] Newman ED, Davis DE, Harrington TM. Septic arthritis due to gram negative bacilli: older patients with good outcome. J Rheumatol. 1988; 15(4):659–662.

[27] Bayer AS, Chow AW, Louie JS, Nies KM, Guze LB. Gram-negative bacillary septic arthritis: clinical, radiographic, therapeutic, and prognostic features. Semin Arthritis Rheum. 1977; 7(2):123–132.

[28] Liebling MR, Arkfeld DG, Michelini GA, et al. Identification of Neisseria gonorrhoeae in synovial fluid using the polymerase chain reaction. Arthritis Rheum. 1994; 37(5):702–709.

[29] Ross JJ. Septic arthritis of native joints. Infect Dis Clin North Am. 2017; 31(2):203–218.

[30] O' Brien JP, Goldenberg DL, Rice PA. Disseminated gonococcal infection: a prospective analysis of 49 patients and a review of pathophysiology and immune mechanisms. Medicine (Baltimore). 1983; 62(6):395–406.

[31] Jutras BL, Lochhead RB, Kloos ZA, et al. Borrelia burgdorferi peptidoglycan is a persistent antigen in patients with Lyme arthritis. Proc Natl Acad Sci U S A. 2019; 116(27):13498–13507.

[32] Mathews CJ, Kingsley G, Field M, et al. Management of septic arthritis: a systematic review. Ann Rheum Dis. 2007; 66(4):440–445.

[33] Goldenberg DL, Brandt KD, Cohen AS, Cathcart ES. Treatment of septic arthritis: comparison of needle aspiration and surgery as initial modes of joint drainage. Arthritis Rheum. 1975; 18(1):83–90.

第7章　关节假体周围感染的治疗

Malcolm E. Dombrowski ,Brian A. Klatt

摘要

关节假体周围感染（PJI）一直以来都是人工关节置换领域灾难性的并发症。有许多不同的手术方式可供选择，但手术决策必须根据宿主、病原体和手术医生这三者的特点来决定。PJI 治疗的目标是要最大限度地恢复功能，预防全身并发症，并根除关节感染。在本章中，我们将讨论相关的最新文献和指导理论，以帮助治疗 PJI 的骨科医生进行手术决策。

关键词：关节假体周围感染，一期翻修，二期翻修，DAIR

> **实用技巧**
>
> - 关节假体周围感染（PJI）的治疗选择应基于感染的程度（急性与慢性）。
> - 急性 PJI 可以通过清创、抗生素、冲洗和部分假体保留（DAIR）得到成功的治疗。
> - 充分的清创应包括机械清创和化学清创。
> - 慢性 PJI 需要冲洗清创、取出假体，并在一期或者二期翻修手术中重新置入新的假体。
> - 如果选择一期感染翻修术，患者应具有完善的免疫功能，感染了已知的无毒性微生物，具有健康的软组织覆盖和足够的骨量以安装新的假体，且患者的体质有足够的储备去耐受漫长的手术。

7.1　引言

假体周围关节感染（PJI）是一个灾难性的问题，约 0.5%~2% 的所有髋关节和膝关节置换术后的患者受其所累，并且仍然是美国目前关节翻修术的主要原因之一。PJI 的手术和非手术治疗复杂且取决于宿主、外科医生和疾病因素。在本章中，我们将讨论有关 PJI 手术治疗的最新文献，目的是指导医生能够适当地应对这一骨科难题。传统上，PJI 治疗需要使用针对病原体的抗菌药物与外科手术相结合，以减少受影响关节内的细菌生物负荷。但是，有许多术式可供选择，包括清创、抗生素应用、冲洗和保留假体（DAIR）、一期翻修术、二期翻修术、切除关节成形术、关节融合术和截肢术（表 7.1）。当患者出现急性或晚期的血源性感染，并且已经知晓病原体的类型，假体固定稳定且局部有健康的软组织覆盖时，医生才应该考虑 DAIR 这种治疗方式。

在下列情况下可以对一个慢性感染患者考虑采取一期翻修术：宿主的免疫力正常；在术前已知感染的病原体为无毒微生物；具有健康的软组织覆盖和足够的骨量以进行假体再次置入；并且身体具有能够耐受长时间手术的医疗储备。对于具有多种微生物混合感染、毒性病原体、耐药性病原体或未知感染的病原体，或骨或软组织缺损，存在内科合并症或免疫功能低下的患者，则应考虑进行二期翻修术。对于假体固定良好的慢性 PJI 患者，如果他们体质太差无法忍受手术，或者已经用尽了所有重建的手术选择，但患者不想继续进行关节融合、关节切除成形术或截肢术，则可以考虑单独使用抗生素抑制。抗生素延长应用抑制的目的是防止局部感染导致的全身症状，并最大限度地发挥功能。但是必须评估患者的肝肾功能，以确保患

表 7.1 关节假体周围感染（PJI）的手术适应证选择

PJI 治疗方法	
清创，抗生素应用，保留假体（DAIR）	急性或晚期的血源性 PJI 假体固定稳定 局部覆盖的软组织健康且没有窦道
一期翻修术	慢性 PJI 宿主免疫功能正常且没有脓毒症的表现 能承受长时间麻醉的生理储备 健康的软组织覆盖 有足够的骨量储备来安装新的假体 术前已知的、无毒性的、非耐药性的病原体
二期翻修术	慢性 PJI 存在内科并发症、免疫缺陷或营养缺陷的宿主 多种病原体混合感染、毒性病原体、耐药病原或病原体种类未知 骨量储备不足，影响新的假体再置入 软组织条件差影响切口一期闭合 窦道存在（相对适应证） 脓毒症存在 DAIR 或一期翻修置换术失败 能够耐受多次手术和长时间的康复治疗
挽救手术（关节切除成形术，关节融合术，截肢术）	内科并发症或者宿主存在免疫缺陷 迁延或复发性的慢性 PJI 骨性或软组织的缺损影响到假体成功再次置入 应当根据患者个体的解剖结构和功能期望值，个体化决定采取关节切除、关节融合或者截肢术
单纯抗生素应用（终生抑制）	慢性 PJI 无法耐受多次手术 病原体已知且有已知的敏感抗生素 必须能够耐受长时间的全身性抗生素应用（例如肝肾功能情况） 假体固定良好 与患者的功能期望相一致

者能够耐受延长抗生素的应用。

最后，关节融合术、截肢术和关节切除成型术是当迁延性或复发性 PJI 患者不再适合进行假体再置入时的 3 种主要挽救手术的选择。这些挽救手术之间的选择，因每位患者具体情况而异，取决于患者整体全身状况、局部软组织条件和骨量以及患者个人的选择。治疗 PJI 的骨科医生应当具备上述所有的外科手术能力，并且根据患者的个体情况和临床特点选择相应的治疗方法。在本章中，我们将讨论与 PJI 最为相关的文献和指导理论，以便为每位 PJI 患者选择最合适的治疗方案。

7.2 感染的迁延性

为了充分理解 PJI 的不同手术治疗方案，关节外科医生必须了解全髋关节置换术（THA）和全膝关节置换术（TKA）的 PJI 的适当分类。大多数当前的 PJI 诊断指南都根据感染症状相对于假体置入的时间来区分 PJI。症状持续时间和 / 或置入后症状持续时间是确定 PJI 治疗算法的第一步，其原因是因为置入假体上细菌生物膜的形成被认为是一个时间依赖的过程。因此，PJI 的整体成功的治疗被认为是由于对生物膜的清除。

因此，关于 PJI 治疗的国际指南将感染分为两大类：急性（早发）或慢性（迟发或晚发）感染也是基于此原理（表 7.2）。早期或急性 PJI 被认为在假体植入后 3 周内或 < 30 天内发生，或者在晚期急性血源性感染的情况下，感染症状出现时间 < 3 周。此后发生的任何感染都被某些分类系统认为是晚期或慢性感染。急性和慢性感染之间的区别最初是基于生物膜在 3 周内在假体表面形成的假设，因此单独的 DAIR 不足以解决。然而，这种区别虽然仍在临床上使用，但可能需要重新审视，因为研究表明生物膜的形成会在接种后数小时至数日内发生。人们普遍认为，急性感染可能是最初使用 DAIR 进行治疗，晚期或慢性感染需要进行一期或二期进行假体去除，然后再置入新的假体。

表 7.2　关节假体周围感染（PJI）慢性程度的定义

PJI 慢性程度	定义
急性 PJI	假体置入后 3 周内或 30 天内发生假体周围关节感染
晚期血源性 PJI	在长期无感染关节中，因另一个已知感染源所发生关节假体周围感染（例如，牙科治疗、尿路感染）
慢性 PJI	假体置入 3 周后或 30 天后发生的假体周围关节感染

7.3　单纯抗生素治疗

对 PJI 患者单独使用抗生素治疗是一种很少使用的治疗策略，因为抑制感染可能只会限制其全身反应。当单独使用抗生素治疗时，能够根除感染的希望很小，因此只有在与患者就治疗目标进行长时间讨论后才能考虑这种选择。接受这种治疗策略的患者要么是无法耐受手术的体质虚弱的患者，要么是已经用尽再次置入假体的手术选择且不想进行关节融合、截肢或关节切除成形术的患者。

可以预见，应用抗生素抑制对高敏感度的病原体的治疗更为成功。而且仅仅当假体固定良好且无不稳定迹象，选择的抗生素可安全长期口服给药，患者有充分的肝肾功能储备，并且患者有能力接受规律的实验室检查以监测长期使用抗生素的安全性和有效性时，才能选择单纯抗生素延长应用抑制疗法。长期抗生素抑制疗法的禁忌证包括影像学上的松动迹象或存在骨髓炎的任何迹象。在这样的情况下，则应考虑选择挽救类手术，这将在本章后面讨论。

7.4　冲洗和清创术

冲洗和清创术（I&D）仍然是治疗急性 PJI 的主要方法。从历史上看，I&D 由 3 种技术组成：关节镜下清创术、不更换假体组件的开放式 I&D 以及更换假体组件的开放式 I&D，即最近被称为 DAIR 的治疗方式。然而，研究表明，无论是关节镜还是开放式 I&D，不更换模块化假体组件都会导致不可接受的高失败率，并导致后续持续感染的翻修手术结果更糟。因此，DAIR 已成为急性发作和晚期血源性 PJI 的推荐治疗方式。总体而言，对于在初次手术后 30 天内发生的术后早期感染，可以考虑将 DAIR 用于 PJI 的治疗。DAIR 的其他适应证包括在诱因事件发生后 3 周内发生的晚期急性血源性 PJI 且出现症状不到 3 周的患者。但 DAIR 手术的成功率各不相同，文献报道其成功率为 0~89%。

冲洗和清创术 – 不更换假体组件

既往，对于经过筛选的合适的 PJI 病例中采取 I&D 术式时，是否需要更换假体的模块化组件（如聚乙烯衬垫）这个问题曾存在争议。但是总体来讲，文献中几乎没有证据专门阐述更换组件的必要性。在 DAIR 手术时更换模块化假体组件会增加新假体组件的费用、增加手术时间和潜在增加的并发症发生率。然而，传统上关节置换术压倒性教条是去除聚乙烯和其他模块化组件对于成功清创并且进入所有关节间室是必需的。鉴于上述信息，关节镜下清创对 PJI 的结果明显比开放式 I&D 差，并且在 PJI 的治疗选择中似乎无足轻重也就不足为奇了。总体而言，不更换聚乙烯组件的 I&D 在 PJI 的整体治疗中发挥很小的作用，并且应尽可能更换假体的模块化组件。

7.5 DAIR

急性发病的 PJI 的标准治疗是切开广泛的 I&D，移除和更换模块化假体组件以及定向抗生素应用。这种治疗策略可以用于急性发作的 PJI（即在假体置入后 30 天内）且假体固定良好而没有软组织缺损的病例。此外，DAIR 也可用于以下情况，即晚期血源性 PJI 且其先决条件是假体固定良好，没有窦道或软组织缺损。移除模块化聚乙烯组件以允许进入关节的其他难以进入的区域，这种方法尤其适用于进入 TKA 术后的膝关节后方关节囊。此外，去除聚乙烯通常可以在聚乙烯垫片下方的胫骨托盘上出现感染的黏性液体聚集，去除聚乙烯垫片后可以清创该液体层并减少关节内的细菌生物负荷。

DAIR 术中进行假体模块化组件更换并且与肠胃外抗生素应用相结合，有助于防止高达 71% 的急性发作感染的感染复发。许多人认为，为了使 DAIR 加模块化假体组件更换的手术成功并根除感染，其感染的病原体必须已知且对口服抗生素药物敏感。正如预期的那样，在那些合并症较少、毒性较低和症状持续时间较短的宿主中，该术式成功率更高。而伴有窦道、软组织覆盖受损和假体松动的病例，对于 DAIR 都是其禁忌证。此外，即使在急性发作或晚期血源性 PJI 的情况下，如果患者表现出血流动力学受损的败血症迹象，则应放弃 DAIR，如果患者在医学上可以耐受，则进行取出全部假体部件的手术。

当然，DAIR 手术可以稍微延迟，以便在手术前对患者全身状况进行适当的优化。术前应尽一切努力纠正任何可立即逆转的患者全身状况和器官功能障碍，包括凝血性疾病、贫血和高血糖。并且应当检查患者的营养状况，并根据需要进行营养补充。待患者全身情况优化后，便可进行细致的手术操作以进行彻底的 DAIR 并同时更换聚乙烯组件。在手术室，皮肤的消毒和准备可以选用含碘伏的乙醇（DuraPrepTM）或者葡萄糖酸氯己定（ChloroPrepTM）。使用这些消毒溶液的原因，是因为它们能抵抗术中血液或冲洗液的稀释冲洗和灭活。此外，几项研究表明，这些药物在减少皮肤细菌数量方面比传统的碘的"油漆"涂层更有效。有研究表明，在减少肩部和足踝手术中皮肤的细菌数量方面，氯己定制剂比碘伏制剂更有效。但是，氯己定制剂可以清除手术部位的标记并影响护皮膜的黏附能力。皮肤准备后，手术部位应覆盖碘浸渍护皮膜以防止细菌的再定植。皮肤消毒完成后，即使周围存在红斑，也应通过与初始手术相同的切口进入关节。瘢痕切除术并不需要常规进行。之后，应打开深筋膜以清理深部创口的空间，并建议从假体周围区域采集至少 5 份有代表性的组织和液体样本，以帮助指导抗生素治疗。这些区域应根据外科医生的决策从最显著感染的区域中取样。区域应包括浅层、深层、假体周围层以及假体组件之间的界面。这些样本应同时用于需氧和厌氧细菌的培养。

在证实为术前急性 PJI 的情况下，不需要停止预防性抗生素的应用。术中获得所需的培养物之后，就可以进行彻底的清创手术，包括去除假体周围坏死的软组织、碎屑、血肿或脓液。之后所有模块化假体组件都会被去除，并继续进一步的清创，尤其是膝关节后方关节囊。接下来，在水泥 – 骨和假体 – 骨界面对假体进行评估，如果假体固定良好，则可以保留假体继续清创。一旦模块化假体组件被去除，则可以随之对所有金属表面进行机械性清创。这一步骤可以使用无菌牙刷或无菌的碘伏消毒刷或氯己定消毒刷来完成。尽管清创水刀（Hydrosurgery）系统（如 VERSAJET，Smith and Nephew，Memphis，TN，USA）等较新的进展可能对物理清创有效，但在关节置换文献中目前还没有评估其有效性的大型长期研究。一旦机械清创成功完成，并且去除了所有模块化假体组件，并且认为植入物在生物力学上稳定，那么外科医生可以通过低压脉冲灌洗，用 9 L 生理盐水对伤口进行大量冲洗和化学清创。在这个阶段，大多数外科医生建议添加一种化学消毒液来增强细菌清除作用。然而，根据最近的美国疾病控制和预防中心（CDC）和世界卫生组织（WHO）指南，不推荐在冲洗液中添加杆菌肽，因为根据文献似乎没有额外的益处，且可能会导致抗生素耐药性的产生。此外，体外研究表明，杆菌肽添加到冲洗液中并没有增加杀菌效力。因为目标是去除任何无法存活的组织，同时稀释细菌生物负载。有研究表明葡萄糖酸氯己定溶液既可作为防腐剂又可作为清洁剂，并且比稀释的聚维酮碘和橄榄皂液更能减少生物体中形成生物膜的细菌生物负荷。然而，其他解决方案，例如稀释的聚维酮碘和醋酸（醋）也显示出益处。与 5 种市售的溶液相比，稀释的聚维酮碘表现出最佳的杀菌组合，同时保持宿主细胞的活力。

其他临床研究表明，使用稀释的优碘可显著降低感染率。反对使用优碘的论点是，它的使用方式不能使其通过干燥来达到其全部杀菌潜力，并且接触血液后将会失活，这使得氯己定在理论上来说更有效。3% 乙酸在 PJI 中用作辅助化学清创时，也被证明是安全有效的，但在其纳入正式推荐方案之前仍需要进行更大规模的比较研究。因此，最佳化学冲洗解决方案仍然未知，应该由外科医生酌情选择。

I&D 后，手术医生应再次检查手术野的组织，如果切口内组织看起来干净且没有坏死组织，则应使用新的手术单、手套、手术衣和器械，并重新置入新的假体组件。然后使用非编织缝合线，如聚二酮缝合线（PDS）和单氯乙烯以分层方式缝合伤口。根据手术医生的判断，可以选择使用引流管与否。目前，对于 DAIR 术后使用万古霉素粉剂或使用可吸收的药物浸渍颗粒或者留置导管关节内抗生素输注等应用方法没有公认的推荐建议方法。所有这些期望增强疗效的方法在文献中都得到了令人鼓舞的结果，但在正式被纳入推荐治疗之前，还需要进行大规模比较研究以进一步确定其疗效（视频 7.1）。

总体而言，文献中 DAIR 的成功率差异很大，范围为 16%~83%。文献中包含最大系列病例的 THA 和 TKA PJI 研究结果显示成功率为 51.8%，最近的系列病例研究显示成功率为 65%，平均随访 38 个月。一些研究试图评估哪些因素可用于预测 DAIR 结合假体部件更换这种术式的成功率。DAIR 失败风险高的患者包括术前红细胞沉降率（ESR）显著升高的患者、耐甲氧西林金黄色葡萄球菌（MRSA）或甲氧西林敏感金黄色葡萄球菌（MSSA）PJI、耐万古霉素肠球菌（VRE）以及症状持续时间 > 21 天的病例。

建议 DAIR 后应使用细菌敏感性胃肠外抗生素应用 2~6 周，然后过渡到口服抗生素。DAIR 后口服抗生素的推荐时间为 THA 后 3 个月和 TKA 后 6 个月，并联合利福平用于葡萄球菌感染的生物膜渗透。不幸的是，DAIR 失败后进行的二期翻修术却显示出更差的临床结果。最近一项研究评估了 216 例 DAIR 患者，其 4 年后的失败率为 57%，年死亡率接近 20%。在 DAIR 失败的患者中，54.1% 进行了二期置换，11.1% 需要截肢，6.4% 进行了融合手术。而其他 28.4% 的初始 DAIR 失败的患者需要多次 I&D 才能成功根除感染。尽管如此，DAIR 仍然是一种有用的技术，应该在适当的临床情况中实施。

7.6 一期关节翻修术

人们普遍认为，慢性和迟发性 PJI（即超过 30 天）的标准治疗通常需要对受感染的植入假体进行取出以达到根除感染的目的。这包括一个阶段或者两个阶段完成的手术及一期翻修或二期翻修。二期翻修置换术被大多数人认为是慢性 PJI 治疗的"金标准"，并且在美国是首选的手术方式，而一期翻修置换术治疗迟发性和慢性 PJI 作为一线治疗方法在欧洲则越来越受欢迎。一期翻修置换术的概念涉及在一次进入手术室的过程中进行了两个手术操作的内容。无论是一期还是二期关节翻修术，其第一步手术步骤是广泛的滑膜切除术和清创术，并最终将受感染的假体取出。对于一期翻修术，随后在同一麻醉时间内用含抗生素骨水泥重新植入新的假体。总的来说，一期翻修的适应证尚存在争议，并且经常在文献中争论不休。尽管如此，仍有最近发表的带有纳入和排除标准的文献报告，可以帮助指导治疗决策。

如果患者是免疫力充分的宿主，并且没有败血症或血流动力学受损的迹象，则可以考虑进行一期翻修。同时必须局部软组织情况良好，可以在术后，并且所需的广泛清创程度不应影响软组织完整闭合。而清创后剩余的骨量必须能够为新的假体置入提供足够的稳定性。感染的病原微生物必须在术前已知，并且低毒力应当较低，并且在手术前已知可用的抗生素敏感性，以进行病原体定向的抗生素应用。相反，感染了毒性较高、耐药或不明病原体的伴有较多内科合并症、免疫功能低下的患者，局部软组织和骨量严重缺损，或失代偿性败血症患者不适合进行一期翻修术。与相关关节相通的窦道或瘘管的存在是否是一期置换的禁忌证目前仍有争议。

通常人们普遍认为窦道长期引流是根除 PJI 不良预后的标志，因此窦道存在被认为是一期置换术的相对禁忌证。尽管有这种认识，仍有研究报告称在出现慢性窦道引流的患者中，通过一期翻修治疗后感染得到治疗。最后，也许是最重要的一点，患者需要有生理储备来接受长时间的翻修手术并耐受全身麻醉，因为一期翻修人工关节置换术可能会耗时很长，并且伴随大量术中失血。

从手术技术角度来看，一期翻修术可分为 4 个不同的阶段：准备、清创、切口临时闭合和新的假体置入。

7.6.1　准备阶段

将患者推进手术室后，正确摆放体位，术区去除体毛备皮。然后用无菌的 0.5% 聚维酮碘或氯己定手术刷结合生理盐水对皮肤进行初步清洗，以去除手术部位的死皮或大面积坏死组织。之后将溶液留在皮肤上至少 3min 以获得最佳效果。接下来，用含有酒精的术前皮肤制剂［即 2% 葡萄糖酸氯己定（CHG）/70% 异丙醇（IPA）制剂］对皮肤进行二次准备。以标准的无菌方式铺巾，并用无菌记号笔标记切口。应尽一切努力使用与先前手术相同的手术切口。然后将准备好的皮肤包裹在抗菌切口贴膜内，目的是沿圆周密封整个四肢。预防性术前抗生素也应根据先前的关节液分析和培养及病原体抗生素敏感性并结合传染病科会诊进行应用。这可以在术中获取样本之前完成，因为在这之前应该已经确定了具体的病原体。

7.6.2　清创阶段

手术应使用扩展切口，最好结合先前手术的切口，并根据外科医生的个人的偏好选择入路方式，辅助入路可以根据需要择机使用，以确保对所涉及感染的关节和周围结构进行充分的显露。在进行逐层分离和关节切开术后，应充分显露假体并进行广泛的软组织清创。这一阶段可以将清创进一步分解为机械清创和化学清创阶段。机械清创首先进行完整的滑膜切除术，并切除任何过度感染 / 坏死的周围软组织和骨骼。但是任何关键的韧带结构应尽力保留以最大限度地提高关节稳定性，但应切除任何严重感染的组织。与肿瘤手术一样，重要的是要形成坏死的游离边缘，以减少细菌的生物负荷并限制可能成为未来感染病灶的失活组织。

接下来，使用假体取出器械取出先前的假体，同时特别注意尽量减少不必要的骨质流失。一旦取出假体，应特别注意对植入物后面的所有软组织进行清创，例如经常被忽视的膝关节后方关节囊。然后应将注意力转向髓腔，目的是去除髓内生物膜和所有剩余的骨水泥（如果存在）。应根据需要进行连续髓内扩髓，以去除阻止进入髓腔远端的硬化骨，直到有健康的出血的松质骨出现。

术中应取至少 5 个部位的组织培养物。在膝关节翻修中，包括滑膜、股骨、胫骨，股骨髓腔和胫骨髓腔样本应从机械清创组织中获取。在髋关节翻修中，应将滑膜、股骨、髋臼、股骨髓腔和髋臼杯背侧的清创组织送去培养。

彻底的机械清创完成后，应使用生理盐水低压脉冲灌洗进行化学清创，其目的是去除无活性的组织，同时稀释细菌生物负载。冲洗液的使用量仍有争议，大多数人使用 6~9 L 和最多 12 L 的溶液，而一些外科医生选择使用含抗生素的溶液。完成大容量灌洗后，下一步是将聚维酮碘水溶液（1% 碘）倒入手术创口内，将其留在原位 5min 以发挥适当的抗菌作用。然后用生理盐水清洗该溶液，直到伤口明显没有含碘溶液。最后需要倒入 100mL 3% 过氧化氢和 100mL 无菌液体的混合物，以去除伤口床上残留的任何松散碎屑，同时提供抗菌溶液。然后再次使用 100mL 无菌水溶液清洗不含过氧化氢的组织。其他可用的冲洗液包括 4% 乙酸、次氯酸钠、和氯己定水溶液。正如前面部分所述，目前并没有比较这些抗菌溶液效果的大型比较研究，因此可以使用这些冲洗液代替聚维酮碘水溶液，或作为化学清创过程中的一个附加步骤，确保在进行下一步过程之前用无菌盐水或水彻底清除灌洗液。

7.6.3 切口临时闭合

清创后经过最终检查，证明伤口术野干净，没有任何残留的坏死碎屑后，手术医生可以进行临时切口的闭合。手术的这一部分基本上与二期翻修术中第一阶段的结束具有相同意义，但并不是完全闭合伤口以备将来返回手术室，而是准备好即将立即重新进入新的关节无菌环境。首先，将聚维酮碘浸泡的纱布填入切口，然后使用连续或间断的尼龙缝合线暂时关闭皮肤。一旦伤口闭合，先前的术区贴膜被移除，新的抗菌贴膜被粘贴在闭合的手术切口的最外层，基本上封闭了无菌环境。其次，保持抗菌贴膜和其下面切口内的碘伏纱布不受干扰，将之前的手术铺巾和任何用过的器械从手术区域中去除。手术室尽可能打扫干净，手术团队脱掉被污染的手术衣。最后，就同开始二期翻修的第二阶段手术一样，手术团队重新刷手和重新穿手术衣，重新用消毒液进行皮肤的准备和消毒。使用新的手术单重新铺巾，打开新的未使用过的无菌器械，就像开始一个全新的手术一样。

7.6.4 新的假体置入

新的手术野准备好之后，拆下缝线，取出碘伏纱布，然后用 1 L 生理盐水清洗伤口以去除伤口上残留的碘。然后准备好骨床以安装新的假体。与所有翻修 TKA 一样，可能需要限制型假体和带延长杆的假体组

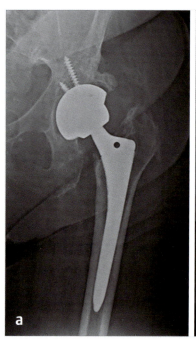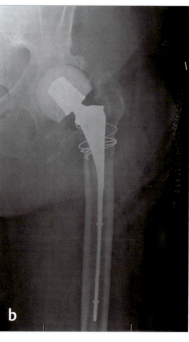

图 7.1 （a，b）PJI 术前和术后 X 线片，显示应用大粗隆延长截骨术取出骨长入型假体柄，并使用 3 根钛揽固定截骨块和 Spacer

件以及 Cone 和 Sleeve。对于翻修 THA，则可能需要 Jumbo 杯、Cage、双动关节和翻修股骨柄。在取出固定良好的股骨柄的过程中，如果选择大粗隆延长截骨术，则可以使用钛揽捆扎或钢丝固定截骨后的大转子骨块（图 7.1）。置入假体试模后，将骨床进行清洁和干燥准备用于新的假体置入。新假体可以使用含抗生素的骨水泥固定，而任何骨移植物都应与万古霉素粉结合。抗生素骨水泥硬化后，应对伤口进行最后一次冲洗。如果再次置入假体时不使用骨水泥，有报道称可以在骨－假体界面结合使用抗生素洗脱可吸收硫酸钙珠粒或使用关节内输注抗生素。是否使用引流管可以由手术医生自行决定，并使用非编织缝合线以标准分层方式闭合伤口。

7.6.5 一期翻修术的治疗结果

最近对 PJI 一期与两期翻修置换术的系统综述显示，一期翻修术的再感染率在 4%~8% 之间。在这些系统评价出现之前，关节感染一期翻修术的成功率在文献中差异很大。当深入研究结果时，与 TKA 相比，髋关节 PJI 的一期翻修术的再感染率似乎相对较低。Raut 等在 7 年的随访中证明了 183 例感染的 THA 的根除率为 84%，随后对其中 57 名接受一期翻修的存在窦道的患者进行了亚组分析，感染根除率为 86%。在一项随访时间更长的研究中，Ure 等报告了 20 名 THA PJI 患者接受了一期翻修术治疗，并在 11 年内没有再感染的情况发生。在另一项为期 10 年的随访研究中，Callaghan 等同样证明 24 名 THA 患者的结果良好，再感染率为 8.3%。在 2014 年对 THA 的系统评价中，一期和二期翻修术的结果相似。

对于 TKA，一期翻修的结果差异更大，在随访时间更长的研究中总体趋势是再感染率更高。例如，一项为期 2 年的随访研究表明感染根除率为 100%，而一项为期 10 年的随访表明感染根除率为 64%。

Göksan 和 Freeman 的其他研究表明，5 年后治疗成功率为 95%，而 Soudry 等报告了 8 年随访后的感染根除率为 80%。尽管有这些不同的结果，但 2016 年的两项系统性综述表明从已发表文献报道的再感染比例来看，一期与二期翻修中再感染率没有显著差异。

7.6.6 PJI 的二期翻修术

尽管一期翻修关节置换术在欧洲和美国越来越受欢迎，但在美国和世界各地，二期翻修关节置换术仍然被广泛接受为治疗慢性 PJI 的标准治疗方式。Insall 等在 1983 年首次描述了二期翻修置换技术，用于治疗感染的全膝关节。目前，二期翻修的适应证是关节置换术后慢性感染并伴有窦道形成、严重的软组织和 / 或骨缺损、活动性脓毒症、毒性病原体、耐药菌、真菌或未知病原体的患者，或既往 DAIR 或一期翻修失败。此外，对于不符合一期翻修的严格纳入标准的患者，尤其是免疫功能低下或营养状况差的内科合并症宿主，并且在全身情况不适合进行冗长的一期翻修术，则应使用二期翻修术作为一线治疗方式。

7.6.7 第一阶段：清创并置入抗生素间隔块

二期翻修的第一阶段类似于一期翻修的第一部分手术，许多原理是相同的。首先从关节中去除所有异物和假体，然后对所有无活性的软组织、骨骼和滑膜进行广泛的清创。髓腔内也应彻底清创。应当获取深部组织 5 个部位的培养组织，包括来自髓腔内的物质。化学清创也应当按照先前描述的方法进行。一旦关节内组织的边缘已经没有坏死组织存在，就可以置入含有抗生素的骨水泥间隔器（关节型间隔器或静态间隔块）。

虽然膝关节静态间隔块的制作方法有很多种（图 7.2），但其中一种技术是使用两根 3mm Steinman 针放置在股骨和胫骨髓腔内，两根针在关节间隙重叠，然后使用含抗生素的骨水泥间隔块连接并填充关节间隙。骨水泥间隔块的形状适合股骨和胫骨表面之间，确保软组织适当张力，这将有助于第二阶段的假体再置入。完成关节间隙内适当的填充后，可以将更多的含有抗生素的骨水泥放置在髌上囊中，以防止股四头肌腱在股骨表面形成瘢痕。其他固定选择包括胫骨/肱骨钉和外固定架杆。

关于间隔器抗生素骨水泥制备方法目前尚未达成共识；然而，通常需要 2~3 袋 40g 的骨水泥，每 40g 骨水泥应用 1~4g 万古霉素，每 40g 骨水泥应用 2.4~4.8g 庆大霉素或妥布霉素。目标是让抗生素骨水泥间隔块具有充分的抗生素浓度以向手术区域释放足够高剂量以杀死细菌，同时又足够低以不破坏骨水泥的机械性能或引起全身并发症。

制作关节型间隔器的技术有许多种（图 7.3），包括水泥对水泥和金属对聚乙烯。水泥－水泥关节型间隔器有预制型间隔器或术中模制作的间隔器。市场上可以获取到各种间隔器制作模具，并有各种尺寸和大小。定制的模具可以在术中使用与原始假体相同尺寸的标准 TKA 临时部件组装。骨水泥中预栽有先前提到的标准浓度的万古霉素或庆大霉素。一旦选择了合适尺寸的模具，在面团后期将骨水泥倒入模具中并静置直至实现聚合反应。还有多家公司生产的预成型抗生素骨水泥间隔器。使用预制或模具成型的关节型间隔器时，通常首先置入胫骨组件并用另一包抗生素骨水泥固定间隔器。应尽一切努力维持关节线。其次将股骨间隔器组件黏合固定到位。术中目标应该是使用另一包骨水泥将骨水泥垫片适当地黏附到骨表面，同时避免骨

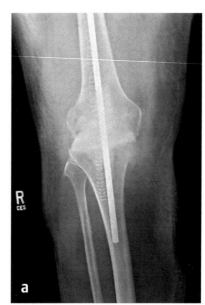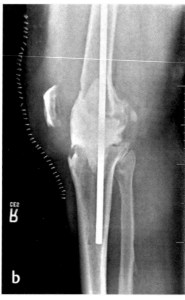

图 7.2 （a，b）影像学显示二期翻修关节置换术放置的用于治疗假体周围关节感染的膝关节抗生素骨水泥静态间隔器

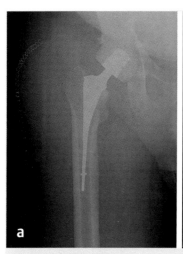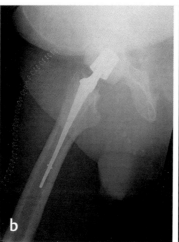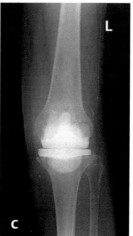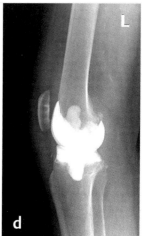

图 7.3 二期翻修关节置换术因假体周围感染而在取出假体后植入的髋关节（a，b）和膝关节（c，d）关节型间隔器的影像学示例

水泥过度渗入残留骨表面造成的潜在骨量缺损的风险。同时可以用3mm克氏针包裹抗生素骨水泥充当髓内杆与关节型间隔器连接，可以增加髓腔内抗生素的浓度并同时增加关节型间隔器的稳定性。

此外，可以使用新的股骨假体和全聚乙烯胫骨假体作为关节垫片，并添加将抗生素输送到髓腔内的销钉（视频7.2）。PROSTALAC®系统是关节型间隔器的另一种选择，它由股骨和胫骨组件组成，每个组件都包含预填充抗生素的骨水泥。股骨侧组件有双髁型金属外壳和胫骨侧的聚乙烯组件相关节，胫骨侧以后稳定（PS）方式形成稳定。在股骨侧，有一个横联连接关节面的两半，作为PS设计中的凸轮机构。在胫骨侧有一个抗生素骨水泥立柱，它像任何其他PS膝关节一样与凸轮咬合。并且这些间隔器有不同的尺寸和厚度。

使用关节型间隔器的论据是能够维持临时的关节运动、防止TKA术后伸肌装置的挛缩并保留再次植入假体的潜力，所有这些都是为了改善术后的关节功能。尽管有这些理论上的优势，但系统性回顾却显示术后功能评分相当，因此可以由治疗的手术医生自行决定。一旦置入间隔器，软组织和皮肤就会用非编织缝合线闭合。术后，除了骨水泥内的局部抗生素，还在静脉内给予全身抗生素。与往常一样，应通过传染病专科会诊确定针对感染病原体定制的抗生素应用方案。

7.6.8 第二阶段：假体再置入

术后静脉应用抗生素6~8周后，可以考虑在2周抗生素假期（停用抗生素两周）后进行再次的假体置入术。患者完成抗生素治疗后，当伤口愈合良好，并且通过血清ESR和C-反应蛋白（CRP）和/或关节液评估确认感染得到控制后，手术医生可以进行第二阶段或假体再次植入阶段的手术。如果ESR和CRP升高，和/或伤口出现感染，则患者应接受再次的I&D和抗生素骨水泥间隔器更换手术。不幸的是，行二次假体置入的最佳时机仍然未知，目前文献中没有指导治疗的"金标准"。虽然有多项通过评估血清标志物（如ESR和CRP）确定最佳再次置入假体时机的研究，但并没有确定这些指标的界限。总体而言，大多数外科医生在进行假体再置入之前参考ESR和CRP的下降趋势。关节滑液分析也显示出类似的问题，因为假体再植入前细胞计数、细菌培养和生物标志物的结果可能出现相互矛盾。总体而言，由于没有明确的指标来指导再置入的时机，因此应基于感染的临床症状的缓解、血清学标志物的下降趋势以及滑液分析的结果。

与患者沟通假体再置入时，外科医生应征得患者同意，进行假体再置入以及可能仍然需要进行的I&D和重复抗生素骨水泥间隔器置入。进行关节切开后，如果组织学上每个高倍镜视野中有超过5个多形核细胞，或者关节在术中仍然出现严重感染，则患者应进行重复I&D和抗生素间隔器的更换，并进行另一轮系统性抗生素应用。如果关节没有出现感染，第二阶段需要取出抗生素骨水泥间隔器，重复I&D并重新置入髋关节或膝关节置换的假体，类似于一期翻修关节置换术的后半部分。

7.6.9 二期翻修术的临床疗效

与一期翻修的手术成功率一样，文献中报道的二期翻修术的成功率各不相同，感染根除率从66%到95%不等。已经有许多关于一期和二期翻修术的感染根除率等效的研究报告；然而，这些研究在临床上难以解释。不同研究之间存在许多不一致的地方，包括样本量、手术技术、随访时间和治疗成功的定义。此外，虽然感染控制是PJI治疗的主要关注点，但还有其他需要考虑的结果。对一期翻修的初步研究表明，在死亡率、功能评分和医疗成本方面取得了优异的结果，因此这也引发了一期翻修新的流行趋势。这些近期的研究结果由于恰当选择了手术适应证的患者，因此获得良好的效果，但是基于这些有限的研究数据就做出确定的治疗方式选择仍然为时尚早。其中许多问题有望在不久的将来得到解答，因为欧洲和北美洲正在进行两项前瞻性随机对照试验，比较一期和二期翻修术的疗效。

7.7　PJI 的挽救性手术

关节融合术、截肢术和关节切除成形术是当持续性或复发性 PJI 患者不再适合进行成功的假体再置入术时的 3 种主要挽救性治疗选择。上述每个手术的适应证都是个性化的，且有争议的。

关节融合术和截肢术之间的选择仍在文献中争论不休，这类人群的手术决策目前尚未达成共识。与关节融合术相比，骨量不足和软组织覆盖缺失的患者可能更适合截肢术。但是，如果这两种手术都可行，一项荟萃分析表明，膝关节融合术在治疗膝关节假体周围感染的二期翻修术失败后为患者提供了最高的预期生活质量。另一项研究表明，接受融合术的患者与接受膝上截肢的患者相比有更好的功能，而截肢术其功能预后差且死亡率高。但另一种观点是截肢术提供了更大的重建能力，可以使用外部假肢代替膝关节功能。然而，由于大多数接受下肢关节置换术的患者都是老年人，因此需要考虑外部假肢的实际使用情况，因为年龄可能与假肢使用成反比。

对于 PJI 多轮治疗失败后无法再次置入假体的患者，关节切除成形术是另一种挽救手术的选择。这种选择仍然通过 I&D 控制感染，但不置入假体，试图避免截肢的需要。该手术的目标是以牺牲关节功能、肢体缩短和潜在的不稳定为代价来控制感染和维持手术肢体的完整。治疗的功能结果可以接受，74% 的患者表示满意，90% 的患者能够行走，尽管需要某种形式的助行器辅助步行。然而，最近一项研究显示，THA PJI 术后接受 Girdlestone 关节成形术作为挽救手术的患者与下肢截肢患者相比，关节切除术的患者报告疗效评分较低。总体而言，具体的手术选择需要针对患者具体情况进行个体化选择，并取决于清创后剩余的骨量是否足够、是否有任何持续的软组织感染、THA 术后是否有外展肌无力、患者的临床状态和患者的个人的意愿。

7.8　结论

临床上，髋关节和膝关节置换术后的关节假体周围感染仍然是一个很棘手的问题。对于 PJI 的治疗，手术几乎是绝大多数的选择，并且有多种术式可供选择。治疗的目标是根除感染、最大限度地发挥功能并降低患者的并发症发生率。本章讨论的手术选择，对于上述每个目标都有不同的成功率，至关重要的是手术医生需要了解自己的每一个手术选择以及它将如何影响患者的最终结果。选择合适的手术方案是基于对感染的长期性、感染病原体的特征、肢体局部的情况以及患者的整体临床状况和意愿的透彻了解。

参考文献

[1] Kuzyk PR, Dhotar HS, Sternheim A, Gross AE, Safir O, Backstein D. Two-stage revision arthroplasty for management of chronic periprosthetic hip and knee infection: techniques, controversies, and outcomes. J Am Acad Orthop Surg. 2014; 22(3):153–164.

[2] Donlan RM. Biofilms: microbial life on surfaces. Emerg Infect Dis. 2002; 8(9):881–890.

[3] Osmon DR, Berbari EF, Berendt AR, et al. Infectious Diseases Society of America. Diagnosis and management of prosthetic joint infection: clinical practice guidelines by the Infectious Diseases Society of America. Clin Infect Dis. 2013; 56(1):e1–e25.

[4] Della Valle C, Parvizi J, Bauer TW, et al. American Academy of Orthopaedic Surgeons. American Academy of Orthopaedic Surgeons clinical practice guideline on: the diagnosis of periprosthetic joint infections of the hip and knee. J Bone Joint Surg Am. 2011; 93(14):1355–1357.

[5] Zmistowski B, Della Valle C, Bauer TW, et al. Diagnosis of periprosthetic joint infection. J Orthop Res. 2014; 32 Suppl 1:S98–S107.

[6] Koyonos L, Zmistowski B, Della Valle CJ, Parvizi J. Infection control rate of irrigation and débridement for periprosthetic joint infection. Clin Orthop Relat Res. 2011; 469(11):3043–3048.

[7] Archer NK, Mazaitis MJ, Costerton JW, Leid JG, Powers ME, Shirtliff ME. Staphylococcus aureus biofilms:properties, regulation, and roles in human disease. Virulence. 2011; 2(5):445–459.

[8] Ramage G, Tunney MM, Patrick S, Gorman SP, Nixon JR. Formation of Propionibacterium acnes biofilms on orthopaedic biomaterials and their

susceptibility to antimicrobials. Biomaterials. 2003; 24(19):3221–3227.

[9] Abblitt WP, Ascione T, Bini S, et al. Hip and knee section, outcomes: Proceedings of International Consensus on Orthopedic Infections. J Arthroplasty. 2019; 34 2S:S487–S495.

[10] Tsukayama DT, Goldberg VM, Kyle R. Diagnosis and management of infection after total knee arthroplasty. J Bone Joint Surg Am. 2003; 85-A Suppl 1:S75–S80.

[11] Qasim SN, Swann A, Ashford R. The DAIR (debridement, antibiotics and implant retention) procedure for infected total knee replacement—a literature review. SICOT J. 2017; 3:2.

[12] Odum SM, Fehring TK, Lombardi AV, et al. Periprosthetic Infection Consortium. Irrigation and debridement for periprosthetic infections: does the organism matter? J Arthroplasty. 2011; 26(6) Suppl:114–118.

[13] Romanò CL, Manzi G, Logoluso N, Romanò D. Value of debridement and irrigation for the treatment of periprosthetic infections. A systematic review. Hip Int. 2012; 22 Suppl 8:S19–S24.

[14] Byren I, Bejon P, Atkins BL, et al. One hundred and twelve infected arthroplasties treated with "DAIR" (debridement, antibiotics and implant retention): antibiotic duration and outcome. J Antimicrob Chemother. 2009; 63(6):1264–1271.

[15] Giulieri SG, Graber P, Ochsner PE, Zimmerli W. Management of infection associated with total hip arthroplasty according to a treatment algorithm. Infection. 2004; 32(4):222–228.

[16] Sukeik M, Patel S, Haddad FS. Aggressive early débridement for treatment of acutely infected cemented total hip arthroplasty. Clin Orthop Relat Res. 2012; 470(11):3164–3170.

[17] Laffer RR, Graber P, Ochsner PE, Zimmerli W. Outcome of prosthetic knee-associated infection: evaluation of 40 consecutive episodes at a single centre. Clin Microbiol Infect. 2006; 12(5):433–439.

[18] Waldman BJ, Hostin E, Mont MA, Hungerford DS. Infected total knee arthroplasty treated by arthroscopic irrigation and débridement. J Arthroplasty. 2000; 15(4):430–436.

[19] Tsukayama DT, Estrada R, Gustilo RB. Infection after total hip arthroplasty: a study of the treatment of one hundred and six infections. J Bone Joint Surg Am. 1996; 78(4):512–523.

[20] Zimmerli W, Trampuz A, Ochsner PE. Prosthetic-joint infections. N Engl J Med. 2004; 351(16):1645–1654.

[21] McPherson EJ, Tontz W, Jr, Patzakis M, et al. Outcome of infected total knee utilizing a staging system for prosthetic joint infection. Am J Orthop. 1999; 28(3):161–165.

[22] McPherson EJ, Woodson C, Holtom P, Roidis N, Shufelt C, Patzakis M. Periprosthetic total hip infection: outcomes using a staging system. Clin Orthop Relat Res. 2002(403):8–15.

[23] Buller LT, Sabry FY, Easton RW, Klika AK, Barsoum WK. The preoperative prediction of success following irrigation and debridement with polyethylene exchange for hip and knee prosthetic joint infections. J Arthroplasty. 2012; 27(6):857–64.e1, 4.

[24] Schwechter EM, Folk D, Varshney AK, Fries BC, Kim SJ, Hirsh DM. Optimal irrigation and debridement of infected joint implants: an in vitro methicillin-resistant Staphylococcus aureus biofilm model. J Arthroplasty. 2011; 26(6) Suppl:109–113.

[25] Zimmerli W, Widmer AF, Blatter M, Frei R, Ochsner PE, Foreign-Body Infection (FBI) Study Group. Role of rifampin for treatment of orthopedic implant-related staphylococcal infections: a randomized controlled trial. JAMA. 1998; 279(19):1537–1541.

[26] El Helou OC, Berbari EF, Lahr BD, et al. Efficacy and safety of rifampin containing regimen for staphylococcal prosthetic joint infections treated with debridement and retention. Eur J Clin Microbiol Infect Dis. 2010; 29(8):961–967.

[27] Haasper C, Buttaro M, Hozack W, et al. Irrigation and debridement. J Arthroplasty. 2014; 29(2) Suppl:100–103.

[28] Johnson AJ, Kapadia BH, Daley JA, Molina CB, Mont MA. Chlorhexidine reduces infections in knee arthroplasty. J Knee Surg. 2013; 26(3):213–218.

[29] Gilliam DL, Nelson CL. Comparison of a one-step iodophor skin preparation versus traditional preparation in total joint surgery. Clin Orthop Relat Res. 1990(250):258–260.

[30] Jacobson C, Osmon DR, Hanssen A, et al. Prevention of wound contamination using DuraPrep solution plus Ioban 2 drapes. Clin Orthop Relat Res. 2005; 439(439):32–37.

[31] Savage JW, Weatherford BM, Sugrue PA, et al. Efficacy of surgical preparation solutions in lumbar spine surgery. J Bone Joint Surg Am. 2012; 94(6):490–494.

[32] Saltzman MD, Nuber GW, Gryzlo SM, Marecek GS, Koh JL. Efficacy of surgical preparation solutions in shoulder surgery. J Bone Joint Surg Am. 2009; 91(8):1949–1953.

[33] Ostrander RV, Botte MJ, Brage ME. Efficacy of surgical preparation solutions in foot and ankle surgery. J Bone Joint Surg Am. 2005; 87(5):980–985.

[34] French ML, Eitzen HE, Ritter MA. The plastic surgical adhesive drape: an evaluation of its efficacy as a microbial barrier. Ann Surg. 1976; 184(1):46–50.

[35] Atkins BL, Athanasou N, Deeks JJ, et al. The OSIRIS Collaborative Study Group. Prospective evaluation of criteria for microbiological diagnosis of prosthetic-joint infection at revision arthroplasty. J Clin Microbiol. 1998; 36(10):2932–2939.

[36] Ghanem E, Parvizi J, Clohisy J, Burnett S, Sharkey PF, Barrack R. Perioperative antibiotics should not be withheld in proven cases of periprosthetic infection. Clin Orthop Relat Res. 2007; 461:44–47.

[37] Chung AS, Niesen MC, Graber TJ, et al. Two-stage debridement with prosthesis retention for acute periprosthetic joint infections. J Arthroplasty. 2019; 34(6):1207–1213.

[38] Leary JT, Werger MM, Broach WH, et al. Complete eradication of biofilm from orthopedic materials. J Arthroplasty. 2017; 32(8):2513–2518.

[39] Oosthuizen B, Mole T, Martin R, Myburgh JG. Comparison of standard surgical debridement versus the VERSAJET Plus ™ Hydrosurgery system in the treatment of open tibia fractures: a prospective open label randomized controlled trial. Int J Burns Trauma. 2014; 4(2):53–58.

[40] World Health Organization. Global Guidelines for the Prevention of Surgical Site Infection; 2016.

[41]Berríos-Torres SI, Umscheid CA, Bratzler DW, et al. Healthcare Infection Control Practices Advisory Committee. Centers for Disease Control and Prevention Guideline for the Prevention of Surgical Site Infection, 2017. JAMA Surg. 2017; 152(8):784–791.

[42]NICE Guideline Updates Team (UK). Surgical site infections: prevention and treatment. London: National Institute for Health and Care Excellence (UK); April 2019.

[43]Goswami K, Cho J, Foltz C, et al. Polymyxin and bacitracin in the irrigation solution provide no benefit for bacterial killing in vitro. J Bone Joint Surg Am. 2019;101(18):1689–1697.

[44]Anglen JO, Gainor BJ, Simpson WA, Christensen G. The use of detergent irrigation for musculoskeletal wounds. Int Orthop. 2003; 27(1):40–46.

[45]Conroy BP, Anglen JO, SimpsonWA, et al. Comparison of castile soap, benzalkonium chloride, and bacitracin as irrigation solutions for complex contaminated orthopaedic wounds. J Orthop Trauma. 1999; 13(5):332–337.

[46]Whiteside LA. Prophylactic peri-operative local antibiotic irrigation. Bone Joint J. 2016; 98-B(1) Suppl A:23–26.

[47]Frisch NB, Kadri OM, Tenbrunsel T, Abdul-Hak A, Qatu M, Davis JJ. Intraoperative chlorhexidine irrigation to prevent infection in total hip and knee arthroplasty. Arthroplast Today. 2017; 3(4):294–297.

[48]Edmiston CE, Jr, Bruden B, Rucinski MC, Henen C, Graham MB, Lewis BL. Reducing the risk of surgical site infections: does chlorhexidine gluconate provide a risk reduction benefit? Am J Infect Control. 2013; 41(5)Suppl:S49–S55.

[49]Smith DC, Maiman R, Schwechter EM, Kim SJ, Hirsh DM. Optimal irrigation and debridement of infected total joint implants with chlorhexidine gluconate. J Arthroplasty. 2015; 30(10):1820–1822.

[50]van Meurs SJ, Gawlitta D, Heemstra KA, Poolman RW, Vogely HC, Kruyt MC. Selection of an optimal antiseptic solution for intraoperative irrigation: an in vitro study. J Bone Joint Surg Am. 2014; 96(4):285–291.

[51]Brown NM, Cipriano CA, Moric M, Sporer SM, Della Valle CJ. Dilute betadine lavage before closure for the prevention of acute postoperative deep periprosthetic joint infection. J Arthroplasty. 2012; 27(1):27–30.

[52]Hofmann KJ, Hayden BL, Kong Q, Pevear ME, Cassidy C, Smith EL. Triple prophylaxis for the prevention of surgical site infections in total joint arthroplasty. Curr Orthop Pract. 2017; 28(1):66–69.

[53]Larson E. Guideline for use of topical antimicrobial agents. Am J Infect Control. 1988; 16(6):253–266.

[54]Tsang STJ, Gwynne PJ, Gallagher MP, Simpson AHRW. The biofilm eradication activity of acetic acid in the management of periprosthetic joint infection. Bone Joint Res. 2018; 7(8):517–523.

[55]Williams RL, Ayre WN, Khan WS, Mehta A, Morgan-Jones R. Acetic acid as part of a debridement protocol during revision total knee arthroplasty. J Arthroplasty. 2017; 32(3):953–957.

[56]Katakam A, Melnic CM, Bedair HS. Dual surgical setup may improve infection control rate of debridement and implant retention procedures for periprosthetic infections of the hip and knee. J Arthroplasty. 2020:S0883–5403(20)30456–3.

[57]Whiteside LA, Nayfeh TA, LaZear R, Roy ME. Reinfected revised TKA resolves with an aggressive protocol and antibiotic infusion. Clin Orthop Relat Res. 2012; 470(1):236–243.

[58]Fukagawa S, Matsuda S, Miura H, Okazaki K, Tashiro Y, Iwamoto Y. High-dose antibiotic infusion for infected knee prosthesis without implant removal. J Orthop Sci. 2010; 15(4):470–476.

[59]Tintle SM, Forsberg JA, Potter BK, Islinger RB, Andersen RC. Prosthesis retention, serial debridement, and antibiotic bead use for the treatment of infection following total joint arthroplasty. Orthopedics. 2009; 32(2):87.

[60]Kuiper JWP, Brohet RM, Wassink S, van den Bekerom MPJ, Nolte PA, Vergroesen DA. Implantation of resorbable gentamicin sponges in addition to irrigation and debridement in 34 patients with infection complicating total hip arthroplasty. Hip Int. 2013; 23(2):173–180.

[61]Riesgo AM, Park BK, Herrero CP, Yu S, Schwarzkopf R, Iorio R. Vancomycin povidone-iodine protocol improves survivorship of periprosthetic joint infection treated with irrigation and debridement. J Arthroplasty. 2018; 33(3):847–850.

[62]Klare CM, Fortney TA, Kahng PW, Cox AP, Keeney BJ, Moschetti WE. Prognostic factors for success after irrigation and debridement with modular component exchange for infected total knee arthroplasty. J Arthroplasty. 2018; 33(7):2240–2245.

[63]Duque AF, Post ZD, Lutz RW, Orozco FR, Pulido SH, Ong AC. Is there still a role for irrigation and debridement with liner exchange in acute periprosthetic total knee infection? J Arthroplasty. 2017; 32(4):1280–1284.

[64]Deirmengian C, Greenbaum J, Lotke PA, Booth RE, Jr, Lonner JH. Limited success with open debridement and retention of components in the treatment of acute Staphylococcus aureus infections after total knee arthroplasty. J Arthroplasty. 2003; 18(7) Suppl 1:22–26.

[65]Hartman MB, Fehring TK, Jordan L, Norton HJ. Periprosthetic knee sepsis: the role of irrigation and debridement. Clin Orthop Relat Res. 1991(273):113–118.

[66]Mont MA, Waldman B, Banerjee C, Pacheco IH, Hungerford DS. Multiple irrigation, debridement, and retention of components in infected total knee arthroplasty. J Arthroplasty. 1997; 12(4):426–433.

[67]Bradbury T, Fehring TK, Taunton M, et al. The fate of acute methicillin-resistant Staphylococcus aureus periprosthetic knee infections treated by open debridement and retention of components. J Arthroplasty. 2009; 24(6) Suppl:101–104.

[68]Azzam KA, Seeley M, Ghanem E, Austin MS, Purtill JJ, Parvizi J. Irrigation and debridement in the management of prosthetic joint infection: traditional indications revisited. J Arthroplasty. 2010; 25(7):1022–1027.

[69]Gardner J, Gioe TJ, Tatman P. Can this prosthesis be saved?: implant salvage attempts in infected primary TKA. Clin Orthop Relat Res. 2011; 469(4):970–976.

[70]Brandt CM, Sistrunk WW, Duffy MC, et al. Staphylococcus aureus prosthetic joint infection treated with debridement and prosthesis retention. Clin Infect Dis. 1997; 24(5):914–919.

[71]Urish KL, Bullock AG, Kreger AM, Shah NB, Jeong K, Rothenberger SD, Infected Implant Consortium. A multicenter study of irrigation and debridement in total knee arthroplasty periprosthetic joint infection: treatment failure is high. J Arthroplasty. 2018; 33(4):1154–1159.

[72]Hsieh PH, Huang KC, Lee PC, Lee MS. Two-stage revision of infected hip arthroplasty using an antibioticloaded spacer: retrospective comparison between short-term and prolonged antibiotic therapy. J Antimicrob Chemother. 2009; 64(2):392–397.

[73] Bori G, Navarro G, Morata L, Fernández-Valencia JA, Soriano A, Gallart X. Preliminary results after changing from two-stage to one-stage revision arthroplasty protocol using cementless arthroplasty for chronic infected hip replacements. J Arthroplasty. 2018; 33(2):527–532.

[74] Parvizi J, Gehrke T, Chen AF. Proceedings of the International Consensus on Periprosthetic Joint Infection. Bone Joint J 2013;95-b(11):1450–1452.

[75] George DA, Haddad FS. One-stage exchange arthroplasty: a surgical technique update. J Arthroplasty. 2017; 32 9S:S59–S62.

[76] George DA, Khan M, Haddad FS. Periprosthetic joint infection in total hip arthroplasty: prevention and management. Br J Hosp Med (Lond). 2015; 76(1):12–17.

[77] George DA, Konan S, Haddad FS. Single-stage hip and knee exchange for periprosthetic joint infection. J Arthroplasty. 2015; 30(12):2264–2270.

[78] Oussedik SIS, Dodd MB, Haddad FS. Outcomes of revision total hip replacement for infection after grading according to a standard protocol. J Bone Joint Surg Br. 2010; 92(9):1222–1226.

[79] Raut VV, Siney PD, Wroblewski BM. One-stage revision of infected total hip replacements with discharging sinuses. J Bone Joint Surg Br. 1994; 76(5):721–724.

[80] Parkinson RW, Kay PR, Rawal A. A case for one-stage revision in infected total knee arthroplasty? Knee. 2011; 18(1):1–4.

[81] Gehrke T, Zahar A, Kendoff D. One-stage exchange: it all began here. Bone Joint J. 2013; 95-B(11) Suppl A:77–83.

[82] Gulhane S, Vanhegan IS, Haddad FS. Single stage revision: regaining momentum. J Bone Joint Surg Br. 2012; 94(11) Suppl A:120–122.

[83] Hemani ML, Lepor H. Skin preparation for the prevention of surgical site infection: which agent is best? Rev Urol. 2009; 11(4):190–195.

[84] Tetreault MW, Wetters NG, Aggarwal V, Mont M, Parvizi J, Della Valle CJ. The Chitranjan Ranawat Award: should prophylactic antibiotics be withheld before revision surgery to obtain appropriate cultures? Clin Orthop Relat Res. 2014; 472(1):52–56.

[85] Chang FY, Chang MC, Wang ST, Yu WK, Liu CL, Chen TH. Can povidone-iodine solution be used safely in a spinal surgery? Eur Spine J. 2006; 15(6):1005–1014.

[86] Milstone AM, Passaretti CL, Perl TM. Chlorhexidine: expanding the armamentarium for infection control and prevention. Clin Infect Dis. 2008; 46(2):274–281.

[87] Ji B, Wahafu T, Li G, et al. Single-stage treatment of chronically infected total hip arthroplasty with cementless reconstruction: results in 126 patients with broad inclusion criteria. Bone Joint J. 2019; 101-B(4):396–402.

[88] Winkler H, Stoiber A, Kaudela K, Winter F, Menschik F. One stage uncemented revision of infected total hip replacement using cancellous allograft bone impregnated with antibiotics. J Bone Joint Surg Br. 2008; 90(12):1580–1584.

[89] Whiteside LA, Roy ME, Nayfeh TA. Intra-articular infusion: a direct approach to treatment of infected total knee arthroplasty. Bone Joint J. 2016; 98-B(1) Suppl A:31–36.

[90] Kallala R, Haddad FS. Hypercalcaemia following the use of antibiotic-eluting absorbable calcium sulphate beads in revision arthroplasty for infection. Bone Joint J. 2015; 97-B(9):1237–1241.

[91] Whiteside LA, Roy ME. One-stage revision with catheter infusion of intraarticular antibiotics successfully treats infected THA. Clin Orthop Relat Res. 2017; 475(2):419–429.

[92] Nagra NS, Hamilton TW, Ganatra S, Murray DW, Pandit H. One-stage versus two-stage exchange arthroplasty for infected total knee arthroplasty: a systematic review. Knee Surg Sports Traumatol Arthrosc. 2016; 24(10):3106–3114.

[93] Kunutsor SK, Whitehouse MR, Lenguerrand E, Blom AW, Beswick AD, INFORM Team. Re-infection outcomes following one- and two-stage surgical revision of infected knee prosthesis: a systematic review and metaanalysis. PLoS One. 2016; 11(3):e0151537.

[94] Kunutsor SK, Whitehouse MR, Blom AW, Beswick AD, INFORM Team. Re-infection outcomes following oneand two-stage surgical revision of infected hip prosthesis: a systematic review and meta-analysis. PLoS One. 2015; 10(9):e0139166.

[95] Raut VV, Siney PD, Wroblewski BM. One-stage revision of total hip arthroplasty for deep infection: longterm followup. Clin Orthop Relat Res. 1995(321):202–207.

[96] Ure KJ, Amstutz HC, Nasser S, Schmalzried TP. Direct-exchange arthroplasty for the treatment of infection after total hip replacement: an average ten-year follow-up. J Bone Joint Surg Am. 1998; 80(7):961–968.

[97] Callaghan JJ, Katz RP, Johnston RC. One-stage revision surgery of the infected hip: a minimum 10-year followup study. Clin Orthop Relat Res. 1999(369):139–143.

[98] Leonard HAC, Liddle AD, Burke O, Murray DW, Pandit H. Single- or two-stage revision for infected total hip arthroplasty? A systematic review of the literature. Clin Orthop Relat Res. 2014; 472(3):1036–1042.

[99] Lu H, Kou B, Lin J. [One-stage reimplantation for the salvage of total knee arthroplasty complicated by infection]. ZhonghuaWai Ke Za Zhi. 1997; 35(8):456–458. [Chinese journal of surgery].

[100] Von Foerster G, Kluber D, Kabler U. Mid- to long-term results after treatment of 118 cases of periprosthetic infections after knee joint replacement using one-stage exchange arthroplasty]. Orthopade. 1991; 20(3):244–252.

[101] Göksan SB, Freeman MAR. One-stage reimplantation for infected total knee arthroplasty. J Bone Joint Surg Br. 1992; 74(1):78–82.

[102] Soudry M, Greental A, Nierenberg G, Falah M. One and two-stage revision surgery in infected total knee arthroplasty. Orthopaedic Proceedings.. 2005; 87B(Supp3):389.

[103] Engesæter LB, Dale H, Schrama JC, Hallan G, Lie SA. Surgical procedures in the treatment of 784 infected THAs reported to the Norwegian Arthroplasty Register. Acta Orthop. 2011; 82(5):530–537.

[104] Cooper HJ, Della Valle CJ. The two-stage standard in revision total hip replacement. Bone Joint J. 2013; 95-B (11) Suppl A:84–87.

[105] Azzam K, McHale K, Austin M, Purtill JJ, Parvizi J. Outcome of a second two-stage reimplantation for periprosthetic knee infection. Clin Orthop Relat Res. 2009; 467(7):1706–1714.

[106] Insall JN, Thompson FM, Brause BD. Two-stage reimplantation for the salvage of infected total knee arthroplasty. J Bone Joint Surg Am. 1983; 65(8):1087–1098.

[107] Hofmann AA, Goldberg TD, Tanner AM, Cook TM. Ten-year experience using an articulating antibiotic cement hip spacer for the treatment of chronically infected total hip. J Arthroplasty. 2005; 20(7):874–879.

[108] Guild GN, III, Wu B, Scuderi GR. Articulating vs. static antibiotic impregnated spacers in revision total knee arthroplasty for sepsis: a systematic review. J Arthroplasty. 2014; 29(3):558–563.

[109] Hsieh PH, Chen LH, Chen CH, Lee MS, Yang WE, Shih CH. Two-stage revision hip arthroplasty for infection with a custom-made, antibiotic-loaded, cement prosthesis as an interim spacer. J Trauma. 2004; 56(6):1247–1252.

[110] Jacobs C, Christensen CP, Berend ME. Static and mobile antibiotic-impregnated cement spacers for the management of prosthetic joint infection. J Am Acad Orthop Surg. 2009; 17(6):356–368.

[111] Paz E, Sanz-Ruiz P, Abenojar J, Vaquero-Martín J, Forriol F, Del Real JC. Evaluation of elution and mechanical properties of high-dose antibiotic-loaded bone cement: comparative "in vitro" study of the influence of vancomycin and cefazolin. J Arthroplasty. 2015; 30(8):1423–1429.

[112] Garg P, Ranjan R, Bandyopadhyay U, Chouksey S, Mitra S, Gupta SK. Antibiotic-impregnated articulating cement spacer for infected total knee arthroplasty. Indian J Orthop. 2011; 45(6):535–540.

[113] Pitto RP, Castelli CC, Ferrari R, Munro J. Pre-formed articulating knee spacer in two-stage revision for the infected total knee arthroplasty. Int Orthop. 2005; 29(5):305–308.

[114] Shen H, Zhang X, Jiang Y, et al. Intraoperatively-made cement-on-cement antibiotic-loaded articulating spacer for infected total knee arthroplasty. Knee. 2010; 17(6):407–411.

[115] Wan Z, Karim A, Momaya A, Incavo SJ, Mathis KB. Preformed articulating knee spacers in 2-stage total knee revision arthroplasty: minimum 2-year follow-up. J Arthroplasty. 2012; 27(8):1469–1473.

[116] Durbhakula SM, Czajka J, Fuchs MD, Uhl RL. Antibiotic-loaded articulating cement spacer in the 2-stage exchange of infected total knee arthroplasty. J Arthroplasty. 2004; 19(6):768–774.

[117] Hanssen AD, Spangehl MJ. Practical applications of antibiotic-loaded bone cement for treatment of infected joint replacements. Clin Orthop Relat Res. 2004(427):79–85.

[118] Johnson AJ, Sayeed SA, Naziri Q, Khanuja HS, Mont MA. Minimizing dynamic knee spacer complications in infected revision arthroplasty. Clin Orthop Relat Res. 2012; 470(1):220–227.

[119] Juul R, Fabrin J, Poulsen K, Schroder HM. Use of a new knee prosthesis as an articulating spacer in two-stage revision of infected total knee arthroplasty. Knee Surg Relat Res. 2016; 28(3):239–244.

[120] Gooding CR, Masri BA, Duncan CP, Greidanus NV, Garbuz DS. Durable infection control and function with the PROSTALAC spacer in two-stage revision for infected knee arthroplasty. Clin Orthop Relat Res. 2011; 469(4):985–993.

[121] Haddad FS, Masri BA, Campbell D, McGraw RW, Beauchamp CP, Duncan CP. The PROSTALAC functional spacer in two-stage revision for infected knee replacements. Prosthesis of antibiotic-loaded acrylic cement. J Bone Joint Surg Br. 2000; 82(6):807–812.

[122] Tan TL, Kheir MM, Rondon AJ, et al. Determining the role and duration of the "antibiotic holiday" period in periprosthetic joint infection. J Arthroplasty. 2018; 33(9):2976–2980.

[123] Ghanem E, Azzam K, Seeley M, Joshi A, Parvizi J. Staged revision for knee arthroplasty infection: what is the role of serologic tests before reimplantation? Clin Orthop Relat Res. 2009; 467(7):1699–1705.

[124] Kusuma SK, Ward J, Jacofsky M, Sporer SM, Della Valle CJ. What is the role of serological testing between stages of two-stage reconstruction of the infected prosthetic knee? Clin Orthop Relat Res. 2011; 469(4):1002–1008.

[125] Shukla SK,Ward JP, Jacofsky MC, Sporer SM, Paprosky WG, Della Valle CJ. Perioperative testing for persistent sepsis following resection arthroplasty of the hip for periprosthetic infection. J Arthroplasty. 2010; 25(6)Suppl:87–91.

[126] Berbari E, Mabry T, Tsaras G, et al. Inflammatory blood laboratory levels as markers of prosthetic joint infection:a systematic review and meta-analysis. J Bone Joint Surg Am. 2010; 92(11):2102–2109.

[127] Ghanem E, Antoci V, Jr, Pulido L, Joshi A, Hozack W, Parvizi J. The use of receiver operating characteristics analysis in determining erythrocyte sedimentation rate and C-reactive protein levels in diagnosing periprosthetic infection prior to revision total hip arthroplasty. Int J Infect Dis. 2009; 13(6):e444–e449.

[128] Mortazavi SMJ, Vegari D, Ho A, Zmistowski B, Parvizi J. Two-stage exchange arthroplasty for infected total knee arthroplasty: predictors of failure. Clin Orthop Relat Res. 2011; 469(11):3049–3054.

[129] Mühlhofer HML, Knebel C, Pohlig F, et al. Synovial aspiration and serological testing in two-stage revision arthroplasty for prosthetic joint infection: evaluation before reconstruction with a mean follow-up of twenty seven months. Int Orthop. 2018; 42(2):265–271.

[130] Hoell S, Moeller A, Gosheger G, Hardes J, Dieckmann R, Schulz D. Two-stage revision arthroplasty for periprosthetic joint infections: what is the value of cultures and white cell count in synovial fluid and CRP in serum before second stage reimplantation? Arch Orthop Trauma Surg. 2016; 136(4):447–452.

[131] Higuera CA, Zmistowski B, Malcom T, et al. Synovial fluid cell count for diagnosis of chronic periprosthetic hip infection. J Bone Joint Surg Am. 2017; 99(9):753–759.

[132] Newman JM, George J, Klika AK, et al. What is the diagnostic accuracy of aspirations performed on hips with antibiotic cement spacers? Clin Orthop Relat Res. 2017; 475(1):204–211.

[133] Aalirezaie A, Bauer TW, Fayaz H, et al. Hip and knee section, diagnosis, reimplantation: Proceedings of International Consensus on Orthopedic Infections. J Arthroplasty. 2019; 34 2S:S369–S379.

[134] Della Valle CJ, Bogner E, Desai P, et al. Analysis of frozen sections of intraoperative specimens obtained at the time of reoperation after hip or knee resection arthroplasty for the treatment of infection. J Bone Joint Surg Am. 1999; 81(5):684–689.

[135] Bori G, Soriano A, García S, Mallofré C, Riba J, Mensa J. Usefulness of histological analysis for predicting the presence of microorganisms at the time of reimplantation after hip resection arthroplasty for the treatment of infection. J Bone Joint Surg Am. 2007; 89(6):1232–1237.

[136] Feldman DS, Lonner JH, Desai P, Zuckerman JD. The role of intraoperative frozen sections in revision total joint arthroplasty. J Bone Joint Surg Am. 1995; 77(12):1807–1813.

[137] Goldman RT, Scuderi GR, Insall JN. 2-stage reimplantation for infected total knee replacement. Clin Orthop Relat Res. 1996(331):118–124.

[138] Chen AF, Heller S, Parvizi J. Prosthetic joint infections. Surg Clin North Am. 2014; 94(6):1265–1281.

[139] Mittal Y, Fehring TK, Hanssen A, Marculescu C, Odum SM, Osmon D. Two-stage reimplantation for periprosthetic knee infection involving resistant organisms. J Bone Joint Surg Am. 2007; 89(6):1227–1231.

[140] Huang HT, Su JY, Chen SK. The results of articulating spacer technique for infected total knee arthroplasty. J Arthroplasty. 2006; 21(8):1163–1168

[141] Sherrell JC, Fehring TK, Odum S, et al. Periprosthetic Infection Consortium. The Chitranjan Ranawat Award:fate of two-stage reimplantation after failed irrigation and débridement for periprosthetic knee infection. Clin Orthop Relat Res. 2011; 469(1):18–25.

[142] Beswick AD, Elvers KT, Smith AJ, Gooberman-Hill R, Lovering A, Blom AW. What is the evidence base to guide surgical treatment of infected hip prostheses? systematic review of longitudinal studies in unselected patients. BMC Med. 2012; 10:18.

[143] Masters JPM, Smith NA, Foguet P, Reed M, Parsons H, Sprowson AP. A systematic review of the evidence for single stage and two stage revision of infected knee replacement. BMC Musculoskelet Disord. 2013; 14:222.

[144] Wolf CF, Gu NY, Doctor JN, Manner PA, Leopold SS. Comparison of one and two-stage revision of total hip arthroplasty complicated by infection: a Markov expected-utility decision analysis. J Bone Joint Surg Am. 2011; 93(7):631–639.

[145] Bialecki J, Bucsi L, Fernando N, et al. Hip and knee section, treatment, one stage exchange: Proceedings of International Consensus on Orthopedic Infections. J Arthroplasty. 2019; 34 2S:S421–S426.

[146] Zahar A, Gehrke TA. One-stage revision for infected total hip arthroplasty. Orthop Clin North Am. 2016; 47(1):11–18.

[147] Strange S, Whitehouse MR, Beswick AD, et al. One-stage or two-stage revision surgery for prosthetic hip joint infection—the INFORM trial: a study protocol for a randomised controlled trial. Trials. 2016; 17:90.

[148] Fehring TK. One Stage versus Two Stage for Periprosthetic Hip and Knee Infection. Clinical-TrialsGov; 2017.

[149] Tande AJ, Patel R. Prosthetic joint infection. Clin Microbiol Rev. 2014; 27(2):302–345.

[150] Rodriguez-Merchan EC. Knee fusion or above-the-knee amputation after failed two-stage reimplantation total knee arthroplasty. Arch Bone Jt Surg. 2015; 3(4):241–243.

[151] Wu CH, Gray CF, Lee GC. Arthrodesis should be strongly considered after failed two-stage reimplantation TKA. Clin Orthop Relat Res. 2014; 472(11):3295–3304.

[152] Ryan SP, DiLallo M, Klement MR, Luzzi AJ, Chen AF, Seyler TM. Transfemoral amputation following total knee arthroplasty: mortality and functional outcomes. Bone Joint J. 2019; 101-B(2):221–226.

[153] Parvizi J, Zmistowski B, Adeli B. Periprosthetic joint infection: treatment options. Orthopedics. 2010; 33(9):659.

[154] Bilodeau S, Hébert R, Desrosiers J. Lower limb prosthesis utilisation by elderly amputees. Prosthet Orthot Int. 2000; 24(2):126–132.

[155] Rubin LE, Murgo KT, Ritterman SA, McClure PK. Hip resection arthroplasty. JBJS Rev. 2014; 2(5):2.

[156] Vincenten CM, Den Oudsten BL, Bos PK, Bolder SBT, Gosens T. Quality of life and health status after Girdlestone resection arthroplasty in patients with an infected total hip prosthesis. J Bone Jt Infect. 2019; 4(1):10–15.

第8章 骨折固定术后感染和感染性骨不连

Arvind von Keudell, Michael J. Weaver

摘要

骨折术后感染是一个具有挑战性的临床问题，而早期的诊断和治疗是至关重要的。与感染科团队协作进行特异性抗生素治疗是成功治疗的关键。

关键词：感染，骨折术后

> **实用技巧**
>
> • 及早发现深部组织感染对避免慢性骨髓炎后遗症至关重要。
> • 使用多种、充足的样本进行准确的微生物学诊断，对于靶向抗生素治疗至关重要。
> • 对于 3B 型开放性骨折，外科医生进行充分的清创可以使伤口快速愈合并减少感染的发生。

8.1 开放性骨折的预防性抗生素使用

开放性骨折是高能量创伤和严重软组织损伤的一个特征。开放性骨折时感染的风险会增高，因为在这种情况下，骨折断端会受到肉眼可见的污染，皮肤或环境中的细菌可能会进入深层软组织和骨折处。创伤导致的肌肉或骨坏死区域一旦有感染形成，会更难控制。

半个多世纪以来，开放性骨折预防性使用抗生素是很常见的。开放性骨折通常根据 Gustilo-Anderson 系统进行分型（表 8.1），主要是根据其损伤的特征进行划分。例如，有一个 2cm 的伤口伴随广泛的骨折粉碎和骨膜剥离的损伤被划分为Ⅲa型。一般情况下，开放性骨折感染的风险与 Gustilo-Anderson 的骨折分型相关。当预防性使用抗生素并及时进行手术治疗时，Ⅰ型损伤的感染风险趋近于闭合性损伤。Ⅲb型和Ⅲc型骨折的感染风险接近 30%~50%。Ⅱ型和Ⅲa型骨折的感染风险介于以上两者之间。

早期使用抗生素已被证明可以降低开放性骨折感染的风险。美国外科学会（ACS）建议在医院就诊 1 小时内给予抗生素。现在许多制度试图推行紧急医疗服务（EMS）人员在事故现场或在患者运输过程中使用抗生素。

表 8.1 Gustilo-Anderson 开放性骨折分型（根据其损伤特征）

骨折类型	伤口大小	骨折程度	污染程度	其他方面
Ⅰ型	< 1 cm	极少的粉碎和骨膜剥离	没有	
Ⅱ型	1~10 cm	中度粉碎，少量骨膜剥离	较少	
Ⅲa型	> 10 cm	严重的粉碎和骨膜剥离	较多	
Ⅲb型	> 10cm	严重的粉碎和骨膜剥离	较多	需要软组织或皮瓣覆盖
Ⅲc型	—	—	—	需要血管修复

其他与降低感染风险相关的因素包括：及时彻底的软组织清创和早期的皮瓣移植。实行清创术的确切时间仍存在争议。以前的观点是，开放性骨折需要紧急处理，尽量在受伤 6h 内将患者送入手术室进行清创。现在美国外科学会建议，如果条件允许，所有开放性骨折应在 24h 内送入手术室进行治疗。特别是广泛的软组织损伤，无论是否有污染，紧急的清创是非常有益的。

关于开放性骨折预防性使用抗生素的选择，目前尚未达成共识。许多外科医生提倡使用第一代头孢菌素类预防轻度开放性骨折（Ⅰ型和Ⅱ型）。重度开放性骨折（Ⅲ a/b/c 型）提倡使用氨基糖苷类、氟喹诺酮类、内酰胺类或糖肽。对于有土壤污染的损伤，加用青霉素或甲硝唑可覆盖梭状芽孢杆菌的感染。表 8.2 展示了一个抗生素预防性使用的方案，抗生素应在患者送到急诊室 1h 内给予。

应尽早采用抗生素预防性治疗措施。一旦发生损伤，轻度损伤应持续使用抗生素 24h，重度损伤应持续使用抗生素 72h。清创前的细菌培养对于感染的预测或对感染微生物的确诊是没有帮助的，而清创后的细菌培养对于感染加重前的靶向抗菌治疗具有一定价值。

表 8.2　开放性骨折抗生素预防治疗指南

骨折类型	首选抗生素疗法	β 内酰胺过敏患者	持续时间
轻度开放性骨折（Ⅰ型和Ⅱ型）	注射用头孢唑林钠 2g（体重＞120kg 3g）静脉注射，每 8h1 次	注射用盐酸万古霉素 15mg/kg 静脉注射，每 12h1 次	持续到伤口处理完 24h
重度开放性骨折（Ⅲ型）	注射用头孢曲松钠 2g（体重＞120kg 3g）静脉注射，每 24h1 次	万古霉素 15mg/kg 静脉滴注，每 12h1 次，乳酸环丙沙星注射液 400mg 静脉注射，每 12h1 次	
有土壤污染	加甲硝唑氯化钠注射液 500mg 静脉注射，每 8h1 次		

8.2　诊断

8.2.1　临床诊断

骨折术后感染仍然很难进行诊断，而且之前也没有统一的标准，不过最近提出了一项与该诊断有关的共识（图 8.1）。骨折相关感染（FRI）分为确诊指标，如瘘管、窦道、术后伤口不愈合或伤口有脓性液流出，以及提示指标，如临床或放射学征象提示感染、关节积液、炎症指标升高或伤口有渗出液。这个新的共识可以提高诊断的准确性，并能促进外科医生之间的交流。然而，骨折相关感染的这些指标并没有对感染进行分类，也没有考虑到解剖的变异，对于感染的治疗也没有指导性意义。

在术后前两周内确诊感染是很困难的，FRI 可发生在骨折术后的任何时间点。软组织创伤可能使临床表现混淆，因为伤口感染的典型临床表现（即疼痛、发热、红疹、肿胀）可归因于创伤或手术。一般来说，持续有渗出物的伤口在 7~10 天仍未长好皮肤组织，应怀疑为深部感染，应立即进行手术治疗（图 8.2）。

骨折术后感染早期（2 周左右）的临床表现一般比较明显，内固定物早期松动、疼痛、发热和切口周围发红是常见的表现。

骨折术后感染晚期（＞10 周）治疗难度较大，可能的危险因素是生物膜形成、软组织坏死和骨折不稳定。因此，早期诊断深部感染是十分必要的，因为可以避免慢性感染造成的并发症和长期的治疗。一些临床表现（比如窦道）是骨折手术后深部感染的典型特征（图 8.3）。

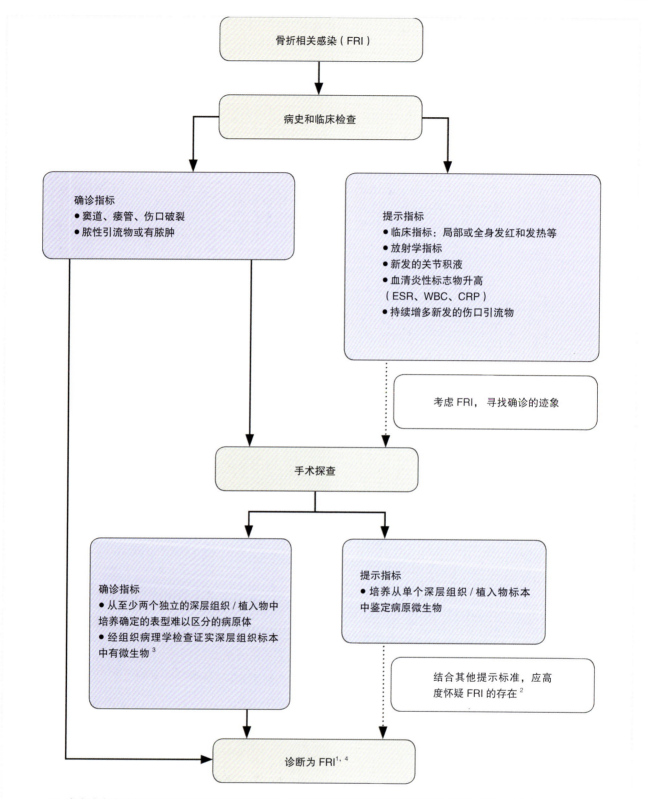

1：存在脓液引流或瘘管／窦道／伤口破裂的情况下，细菌培养出确定的病原体并不是绝对的诊断要求（例如在慢性抗生素抑制的情况下）。

2：如果阳性培养物来自超声裂解处理液，则很可能存在 FRI。当存在毒性细菌（即金黄色葡萄球菌）时尤其如此。

3：微生物的存在通过使用特定的细菌和真菌染色技术来确认。

4：未来的研究需要遵循以下标准：组织病理学检查（例如 PMN 计数）、分子诊断（例如 PCR）和核成像（例如白细胞闪烁显像）中的急性炎症细胞浸润。

图 8.1 骨折相关感染（FRI）的诊断

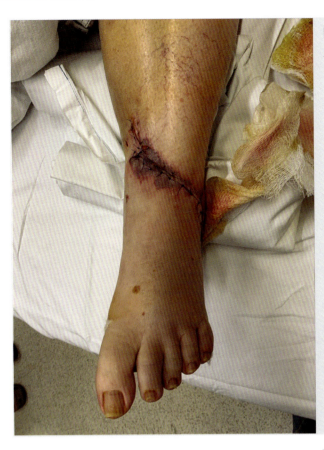

图 8.2 一例开放性 Ⅲ a 型踝关节骨折合并脱位患者的大体照片，经冲洗、清创和手术修复后 10 天，伤口出现渗出和坏死

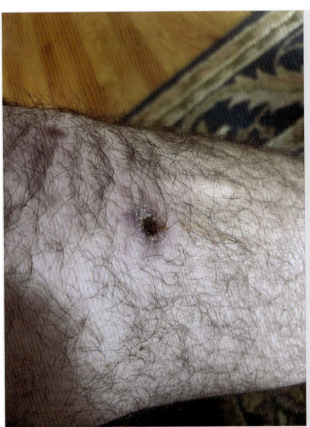

图 8.3 开放性胫骨干骨折髓内固定后出现窦道患者的大体照片。6 个月后，在一枚近端锁钉的位置，因慢性骨髓炎形成窦道

8.2.2　实验室检查

实验室检查可以发现升高的血清炎性标志物，如白细胞计数（WBC）、红细胞沉降率（ESR）和 C- 反应蛋白（CRP）。但是，这些炎性指标并没有足够的特异性，只能作为筛查工具。WBC 可能在早期感染时升高，但在慢性感染时通常正常。ESR 通常在骨折术后前 6 个月升高，因此对早期炎症诊断的作用有限。由于 ESR 的高敏感度，可以作为炎症的一种筛查工具。营养不良、使用违禁药品、年龄、体液状况、吸烟或其他部位感染等多种因素都可能影响 ESR 的水平。

相反，CRP 是一个急性期反应指标，半衰期为 24~28h，通常在骨折术后 2~3 周内恢复正常。若术后 2 周后升高，应怀疑有深部感染，这一点通常比 ESR 更敏感。

8.3　影像学检查

8.3.1　X 线

常规的 X 线检查对慢性感染后期的诊断是有帮助的，但是对急性感染的诊断有效性较低。与 ESR 相似，常规的 X 线检查对 FRI 的诊断并不是很准确，但可以排除其他因素造成的术后疼痛。慢性感染有多种影像学表现，如内固定器械失效或松动、骨溶解、骨膜抬高或骨内膜扇形增生（图 8.4）。死骨，即硬化骨，是透光病变内的钙化区域，其与周围骨骼完全分离，在骨髓炎的亚急性或慢性阶段经常可以见到。相反，包膜是死骨周围新骨形成的骨膜。慢性骨髓炎中可出现骨髓内脓肿或 Brodie 脓肿，影像学上表现为髓内囊腔。

8.3.2　计算机断层扫描（CT）

计算机断层扫描（CT）是一个有用的诊断工具，不仅可以明确骨破坏的空间结构，而且可以通过增强造影显示感染的程度，同时可以通过 CT 的横断面成像更容易地识别死骨，描述死骨或窦道的大小（图 8.5），从而对手术的规划有所帮助。

8.3.3　磁共振成像（MRI）

磁共振成像（MRI）已经成为评估骨折急性或慢性感染后软组织成分的主要成像模式之一，它对骨髓炎的检测非常敏感。多脉冲序列的三维成像可以突出不同的软组织特征，其中液体敏感序列可以显示骨组织内的病理性水肿，可以反映疾病的发展程度。

T1 加权图像可以明确解剖的细节，如骨髓、骨皮质、骨膜和软组织。T2 加权图像或其他液体敏感序列可显示反应性骨髓水肿和其他感染区域。通过使用钆给药的周围增强可以更好地显示脓肿和窦道。

8.3.4　核医学研究

核医学研究已经被证实对骨折术后骨髓炎的识别作用是有限的，其成像方式是敏感的，但表现解剖特征不是很明确。核医学研究通常运用伽马仪检测静脉注射的放射性核素，如三相骨扫描、镓扫描、白细胞扫描或 18F- 氟代脱氧葡萄糖正电子发射断层扫描（FDG-PET）。在所有这些放射性核素研究中，FDG-PET 被认为在诊断慢性骨髓炎方面具有最高的敏感性。此外，核医学研究仍然在慢性假体周围关节感染的检查中发挥着重要的作用。

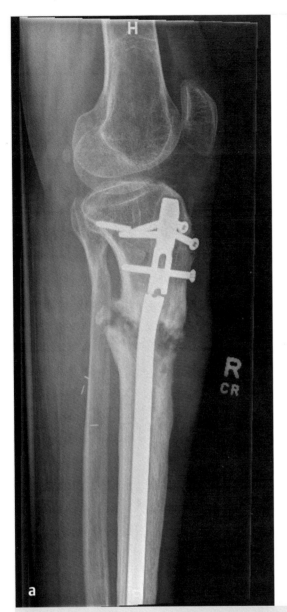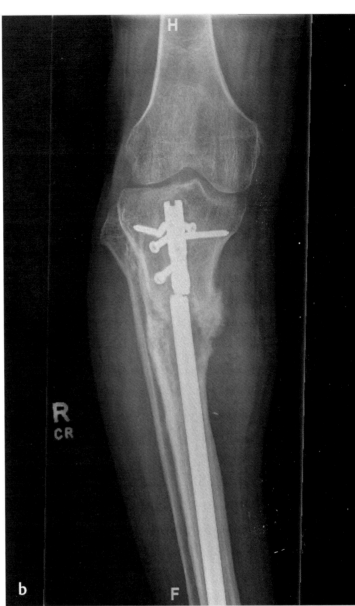

图 8.4　感染性胫骨骨不连合并髓内钉断裂患者的正位 X 线片（a）和侧位 X 线片（b）

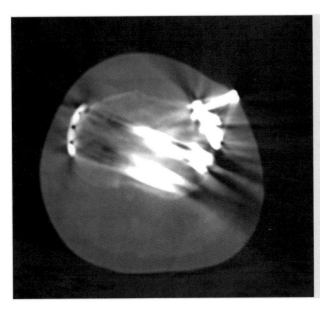

图 8.5　计算机断层扫描（CT）的轴位像显示胫骨近端与钢板和螺钉相通的窦道

8.4 微生物学

8.4.1 微生物培养

获得菌群培养结果之前，尽量暂停抗生素治疗约 2 周时间。建议术中至少获取 3 份组织进行菌群培养，以进行需氧和厌氧、真菌和抗酸杆菌（AFB）检测，并进行至少 14 天的培养，以检测是否有生长缓慢的细菌，如痤疮角质杆菌；如果怀疑有真菌或结核分枝杆菌，应进行至少 4~6 周的培养。一般来说，对于低度感染患者，从多个部位进行大量培养有助于提高检测微生物的准确性；来自浅表伤口或窦道的样本通常含有多种微生物，对靶向抗菌治疗没有帮助。目前，超声已被建议作为明确诊断晚期 FRI 的一种方法。超声或低强度超声的应用可以将生物膜从植入物中去除，并可将超声处理液在细菌培养基上进行培养以获取菌群结果，已发现该过程对深部感染高度敏感，但作为诊断 FRI 的依据不够充分，可以作为组织菌群培养的辅助手段。此外，聚合酶链反应（PCR）或其他测序等分子技术，目前并未在 FRI 的诊断中得到充分及广泛的应用。

表 8.3 骨折相关固定装置中引起感染的最常见微生物和可能的抗菌治疗方案

微生物	概率（%）	可能的抗生素
金黄色葡萄球菌	30	MSSA– 利福平 / 环丙沙星 MRSA– 利福平 / 万古霉素
凝固酶阴性葡萄球菌	22	MSSA– 利福平 / 环丙沙星 MRSA– 利福平 / 万古霉素
革兰阴性杆菌	10	头孢吡肟
厌氧菌	5	克林霉素
肠球菌	3	青霉素 G 或氨苄西林
链球菌	1	青霉素 G 或头孢曲松
多种微生物	27	阿莫西林 / 克拉维酸或美罗培南
未知	2	

缩写：MRSA，耐甲氧西林金黄色葡萄球菌；MSSA，甲氧西林敏感金黄色葡萄球菌

8.4.2 常见病原体

金黄色葡萄球菌是导致 FRI 最常见的微生物，其次是表皮葡萄球菌和革兰阴性菌（表 8.3）。靶向抗生素方案的制订应基于微生物培养结果，并由专业的感染科团队给予抗感染方案。

8.5 手术治疗

手术治疗的目的是清除所有失活组织、清除感染灶、恢复骨骼稳定性，并实现充分的软组织覆盖。必须在手术室进行彻底的探查以清除所有坏死组织，并对感染性和化脓性物质进行大量冲洗，以防止感染。骨骼较好的稳定性对于保护软组织和促进骨折愈合非常重要，它决定了内固定物是应该保留，还是应该移除并放置临时抗生素间隔物。一旦骨折处理妥善，软组织覆盖则具有较大的挑战，可能需要将软组织重新排布以提高软组织覆盖率和修复的成功率。另外，确保每位术后患者的营养充足对于促进伤口愈合至关重要。

8.5.1 冲洗方案

既往对于术中有效的冲洗液方案尚未达成共识，外科医生通常使用含不同添加剂的冲洗液来帮助清除伤口的细胞碎片和表面病原体。最近，有专家针对开放性骨折再手术率进行了大规模的研究，以评估减少再手术率最有效的冲洗液方案。该研究发现，低压、无菌生理盐水冲洗的方案再手术率最低。目前，针对抗生素添加剂（如杆菌肽）或防腐剂（如稀释的聚维酮碘溶液）是否具有临床有效性尚未达成共识。

8.5.2 针道感染

外固定针针道感染很常见。大多数针道感染是由于手术技术不佳和皮肤切口小导致软组织挤压所致，可通过做较大的皮肤切口来避免此类事情的发生。此外，置入外固定针的过程中会产生过多的热量而导致热坏死，而热坏死会导致针的早期松动，并发针道感染，可通过预钻孔的方式避免热坏死的发生。目前还没有关于术后针道护理减少针道感染的共识，仅有一些研究评估了关于降低钉道感染率的变量，如冲洗液的成分和冲洗的频率。

Dahl 等将钉道感染分为 5 个不同的临床级别，0 级为正常，5 级为化脓性引流和骨溶解，以及死骨或髓腔内的 Brodie 脓肿（表 8.4）。

口服抗生素和针道日常护理可有效抑制早期局部感染，避免针的松动。针道护理没有统一标准，但有一个推荐方案：每天使用 1 ∶ 1 过氧化氢溶液和生理盐水溶液进行两次针道冲洗，同时限制负重、肢体抬高和口服抗生素如头孢羟氨苄。一旦 X 线片显示骨溶解，就需要移除或更换针。

本书作者们推荐的针道护理方案是，从术后 3 天开始，每天用无菌棉签涂抹器清洗外固定针的位置（该涂抹器已经过 1 ∶ 1 过氧化氢和生理盐水溶液浸泡），然后用无菌纱布包裹每根针，并且每天查看 1 次伤口情况。

表 8.4 Vegeta 等提出的针道感染的分类和治疗方案

0 级	正常，每天钉道护理
1 级	发炎，每天钉道护理
2 级	严重的液体渗出，每天钉道护理 2 次，并口服抗生素
3 级	脓性液体流出，每天针道护理 2 次，并口服抗生素
4 级	骨溶解，取出针
5 级	坏死骨，清创术

8.5.3 冲洗、清创及保留内固定器械

冲洗和清创、去除内固定器械和静脉注射抗生素被认为是 FRI 最佳的治疗方法。然而，对于骨折术后的早期感染，机械稳定对于促进骨愈合至关重要，而机械不稳定可能会加速感染。早期感染通常与内固定不稳导致的软组织和骨破坏有关，所以在进行处理时，所有感染或坏死的组织必须在手术干预时进行彻底清除，但如果内固定器械稳定且有足够的软组织可以覆盖该区域，则内固定器械可以保持在原位。如果 CT 或 X 线片提示骨愈合，理想情况下应移除内固定器械，因为内固定器械表面形成了生物膜，即使在清创术后也可能存在慢性感染。

8.5.4 冲洗、清创及移除内固定器械

由于金属内固定器械表面形成了细胞外基质保护层，这层生物膜的存在导致其对抗菌治疗产生耐药性。同样，骨碎片的存在可能限制抗菌治疗的有效性。在这些情况下，移除内固定器械和切除死骨碎片及其相关的致密纤维组织是治疗慢性感染的有利措施，并应进行骨清创术，直到骨折端可见断断续续的骨面出血（红辣椒征）。如果骨折端有足够的稳定性，则无须进一步翻修固定。如果骨折未愈合，则根据临床情况进行一期或二期手术。

8.5.5 第一阶段：冲洗、清创及骨折翻修术

如果在取出内固定器械后骨折部位有明显的不稳定或移动，可以考虑应用外固定装置。股骨近端、肱骨近端或骨盆等外固定不适用的部位，可以考虑使用新的外固定装置进行翻修。然而，翻修固定术可能导致感染复发率增高，因此在骨愈合后通常需要移除内固定器械。

有时清创术会留下巨大的骨缺损，而机体无法自行修复，但可通过补救手术予以修复。在这种情况下，有多种重建方案可以实施，包括肢体缩短、自体或同种异体骨移植，或使用牵张成骨技术。这些复杂的外科手术应该转诊到三级护理中心。

8.5.6 第二阶段：冲洗、清创及去除内固定器械和放置抗生素间隔器

对于骨折不愈合的严重感染，则不需要内固定器械，需进行清理伤口、移除所有骨折内植物。临时固定采用抗生素间隔器、外固定架或夹板。清创术后的无效腔处理是至关重要的，可以采用抗生素浸泡过的不同形状的聚甲基丙烯酸甲酯（PMMA），这些间隔器可在局部洗脱抗生素达90天。

可以考虑使用庆大霉素（Heraeus，Hanau，德国）浸泡的PALACOS骨水泥，目前已经证明其洗脱抗生素优于其他形式，比如混合1瓶（1.2g）妥布霉素和1g万古霉素粉末的水泥形式。

在髓内钉慢性感染的情况下，髓内钉的空心部分可能成为无效腔，宿主的死骨会成为植入物感染的避风港。一般来说，应去除感染钉，并扩髓1~2mm，同时给予足够的冲洗和远端的通气孔，以防止骨端热坏死。如果在去除髓内钉后骨折仍然不稳定，可以考虑重新植入抗菌涂层髓内钉。可以用上述的抗生素PMMA混合物、带2mm或3mm导丝的胸腔导管和水泥枪自制一枚髓内抗生素覆盖髓内钉，需要在导管上涂抹矿物油，以防水泥黏附导管上。

如果血清炎性指标降低至正常以及伤口完全愈合，可以确定感染已得到控制，就可以进行固定和创口覆盖。通常在6~8周后拆除PMMA装置，并通过翻修钢板或髓内钉固定进行骨重建。

8.6 软组织覆盖

无效腔处理和软组织覆盖对于降低感染风险是至关重要的。一般来说，建议尽早进行外科手术完成软组织覆盖，可防止骨骼和相关组织缺血坏死，同时可以加速愈合、清除病原菌，从而降低感染风险。根据感染部位的不同可以取不同部位的皮瓣，如胫骨近端软组织缺损采用腓肠肌皮瓣修复，胫骨远端软组织缺损采用游离皮瓣修复。

8.7 抗生素

FRI清创后初期，在明确的菌群培养结果出来之前，应开始使用经验性或广谱抗生素进行治疗。通常，

最好的抗生素治疗方案可以通过咨询感染科医生来确定。肌肉或骨骼感染可以通过外周置入中心静脉导管，给予6周的特异性抗生素治疗。一些专家主张采用口服抗生素进行初步治疗，但目前这并不是普遍的治疗方法。

如果患者有感染的临床症状，但培养结果仍为阴性，则应静脉注射抗生素6周进行经验性治疗。通过外科干预和抗生素治疗的"培养结果为阴性"的患者与已确定微生物感染的患者，其治疗结果是类似的。

在抗生素治疗的初期阶段，抗生素发挥作用较慢，可能是机体给软组织和骨骼充分的愈合时间，可以在感染复发时移除内植物。

8.8　结论

骨折术后感染的治疗具有挑战性，需要多学科专家协商后共同给出治疗方案，包括骨科医生、感染病科医生甚至整形外科医生，其治疗原则包括：积极进行手术清创、去除失活的组织、保持骨折的稳定、足够的软组织覆盖以及特异性抗生素治疗。

参考文献

[1] Garner MR, Sethuraman SA, Schade MA, Boateng H. Antibiotic prophylaxis in open fractures: evidence, evolving issues, and recommendations. J Am Acad Orthop Surg. 2020; 28(8):309–315.

[2] Journal of Bone T, Surgery J. Prevention of Infection in the Treatment of One Thousand and Twenty-Five Open Fractures of Long Bones.

[3] Kortram K, Bezstarosti H, Metsemakers WJ, Raschke MJ, van Lieshout EMM, Verhofstad MHJ. Risk factors for infectious complications after open fractures; a systematic review and meta-analysis. Int Orthop. 2017; 41(10):1965–1982.

[4] Hoff WS, Bonadies JA, Cachecho R, Dorlac WC. East Practice Management Guidelines Work Group: update to practice management guidelines for prophylactic antibiotic use in open fractures. J Trauma. 2011; 70(3):751–754.

[5] Werner CML, Pierpont Y, Pollak AN. The urgency of surgical débridement in the management of open fractures. J Am Acad Orthop Surg. 2008; 16(7):369–375.

[6] Gopal S, Majumder S, Batchelor AGB, Knight SL, De Boer P, Smith RM. Fix and flap: the radical orthopaedic and plastic treatment of severe open fractures of the tibia. J Bone Joint Surg Br. 2000; 82(7):959–966.

[7] Bhattacharyya T, Mehta P, Smith M, Pomahac B. Routine use of wound vacuum-assisted closure does not allow coverage delay for open tibia fractures. Plast Reconstr Surg. 2008; 121(4):1263–1266.

[8] Merritt K. Factors increasing the risk of infection in patients with open fractures. J Trauma. 1988; 28(6):823–827.

[9] Lenarz CJ, Watson JT, Moed BR, Israel H, Mullen JD, Macdonald JB. Timing of wound closure in open fractures based on cultures obtained after debridement. J Bone Joint Surg Am. 2010; 92(10):1921–1926.

[10] Metsemakers WJ, Morgenstern M, McNally MA, et al. Fracture-related infection: a consensus on definition from an international expert group. Injury. 2018; 49(3):505–510.

[11] Trampuz A, Zimmerli W. Diagnosis and treatment of infections associated with fracture-fixation devices. Injury. 2006; 37(2) Suppl 2:S59–S66.

[12] Gitajn IL, Heng M, Weaver MJ, Ehrlichman LK, Harris MB. Culture-negative infection after operative fixation of fractures. J Orthop Trauma. 2016; 30(10):538–544.

[13] Law MD, Jr, Stein RE. Late infection in healed fractures after open reduction and internal fixation. Orthop Rev. 1993; 22(5):545–552.

[14] Neumaier M, Braun KF, Sandmann G, Siebenlist S. C-reactive protein in orthopaedic surgery. Acta Chir Orthop Traumatol Cech. 2015; 82(5):327–331.

[15] van der Naald N, Smeeing DPJ, Houwert RM, Hietbrink F, Govaert GAM, van der Velde D. Brodie's abscess: a systematic review of reported cases. J Bone Jt Infect. 2019; 4(1):33–39.

[16] Gross T, Kaim AH, Regazzoni P, Widmer AF. Current concepts in posttraumatic osteomyelitis: a diagnostic challenge with new imaging options. J Trauma. 2002; 52(6):1210–1219.

[17] Lew DP, Waldvogel FA. Osteomyelitis. N Engl J Med. 1997; 336(14):999–1007.

[18] Calhoun JH, Manring MM. Adult osteomyelitis. Infect Dis Clin North Am. 2005; 19(4):765–786.

[19] Santiago Restrepo C, Giménez CR, McCarthy K. Imaging of osteomyelitis and musculoskeletal soft tissue infections: current concepts. Rheum Dis Clin North Am. 2003; 29(1):89–109.

[20] Palestro CJ. FDG-PET in musculoskeletal infections. Semin Nucl Med. 2013; 43(5):367–376.

[21] Portillo ME, Salvadó M, Trampuz A, et al. Improved diagnosis of orthopedic implant-associated infection by inoculation of sonication fluid into blood culture bottles. J Clin Microbiol. 2015; 53(5):1622–1627.

[22] Yano MH, Klautau GB, da Silva CB, et al. Improved diagnosis of infection associated with osteosynthesis by use of sonication of fracture fixation

implants. J Clin Microbiol. 2014; 52(12):4176–4182.

[23] Renz N, Cabric S, Morgenstern C, Schuetz MA, Trampuz A. Value of PCR in sonication fluid for the diagnosis of orthopedic hardware-associated infections: has the molecular era arrived? Injury. 2018; 49(4):806–811.

[24] Trampuz A, Gilomen A, Fluckiger U, Frei R, Zimmerli W, Widmer A. 141 Treatment outcome of infections associated with internal fixation devices: results from a 5-year retrospective study (1999–2003). Int J Infect Dis. 2006; 10:S79.

[25] Zimmerli W. Clinical presentation and treatment of orthopaedic implant-associated infection. J Intern Med. 2014; 276(2):111–119.

[26] Bhandari M, Jeray KJ, Petrisor BA, et al. FLOW Investigators. A trial of wound irrigation in the initial management of open fracture wounds. N Engl J Med. 2015; 373(27):2629–2641.

[27] Crowley DJ, Kanakaris NK, Giannoudis PV. Irrigation of the wounds in open fractures. J Bone Joint Surg Br. 2007; 89(5):580–585.

[28] Kazmers NH, Fragomen AT, Rozbruch SR. Prevention of pin site infection in external fixation: a review of the literature. Strateg Trauma Limb Reconstr. 2016; 11(2):75–85.

[29] Dahl MT, Gulli B, Berg T. Complications of limb lengthening: a learning curve. In: Clinical Orthopaedics and Related Research. Springer New York LLC; 1994:10–18.

[30] Croes M, van der Wal BCH, Vogely HC. Impact of bacterial infections on osteogenesis: evidence from in vivo studies. J Orthop Res. 2019; 37(10):2067–2076.

[31] Parsons B, Strauss E. Surgical management of chronic osteomyelitis. Am J Surg. 2004; 188(1A) Suppl:57–66.

[32] Bose D, Kugan R, Stubbs D, McNally M. Management of infected nonunion of the long bones by a multidisciplinary team. Bone Joint J. 2015; 97-B(6):814–817.

[33] Zalavras CG, Patzakis MJ, Holtom P. Local antibiotic therapy in the treatment of open fractures and osteomyelitis. Clin Orthop Relat Res. 2004; 427(427):86–93.

[34] Tetsworth K, Cierny G. Osteomyelitis debridement techniques. In: Clinical Orthopaedics and Related Research. Lippincott Williams and Wilkins; 1999:87–96.

[35] Viol A, Pradka SP, Baumeister SP, et al. Soft-tissue defects and exposed hardware: a review of indications for soft-tissue reconstruction and hardware preservation. Plast Reconstr Surg. 2009; 123(4):1256–1263.

[36] Li H-K, Rombach I, Zambellas R, et al. OVIVA Trial Collaborators. Oral versus intravenous antibiotics for bone and joint infection. N Engl J Med. 2019; 380(5):425–436.

第 9 章　脊柱感染

Caleb M. Yeung, Melvin C. Makhni

摘要

　　如果未能得到及时诊断和恰当治疗，脊柱感染将具有显著的发病率和死亡率。这类骨科感染的部位可涉及硬膜外腔感染（脊髓硬膜外脓肿）、椎体（椎体骨髓炎）或椎间盘（椎间盘炎）。这些情况可发生严重后果，包括患者神经功能损害、畸形和疼痛。临床病史、体格检查以及适当的影像学和实验室检查是脊柱感染准确诊断的基础。这些感染的治疗涉及抗生素的规范使用，而对进行性神经功能损害或有畸形的患者，治疗还包括了外科治疗即手术开放减压和矫正畸形。

　　关键词：硬膜外脓肿，椎体骨髓炎，椎间盘炎，脊柱融合术，脊髓压迫，后凸畸形

实用技巧

- 脊柱感染可影响脊柱的多个部位，包括硬膜外腔、椎体或椎间盘，并可由多种不同机制引起。
- 脊柱感染的临床表现常包括发热、背痛，偶还会出现神经功能症状。
- 对任何怀疑有脊柱感染的患者应进行详细的神经系统检查。钆造影成像是协助诊断脊柱感染的主要影像学检查，实验室检查常显示白细胞计数和炎性标志物升高。
- 尽管神经功能损害或脊髓压迫、疾病恶化或脊柱存在机械性不稳定，均需要手术干预，但对于脊柱感染通常还应首先考虑药物治疗。
- 无论内科和外科病例，请专业的感染科医生会诊对脊柱感染的治疗非常重要，通常需要至少 6 周的抗生素治疗。
- 如果需要，手术干预通常包括对受累的骨 / 软组织进行灌洗和清创，必要时对神经给予减压。尽管有活动性感染，内固定和融合可提供脊柱机械稳定或纠正由疾病所引起的脊柱畸形。

9.1　脊髓硬膜外脓肿

9.1.1　简介和流行病学

　　脊髓硬膜外脓肿（SEA）是指椎管硬膜外腔的脓液聚集。虽然此脓肿可以表现不典型且有相对良性的病程，但可导致脊柱感染，使患者神经功能受损甚至死亡。近年来，SEA 的发病率有所上升，从每 10 000 例住院的 0.2~1 例确诊增加到每 10 000 例住院的 5.1 例确诊。这被认为与美国人口老龄化的加剧，诊断方式的改进，以及静脉注射药物（IVDU）、酒精中毒、肾功能不全、免疫抑制和糖尿病等风险因素的流行相关。已确定的发生 SEA 的危险因素包括有人类免疫缺陷病毒（HIV）感染、牙脓肿、血液透析、文身和针灸等。更广泛地说，SEA 可由任何发生菌血症的疾病引起。尽管由 IVDU 和硬膜外置管或止痛泵放置引起的 SEA 越来越普遍，但糖尿病仍是发生 SEA 最重要的危险因素。最高的发病率虽发生在 60~70 岁，中位发病年龄却是 50 岁。SEA 更常见于男性，在一项荟萃分析中，男性与女性的比例为 1 ：0.56。

9.1.2　解剖学和发病机制

SEA 有以下几种发病机制：①直接接种，外伤、脊柱手术或疼痛导管的放置或硬膜外麻醉等；②血行散播；③邻近蔓延，从相邻的软组织或骨（如腰肌脓肿或椎体骨髓炎）蔓延所致。尽管如此，约 1/3 的病例没有明确的感染源。

SEA 约 86% 的病例发生在胸椎或腰椎，14% 发生在颈椎。这可能是由于胸腰椎的硬膜外空间更大，且有更多的脂肪组织，为感染的持续存在创造有利条件。SEA 也更常发生于脊柱后柱，脊柱椎管前方发生 SEA 仅占所有病例的 20%，这被认为是由于发生骨髓炎的椎体引起邻近椎体连续传播或化脓感染性的椎间盘引起炎症的连续扩散。由于硬膜外间隙是一个垂直的鞘，硬膜外脓肿通常累及脊髓的多个层面，在一项研究中提示，受累平均有 3~5 个层面。

非连续的 SEA（跳跃脓肿）也可能发生，尽管这些情况更少见（占所有 SEA 病例的 9%）。先前的一项研究指出，延迟就诊大于 7 天，血清红细胞沉降率（ESR）> 95mm/h，以及伴随有脊柱外感染病灶是非连续 SEA 的 3 个重要危险因素。在这项研究中，具有 3 种预测因子的患者发生跳跃性病变的概率为 73%，具有两个预测因子的患者发生率为 13%，有一个预测因子的患者发生率为 2%，没有上述预测因子的患者为 0。SEA 对脊髓的损伤被认为是由多种机制造成，包括脊髓的直接压迫、局部静脉或动脉的血供受压，以及间接通过细菌毒素或免疫反应过程中的炎症介质介导。

9.1.3　临床表现和诊断

虽然典型的临床表现为发热、脊柱疼痛和神经功能损害的三联征，但在 SEA 发病初期往往为非特异性表现，这常导致误诊断或漏诊。已有的文献表明，只有小比例患者在就诊时具有典型的三联征表现（在一项研究中为 13%），强调了准确的病史、体格检查以及恰当的诊断和实验室检查的重要性。事实上，最近一项对 250 例 SEA 病例的回顾性研究表明，高达 55% 的 SEA 病例在初始检查过程中有漏诊或误诊，这些病例的诊断延迟可达 12 天。在一个三级医疗中心的另一个系列病例研究中，仅发现 48% 的患者出现发烧。另一项研究表明，在入院和治疗前，SEA 急诊科就诊的中位数为 2 次。此外，本报告中，98% 的患者缺失了典型的 SEA 三联征中的一个或多个特征。因此，尽管 SEA 的诊断总体上并不常见，但在将主诉归因于其他病因之前，考虑 SEA 并排除是很重要的。

由于很少有患者表现出典型的三联征，SEA 可能会出现以下症状顺序：局灶性和严重的背部疼痛；随后是神经根性疼痛、运动无力；最后是肠或膀胱失禁和麻痹，这些晚期症状会迅速成为永久性症状。在症状流行学方面，背部或颈部疼痛最常见（88%），其次是发热（61%）、麻痹（54%）、膀胱/肠功能障碍（37%）、败血症（17%）和神经根病（12%）。对于任何伴有脊柱疼痛的发热患者，特别是那些近期或已知有菌血症、SEA 危险因素或神经系统症状（如神经根性疼痛或运动无力）的患者，都必须考虑诊断 SEA。

有助于诊断 SEA 的实验室检查包括 ESR（正常范围女性为 0~20mm/h，男性为 0~15mm/h）和 C- 反应蛋白（CRP）（正常范围通常 < 10mg/L）。ESR 已被证明比 CRP 更重要，一项研究中，94% 的患者 ESR 升高，而 CRP 在患者中的升高是 87%。Davis 等证实 SEA 的患者 ESR 升高是 100%，而非 SEA 的患者中只有 33% 的 ESR 升高；本研究中 ESR 平均升高 76.5mm/h。血清白细胞（WBC）计数通常参考价值有限，这项研究显示，只有 60% 的 SEA 患者在急诊科就诊时出现白细胞增多。

影像学检查对诊断 SEA 至关重要。使用钆造影的磁共振成像（MRI）是首选的成像方式，因为它在感染过程的早期对 SEA 高度敏感，且允许对 SEA 受累的定位和范围提供最高的成像分辨率（图 9.1）。如前所述，对于有非连续 SEA 危险因素或症状不局限的患者，应考虑整个脊髓的成像而不能只局限于脊柱的一个区域。对于属于钆造影剂禁忌证的患者，无造影剂的 MRI 通常足以诊断，其中最敏感的特征是椎旁水肿。对于不能接受 MRI 检查的患者，静脉（IV）对比剂的计算机断层扫描（CT）是另一个选择。脊柱 X 线检查通常不足以诊断 SEA，可能只显示伴有或引起骨髓炎或椎间盘炎变化的长期后遗症，由于骨髓造影具有侵袭性和蛛网膜下腔医源性污染，通常不推荐骨髓造影。

一旦通过成像确诊了 SEA，就应该抽取两组血液培养，试图分离出致病生物体。也可以考虑对 SEA 病灶的抽吸培养，因为这比血培养更有可能出现阳性结果。尽管 SEA 的位置可能有时使介入放射学抽吸困难，尤其是在脊柱前方的 SEA。由于诊断率低且有蛛网膜下腔医源性接种的风险，故通常不推荐腰椎穿刺。一项研究表明，来自 SEA 病灶本身的阳性培养率为 90%，而血培养仅在 62% 的 SEA 病例中呈阳性，脑脊液（CSF）的诊断率最低，为 19%。

初始症状和诊断流程的总结见表 9.1。

金黄色葡萄球菌是引起 SEA 最常见的微生物，约占所有病例的 2/3。其次是革兰阴性杆菌（16%）、链球菌（9%）和凝固酶阴性葡萄球菌（3%），这些细菌通常在有脊柱内固定的患者中观察到。在金黄色葡萄球菌感染中，甲氧西林耐药率在 25%~68% 之间，并因医疗机构而异。在发展中国家，SEA 形成的一个重要原因是感染结核分枝杆菌，这可能与结核性脊柱炎（波特氏病）有关。铜绿假单胞菌也是 SEA 中需要考虑的重要病原菌，特别是在既往或当前有静脉注射药物的患者。

SEA 的鉴别诊断包括椎体椎间盘炎和骨髓炎、脑膜炎、带状疱疹（存在囊泡性病变之前）、退行性椎间盘疾病或椎间盘突出以及脊柱转移性肿瘤。

9.1.4 药物治疗和手术决策

一旦怀疑为 SEA，在进行血培养后，应迅速开始使用抗生素进行经验性治疗。之后依据培养结果，使用四代抗生素治疗 4~8 周。对必须保留内固定或骨移植物（特别是同种异体移植物），以维持脊柱机械稳

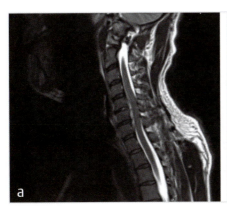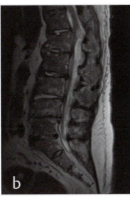

图 9.1 前方脊髓硬膜外脓肿（SEA）（a），后方连续性 SEA（b）

表 9.1 脊髓硬膜外脓肿（SEA）的初始症状和诊断流程

临床表现	发热、脊柱疼痛、神经功能损害（三联征）
初始实验室检测	全血计数与分类，ESR，CRP，两套血培养
成像检查	带钆造影剂的 MRI 如果不能进行 MRI，对比剂的 CT 扫描 X 线片通常只用于诊断伴随的骨髓炎或椎间盘炎的长期后遗症
其他检查	考虑 IR 引导下的脓肿抽吸（早期 SEA 难以进行） 建议行腰椎穿刺，以提高低诊断率和蛛网膜下腔注射治疗的可能

缩写：CRP，C- 反应蛋白；CT，计算机断层扫描；ESR，红细胞沉降率；IR，介入放射学；MRI，磁共振成像

定性的患者，可选择更长的治疗疗程。通常情况下，经验性治疗方案是万古霉素针（每 8~12h，15~20mg/kg，目标血清浓度为 15~20mcg/mL）和第三代或第四代头孢菌素，如头孢曲松针（每 12h 静脉注射 2g）或头孢吡肟（每 8h 静脉注射 2g）。这可以治疗葡萄球菌 [包括耐甲氧西林金黄色葡萄球菌（MRSA）] 以及链球菌和需氧革兰阴性病原菌。

对于没有神经功能损害和那些有严重合并症无法耐受手术的患者，可以考虑单独进行药物治疗。此外，硬膜外脓肿的位置可能会影响是否使用药物治疗。腰椎硬膜外脓肿可能比胸椎硬膜外脓肿更可耐受，因为脊髓存在于腰椎圆锥以上，而圆锥以下的腰椎硬膜外腔空间大，这可能更耐受占位性病变如 SEA。一项对 52 名患者的回顾性研究表明，83% 的接受药物治疗的 SEA 患者有良好或极好的早期神经功能恢复。在 2 个月的随访中，极好的结果定义为完全康复，良好的结果定义为患者可自己行走，但局部残留有疼痛。如果选择药物治疗，持续性神经系统查体至关重要，因为任何神经系统症状的加重都是手术治疗的指征。

在某些病例中，根据 SEA 位置也可考虑通过介入放射学方法行经皮引流，特别是有邻近脓肿的患者（如腰大肌或椎旁脓肿）。最近的一项研究表明，69% 的 SEA 病例通过此方法治疗有效。

关于手术治疗，这通常视具体情况而定。手术的指征是症状性脊髓压迫、进行性神经功能损害、脊柱不稳定，或尽管进行了适当的抗生素治疗，疾病仍持续或进展。这组患者中，当神经系统症状出现后，在 24h 内进行手术干预可改善预后。先前的研究已证明了药物治疗失败的预测因素，包括年龄 > 65 岁、神经系统功能受损、糖尿病和 MRSA 感染。当需要手术干预时，椎管后方 SEA 标准术式通常是椎板切除术和清创术，而前方的 SEA 可能需要前路减压，以充分减压，然后通过前和 / 或后入路稳定脊柱。应在初始灌洗前进行培养。外科医生对灌洗液的量和类型存在偏好差异，但根据作者的经验，通常是选择 9L 的生理盐水灌洗。初始灌洗后，在不影响脊柱机械稳定性的情况下，能去除的内固定物或移植物应该移除。在这一点上，任何受累的骨质也应该被切除，以解除任何可能引起脊柱机械不稳定性的因素。事实上，在脊柱前柱较大缺损的情况下，融合器、同种异体移植物或自体移植物也可能是有益的或必要的。同种异体腓骨移植和同种异体肱骨移植曾成功地用于颈椎和胸腰椎重建。在这些情况下，必须通过手术来判断，如何在充分清创感染组织时，将内固定物或移植物置入感染部位以维持脊柱稳定性。在这些患者中，感染疾病科室会诊在指导术后抗生素的使用时特别有帮助，因为可能需要长时间用药或者最终还需要手术去除内固定物，例如在脊柱融合术后等待骨融合的情况下。

先前的研究也表明，进行单纯的清创术与使用植入物的清创术有相似的失败和复发率，这提示当有需要时，清创后置入内植物的治疗可以安全地与合适的非肠道吸收型抗生素一起使用。

接着，需再用 9~12L 的生理盐水重复灌洗，并在灌洗后进行培养。闭合切口通常应使用非编织单丝线缝合，可以考虑局部使用万古霉素粉末，尽管其未在 SEA 中进行专门研究，作用仍有争议。也可考虑伤口负压治疗，因为它有改善伤口局部环境的作用。术后治疗应包括感染疾病科室会诊前的经验性抗生素静脉使用，术后运动根据所进行的特定手术类型和手术后的脊柱相对稳定性来决定，通常是在术后 6~8 周。

对于持续感染或症状恶化的病例，可进行 MRI 随访。一般来说，对已行手术引流或未保留内固定物或伴随骨髓炎的患者，可使用静脉抗生素行较短的疗程治疗，而对药物治疗反应不佳或保留有内固定物或移植物以维持脊柱稳定性的患者则需要较长的疗程治疗。

9.1.5 预后

约 4%~22% 的 SEA 患者出现瘫痪，而由于脓毒血症，SEA 有 5% 的死亡率。残留症状与诊断延迟超过 24h 相关（在一项研究中为 45% 比 13%），神经损害的持续时间可预示治疗后神经恢复的程度。先前的一项病例对照把 SEA 和创伤性脊髓损伤（TSCI）进行了匹配研究，评估了 29 例患者的 5 年结果，依照美国脊髓损伤协会（亚洲）损伤量表（ASIA），与 TSCI 组相比，SEA 患者由 A 级向 B 级转变会更多（73%

比 9%）。与 TSCI 匹配对照组相比，可完全运动（ASIA，A 或 B）向不完全运动状态的转换更高（76% 比 32%）。这表明，尽管 SEA 患者恢复可能有明显延迟，但神经症状一定会有改善，而 TSCI 群体中的 SEA 患者其恢复过程并不能预测。随着对 SEA 的早期识别和诊断，通过药物和 / 或手术治疗可以获得整体良好的结果。

9.2　脊柱骨髓炎和椎间盘炎

9.2.1　简介和流行病学

感染性脊柱炎或在感染性环境中脊柱或椎间盘发炎，其包括广泛的病理改变，可大致分为椎体骨髓炎（VO）和椎间盘炎。VO 是一种椎体的感染，椎间盘炎是一种椎间盘间隙的感染。两种炎症往往同时发生，并具有相似的病理生理学表现。VO 的发病率呈逐年上升趋势，这对医疗健康系统来说是一个日益沉重的负担。1998—2013 年，VO 的发病率已经从每 10 万人中有 2.9 例增加到每 10 万人中有 5.4 例，其治疗 VO 的医疗保健资金也从 1.88 亿美元（1 美元 ≈ 6.96 人民币）增加到 13 亿美元。随着年龄的增加，VO 的发病率约为每 10 万人 0.3 例。椎间盘炎的发生率为每 10 万人中有 0.4~2.4 例。一些研究表明，VO 对男性和女性的影响是相同的，但男性椎间盘炎的发病率更高，与女性相比其比例可高达 5 ∶ 1。而另一些研究也佐证了男性椎间盘炎的发病率约是女性的 1.5~3 倍。

9.2.2　解剖学和发病机制

VO 和椎间盘炎的感染源包括血行传播、直接接种或连续传播，类似于 SEA。血行播散最常见，通常影响腰椎。由于髓核是无血管的，我们推测细菌沉积于椎体干骺端的动脉末端导致椎体局部缺血，然后发生感染并导致感染扩散到邻近的椎间盘。关于血行传播，最常见的来源通常是静脉植入导管和尿路感染。在一些病例中，泌尿道被发现是最常见的感染源。心内膜炎也可能与 VO 的发展有关，其中一组病例中 91 例化脓性 VO 有高达 30% 的患者同时患有心内膜炎。

有趣的是，在患者确诊 VO 的前一年，VO 一直被认为与菌血症相关，因此，在前一年出现背痛和菌血症病史的患者中，诊断 VO 的可能性显著升高。同样增加 VO 或椎间盘炎风险的合并症包括糖尿病、肝硬化、冠心病、恶性肿瘤、需要使用免疫抑制的自身免疫性疾病和慢性肾病，特别是血液透析患者。腰椎是 VO 和椎间盘炎最常见的感染部位（约 60% 的病例发生于此），其次是胸椎和颈椎，少数病例累及多个脊柱节段（5%）。

迄今为止，金黄色葡萄球菌是引起 VO 和椎间盘炎最常见的病原体，发病率从 30% 到 50% 不等。金黄色葡萄球菌在脊柱炎中有特别强的毒性，因为它能够黏附组织和植入物形成生物膜，并释放酶侵袭组织。金黄色葡萄球菌感染性脊柱炎的危险因素包括侵入性手术、胰岛素使用、血液透析、导管感染和最近的菌血症。包括肠杆菌和大肠杆菌在内的革兰阴性杆菌是第二大病原体，并且在年龄较大的患者中更为普遍。表皮葡萄球菌和凝固酶阴性葡萄球菌也可在感染性脊柱炎术后被分离；痤疮丙酸杆菌和其他形成生物膜的生物体更有可能在内固定或植入物后的晚发感染中被观察到。与脊柱炎有关的其他病原体如布鲁氏菌和真菌感染非常少见。

结核病（TB）流行的地区，脊柱分枝杆菌感染或波特病是 VO 的常见原因，发病率在所有病例中高达 30%。与化脓性 VO 相比，分枝杆菌感染可能不影响椎间盘，只侵犯椎体，导致椎体塌陷等现象［形成胸腰椎局灶性后凸畸形（图 9.2）］。其他独特的相关微生物包括镰状细胞患者的沙门氏菌，HIV 患者中的巴尔通体，以及免疫功能低下患者中的白色念珠菌和曲霉菌。

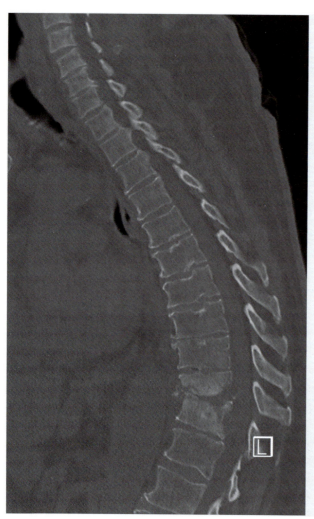

图 9.2　胸腰椎 CT 成像中椎体塌陷脊柱凸凹畸形示例

9.2.3　临床表现和诊断

　　与 SEA 类似，VO 和椎间盘炎的临床表现可能是非特异性的。背痛是 VO 和椎间盘炎最常见的表现，发生率高达 86%。根据感染的程度和同时存在的脓肿，可能出现根性放射痛和其他神经系统症状，如运动无力、肠或膀胱失禁、感觉丧失。与 SEA 相似，发热症状的一致性远不如背痛，在不同的病例中，感染性脊柱炎病例的发热发生率从 30% 到 70% 不等。一些症状差异会因发病年龄而异；老年患者（65 岁及以上）与年轻患者（＜65 岁）相比，其发热（38% 比 63%）和身体僵硬（24% 比 42%）并不常见，却更容易出现低血压（18% 比 5%）和精神错乱（24% 比 11%）。

　　在实验室检查方面，WBC、ESR 和 CRP 均被用作感染的标志物。超过 80% 的病例 ESR 和 CRP 升高。一些研究指出，CRP 是感染最准确的指标，脊柱骨髓炎时 CRP 上升最早，治疗后下降趋势最快。如果 ESR 在治疗的第一个月下降超过 50%，也被证明临床预后良好。与 SEA 类似，中性粒细胞占优势的白细胞增多对于识别 VO 的特异性较低。133 例金黄色葡萄球菌感染骨髓炎病例中只有 64% 的病例发现白细胞增多，仅 39% 的病例有中性粒细胞升高。尤其是在自发性椎间盘炎的病例中也发现了类似的较低的白细胞增多率，只有 34% 的患者有白细胞增多。

　　MRI 是识别感染性脊柱骨髓炎最敏感的影像学检查方式，有神经系统体征或症状的患者应急诊行该检查。对于椎间盘炎，MRI 的弥散加权成像（DWI）序列可以区分感染和退行性椎间盘疾病。然而，放射线平片可能是最快的早期成像方式，可以显示骨膜反应、椎体间隙狭窄、骨破坏或迅速排除其他背部疼痛的原因。活检可产生最准确的培养物，特异性高达93%。事实上，活检比单独的血培养更有可能识别出致病病原体，77%的骨活检呈阳性，而血培养只有58%。对于VO患者，与针刺活检相比，开放活检更有可能识别出病原体，分别为48%和93%。同样，对感染性椎间盘炎的病原体检测，开放活检的检出率为76%，而针刺活检的检出率为48%。理想情况下，根据患者的身体状况，抗生素应推迟到培养和/或活检后使用，以增加识别病原体的可能性，而避免假阴性诊断。组织病理学也可以用于鉴别分枝杆菌感染时的肉芽肿。

9.2.4　药物治疗和手术决策

与SEA一样，感染性脊柱炎选择抗菌治疗的主要原则是基于培养和药敏数据的靶向治疗。对需要紧急使用抗生素或培养数据不可用的临床状态差的患者，经验性抗生素使用应涵盖最常见的病原体，包括葡萄球菌、链球菌和革兰阴性菌种。适当的经验性治疗方案通常包括万古霉素和第三代或第四代头孢菌素。一些研究表明，氨基糖苷类药物的渗透性最高，其次是头孢菌素和青霉素。利福平可以加入金黄色葡萄球菌引起的感染治疗，特别是在有脊柱内固定物或植入物的情况下，但这必须与其他药物联合使用，而不是单一治疗。考虑口服或静脉抗生素应该与感染科医生一起决定。尽管与SEA情况类似，静脉注射抗生素和疗程的持续时间通常与治疗反应差或内固定物或同种异体移植的存在相关。

通常抗生素治疗的持续时间至少为6周。一项对359例化脓性VO患者进行6周和12周的抗菌治疗（静脉或口服）的随机对照试验发现，就1年无感染复发而言，6周治疗不劣于12周。然而，一项对300例评估VO复发风险的回顾性研究指出，接受抗生素治疗4~6的高危患者（定义为存在MRSA感染、有一种相关的脓肿或终末期肾病）的复发风险为34.8%，而接受至少8周抗生素治疗的患者的复发率为9.6%。这表明，对于高危患者，应考虑至少8周的肠外抗生素治疗，以实现持久的感染根除。在椎间盘炎的情况下，由于椎间盘的血管分布相对较少，抗生素穿透椎间盘组织的能力不同于骨组织。在这个高危患者组（在本研究中定义为糖尿病、肝硬化、恶性肿瘤、免疫抑制、终末期肾病、风湿病）中，建议使用抗生素的周期时间比VO长，可能长达12周或更长时间。

与SEA不同，感染性脊柱炎可允许单独药物治疗的可能性更大。手术干预的指征包括神经系统损害、椎管硬膜外脓肿和脊柱不稳定。手术可以从前和（或）后路进行，显露椎间盘和椎体。椎间盘和椎体减压可与后路内固定和融合同时进行，也可以分期进行。

关于在感染环境中置入内固定物的问题以前已被研究。事实上，在一项回顾性研究中，单独接受清创和清创同时加用脊柱内固定装置，患者有着相似结果，包括失败率和复发率。这提示在有需要时，联合合适的胃肠外抗生素治疗，内固定物可以安全地使用。与SEA一样，同种异体移植和自体移植经常被使用，来自于感染病例的研究表明，这种植入物的利用不会增加慢性感染率。而钛作为移植物由于缺乏多孔性，可作为细菌生物膜的场地。

关于手术病例中前、后或联合入路的决策，这很大程度上取决于对椎体或小关节清创的程度。从后路入路，小关节清创术后需要内固定融合以恢复脊柱稳定性，但若保留50%或以上的关节突关节则通常不需要内固定融合。同样，如果感染位于椎体或脊髓腹侧，则需要前路入路，可以考虑使用椎间融合器或移植物，以恢复脊柱的连续性。对于脊柱完整性有破坏的病例，如发生脊柱严重畸形，可考虑前后联合入路。在这些情况下，病灶椎体切除术（切除后同时使用椎间融合器或有支撑作用的皮质骨重建脊柱序列）被认为是第一阶段，然后再用手术器械进行后路固定。

例如，一名有IVDA病史的40岁女性，她有几个月的背部和右侧胸壁根性疼痛、进行性后凸畸形、平衡性差和行走困难。就诊时，她不发热，白细胞计数和炎性标志物升高。外观胸背部有局灶性后凸畸形，胸椎中部有触痛，有轻度的下肢近端肌肉无力和双侧下肢反射亢进，余无明显异常。影像学图像显示其 T6~T8 节段有 VO 和椎间盘炎，T7 和 T8 椎体局灶性塌陷，后凸畸形，病灶进入椎管致相应脊髓受压（图 9.3）。她被诊断患有 VO 和椎间盘炎，医生根据经验开始使用万古霉素和头孢吡肟。脊柱其余部分的 MRI 未发现非连续性病变。站立位 X 线片和 CT 图像，可更好地评估骨破坏的程度（图 9.4 和图 9.5）。

　　鉴于她的后凸畸形、脊髓压迫、剧烈疼痛和神经系统损害，该患者选择接受前后减压和 T7~T8 椎体

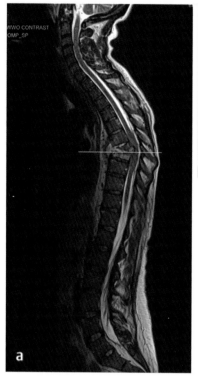
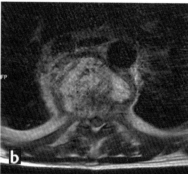

图 9.3　整个脊柱的矢状位（a）和轴位（b）T2 加权图像显示，在 T7 和 T8 椎体塌陷时存在局灶性后凸畸形

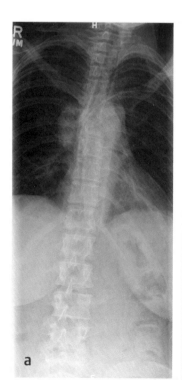
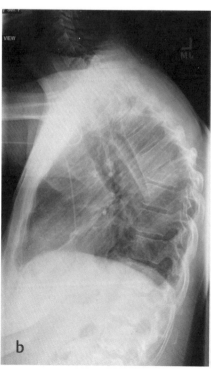

图 9.4　以 T7 和 T8 为中心的站立位胸椎 X 线片：前后位（a）和侧位（b）

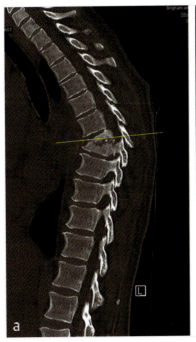
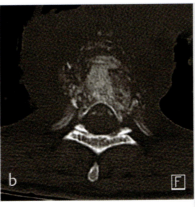

图9.5 胸椎矢状位（a）和轴位（b）CT图像显示T7几乎完全被破坏，T8椎体明显塌陷

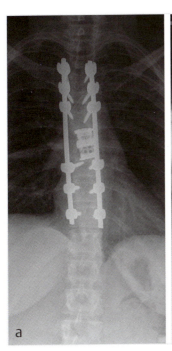
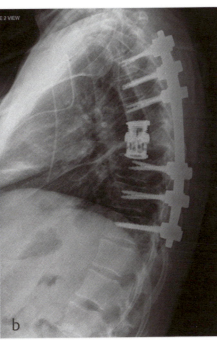

图9.6 术后前后位（a）和侧位（b）脊柱后路内固定融合从T4~T11的X线片。前路T7和T8椎体切除术后第一阶段，手术放置可撑开钛笼；2天后再行脊柱后路手术放置内固定物。局部脊柱后凸从术前57°改善到术后32°

次切除融合术。通过右后外侧开胸术和胸椎前入路手术在T7~T8节段放置一个可撑开钛笼。同时继续接受静脉注射抗生素，2天后，重返手术室进行胸椎后路稳定性手术，T4~T11进行脊柱后路内固定融合术（图9.6）。患者术后恢复良好。她的胸壁根性疼痛消失，下肢无力和步态障碍得到很大改善。术中所取培养物培养出MRSA，抗生素仅单独使用万古霉素，并接受为期6周的抗生素治疗。在最近3个月的随访中，她自诉疼痛和畸形均得到缓解，没有感染反复。

9.2.5 预后

VO患者由于现代抗生素的使用，其死亡率低于5%，因神经功能损害有残余症状的病例少于7%。然而，

相比之下，长期背痛和感染复发在 VO 患者中更为普遍，在一项研究中约 32% 的患者有持续性背痛，而在另一项研究中患者复发率为 14%。先前的研究表明大多数复发发生在最初诊断后的 5 个月内，且金黄色葡萄球菌感染与复发风险增加显著相关。

9.3 结论

总之，骨科医生和全科医生都必须意识到脊柱感染的显著发病率。这些感染的治疗可能是复杂的，通常涉及多学科团队，包括急诊科或初级保健医生、骨外科医生和感染疾病科医生。必须注重临床病史和检查，在某些涉及脊髓压迫的病例中，必须迅速采取治疗，以减少严重并发症的发生如神经损伤、畸形或死亡。

参考文献

[1] Kim SD, Melikian R, Ju KL, et al. Independent predictors of failure of nonoperative management of spinal epidural abscesses. Spine J. 2014; 14(8):1673–1679.

[2] Bond A, Manian FA. Spinal epidural abscess: a review with special emphasis on earlier diagnosis. BioMed Res Int. 2016; 2016:1614328.

[3] Sendi P, Bregenzer T, Zimmerli W. Spinal epidural abscess in clinical practice. QJM. 2008; 101(1):1–12.

[4] Vakili M, Crum-Cianflone NF. Spinal epidural abscess: a series of 101 cases. Am J Med. 2017; 130(12):1458–1463.

[5] Darouiche RO. Spinal epidural abscess. N Engl J Med. 2006; 355(19):2012–2020.

[6] Krishnamohan P, Berger JR. Spinal epidural abscess. Curr Infect Dis Rep. 2014; 16(11):436.

[7] Knorr TL, Mesfin FB. Spinal Epidural Abscess. StatPearls Publishing; 2018. http://www.ncbi.nlm.nih.gov/pubmed/28722920. Accessed January 6, 2019.

[8] Reihsaus E, Waldbaur H, Seeling W. Spinal epidural abscess: a meta-analysis of 915 patients. Neurosurg Rev. 2000; 23(4):175–204, discussion 205.

[9] Danner RL, Hartman BJ. Update on spinal epidural abscess: 35 cases and review of the literature. Rev Infect Dis 1987;9(2):265–274.

[10] Kapeller P, Fazekas F, Krametter D, et al. Pyogenic infectious spondylitis: clinical, laboratory and MRI features. Eur Neurol. 1997; 38(2):94–98.

[11] Rigamonti D, Liem L, Wolf AL, et al. Epidural abscess in the cervical spine. Mt Sinai J Med. 1994; 61(4):357–362.

[12] Giuffrida S, Chiaramonte I, Saponara R, et al. Cervical epidural abscess: serial MRI study. J Neurosurg Sci. 1997; 41(2):219–223.

[13] Darouiche RO, Hamill RJ, Greenberg SB, Weathers SW, Musher DM. Bacterial spinal epidural abscess. review of 43 cases and literature survey. Medicine (Baltimore). 1992; 71(6):369–385.

[14] Akalan N, Ozgen T. Infection as a cause of spinal cord compression: a review of 36 spinal epidural abscess cases. Acta Neurochir (Wien). 2000; 142(1):17–23.

[15] Mackenzie AR, Laing RB, Smith CC, Kaar GF, Smith FW. Spinal epidural abscess: the importance of early diagnosis and treatment. J Neurol Neurosurg Psychiatry. 1998; 65(2):209–212.

[16] Ju KL, Kim SD, Melikian R, Bono CM, Harris MB. Predicting patients with concurrent noncontiguous spinal epidural abscess lesions. Spine J. 2015; 15(1):95–101.

[17] Chen W-C, Wang J-L, Wang J-T, Chen Y-C, Chang S-C. Spinal epidural abscess due to Staphylococcus aureus:clinical manifestations and outcomes. J Microbiol Immunol Infect. 2008; 41(3):215–221.

[18] Bhise V, Meyer AND, Singh H, et al. Errors in diagnosis of spinal epidural abscesses in the era of electronic health records. Am J Med. 2017; 130(8):975–981.

[19] Curry WT, Jr, Hoh BL, Amin-Hanjani S, Eskandar EN. Spinal epidural abscess: clinical presentation, management, and outcome. Surg Neurol. 2005; 63(4):364–371, discussion 371.

[20] Davis DP, Wold RM, Patel RJ, et al. The clinical presentation and impact of diagnostic delays on emergency department patients with spinal epidural abscess. J Emerg Med. 2004; 26(3):285–291.

[21] Khanna RK, Malik GM, Rock JP, Rosenblum ML. Spinal epidural abscess: evaluation of factors influencing outcome. Neurosurgery. 1996; 39(5):958–964.

[22] Shifrin A, Lu Q, Lev MH, Meehan TM, Hu R. Paraspinal edema is the most sensitive feature of lumbar spinal epidural abscess on unenhanced MRI. AJR Am J Roentgenol. 2017; 209(1):176–181.

[23] Moseley IF, Kendall BE. Radiology of intracranial empyemas, with special reference to computed tomography. Neuroradiology. 1984; 26(5):333–345.

[24] Nussbaum ES, Rigamonti D, Standiford H, Numaguchi Y, Wolf AL, Robinson WL. Spinal epidural abscess: a report of 40 cases and review. Surg Neurol. 1992; 38(3):225–231.

[25] Darouiche RO. Treatment of infections associated with surgical implants. N Engl J Med. 2004; 350(14):1422–1429.

[26] Vohra R, Kang HS, Dogra S, Saggar RR, Sharma R. Tuberculous osteomyelitis. J Bone Joint Surg Br. 1997; 79(4):562–566.

[27] Griffiths DL. Tuberculosis of the spine: a review. Adv Tuberc Res. 1980; 20:92–110.

[28] Chuo C-Y, Fu Y-C, Lu Y-M, et al. Spinal infection in intravenous drug abusers. J Spinal Disord Tech. 2007; 20(4):324–328.

[29] Kasliwal MK, Tan LA, Traynelis VC. Infection with spinal instrumentation: review of pathogenesis, diagnosis, prevention, and management. Surg Neurol Int. 2013; 4 Suppl 5:S392–S403.

[30] Khanna K, Janghala A, Sing D, et al. An analysis of implant retention and antibiotic suppression in instrumented spine infections: a preliminary data set of 67 patients. Int J Spine Surg. 2018; 12(4):490–497.

[31] Tuchman A, Pham M, Hsieh PC. The indications and timing for operative management of spinal epidural abscess: literature review and treatment algorithm. Neurosurg Focus. 2014; 37(2):E8.

[32] Cornett CA, Vincent SA, Crow J, Hewlett A. Bacterial spine infections in adults: evaluation and management. J Am Acad Orthop Surg. 2016; 24(1):11–18.

[33] Savage K, Holtom PD, Zalavras CG. Spinal epidural abscess: early clinical outcome in patients treated medically. Clin Orthop Relat Res. 2005; 439(439):56–60.

[34] Matsubara T, Yamada K, Sato K, Gotoh M, Nagata K, Shiba N. Clinical outcomes of percutaneous suction aspiration and drainage for the treatment of infective spondylodiscitis with paravertebral or epidural abscess. Spine J. 2018; 18(9):1558–1569.

[35] Rigamonti D, Liem L, Sampath P, et al. Spinal epidural abscess: contemporary trends in etiology, evaluation, and management. Surg Neurol. 1999; 52(2):189–196, discussion 197.

[36] Lu C-H, Chang W-N, Lui C-C, Lee P-Y, Chang H-W. Adult spinal epidural abscess: clinical features and prognostic factors. Clin Neurol Neurosurg. 2002; 104(4):306–310.

[37] Park K-H, Cho O-H, Lee Y-M, et al. Therapeutic outcomes of hematogenous vertebral osteomyelitis with instrumented surgery. Clin Infect Dis. 2015; 60(9):1330–1338.

[38] Kang DG, Holekamp TF, Wagner SC, Lehman RA, Jr. Intrasite vancomycin powder for the prevention of surgical site infection in spine surgery: a systematic literature review. Spine J. 2015; 15(4):762–770.

[39] Orgill DP, Manders EK, Sumpio BE, et al. The mechanisms of action of vacuum assisted closure: more to learn. Surgery. 2009; 146(1):40–51.

[40] Koo DW, Townson AF, Dvorak MF, Fisher CG. Spinal epidural abscess: a 5-year case-controlled review of neurologic outcomes after rehabilitation. Arch Phys Med Rehabil. 2009; 90(3):512–516.

[41] Issa K, Diebo BG, Faloon M, et al. The epidemiology of vertebral osteomyelitis in the United States from 1998 to 2013. Clin Spine Surg. 2018; 31(2):E102–E108.

[42] Grammatico L, Baron S, Rusch E, et al. Epidemiology of vertebral osteomyelitis (VO) in France: analysis of hospital-discharge data 2002–2003. Epidemiol Infect. 2008; 136(5):653–660.

[43] Hopkinson N, Stevenson J, Benjamin S. A case ascertainment study of septic discitis: clinical, microbiological and radiological features. QJM. 2001; 94(9):465–470.

[44] Cottle L, Riordan T. Infectious spondylodiscitis. J Infect. 2008; 56(6):401–412.

[45] Mylona E, Samarkos M, Kakalou E, Fanourgiakis P, Skoutelis A. Pyogenic vertebral osteomyelitis: a systematic review of clinical characteristics. Semin Arthritis Rheum. 2009; 39(1):10–17.

[46] Hadjipavlou AG, Mader JT, Necessary JT, Muffoletto AJ. Hematogenous pyogenic spinal infections and their surgical management. Spine. 2000; 25(13):1668–1679.

[47] Lew DP, Waldvogel FA. Osteomyelitis. Lancet. 2004; 364(9431):369–379.

[48] Gasbarrini AL, Bertoldi E, Mazzetti M, et al. Clinical features, diagnostic and therapeutic approaches to haematogenous vertebral osteomyelitis. Eur Rev Med Pharmacol Sci 2005;9(1):53–66.

[49] Carragee EJ. Pyogenic vertebral osteomyelitis. J Bone Joint Surg Am. 1997; 79(6):874–880.

[50] Pigrau C, Almirante B, Flores X, et al. Spontaneous pyogenic vertebral osteomyelitis and endocarditis: incidence, risk factors, and outcome. Am J Med. 2005; 118(11):1287.

[51] Corrah TW, Enoch DA, Aliyu SH, Lever AM. Bacteraemia and subsequent vertebral osteomyelitis: a retrospective review of 125 patients. QJM. 2011; 104(3):201–207.

[52] Nolla JM, Ariza J, Gómez-Vaquero C, et al. Spontaneous pyogenic vertebral osteomyelitis in nondrug users. Semin Arthritis Rheum. 2002; 31(4):271–278.

[53] Priest DH, Peacock JE, Jr. Hematogenous vertebral osteomyelitis due to Staphylococcus aureus in the adult:clinical features and therapeutic outcomes. South Med J. 2005; 98(9):854–862.

[54] Bhavan KP, Marschall J, Olsen MA, Fraser VJ, Wright NM, Warren DK. The epidemiology of hematogenous vertebral osteomyelitis: a cohort study in a tertiary care hospital. BMC Infect Dis. 2010; 10(1):158.

[55] Friedman JA, Maher CO, Quast LM, McClelland RL, Ebersold MJ. Spontaneous disc space infections in adults. Surg Neurol. 2002; 57(2):81–86.

[56] Weissman S, Parker RD, Siddiqui W, Dykema S, Horvath J. Vertebral osteomyelitis: retrospective review of 11 years of experience. Scand J Infect Dis. 2014; 46(3):193–199.

[57] Legrand E, Flipo RM, Guggenbuhl P, et al. Rheumatology Network Organization. Management of nontuberculous infectious discitis: treatments used in 110 patients admitted to 12 teaching hospitals in France. Joint Bone Spine. 2001; 68(6):504–509.

[58] Patzakis MJ, Rao S, Wilkins J, Moore TM, Harvey PJ. Analysis of 61 cases of vertebral osteomyelitis. Clin Orthop Relat Res. 1991(264):178–183.

[59] Kowalski TJ, Berbari EF, Huddleston PM, Steckelberg JM, Mandrekar JN, Osmon DR. The management and outcome of spinal implant infections: contemporary retrospective cohort study. Clin Infect Dis. 2007; 44(7):913–920.

[60] Tekkök IH, Berker M, Ozcan OE, Ozgen T, Akalin E. Brucellosis of the spine. Neurosurgery. 1993; 33(5):838–844.

[61] Chhem RK, Wang S, Jaovisidha S, et al. Imaging of fungal, viral, and parasitic musculoskeletal and spinal diseases. Radiol Clin North Am. 2001; 39(2):357–378.

[62] Eren Gök S, Kaptanoğlu E, Celikbaş A, et al. Vertebral osteomyelitis: clinical features and diagnosis. Clin Microbiol Infect. 2014; 20(10):1055–1060.

[63] Colmenero JD, Jiménez-Mejías ME, Sánchez-Lora FJ, et al. Pyogenic, tuberculous, and brucellar vertebral osteomyelitis:a descriptive and comparative study of 219 cases. Ann Rheum Dis. 1997; 56(12):709–715.

[64] Hogan JI, Hurtado RM, Nelson SB. Mycobacterial musculoskeletal infections. Infect Dis Clin North Am. 2017; 31(2):369–382.

[65] Garg RK, Somvanshi DS. Spinal tuberculosis: a review. J Spinal Cord Med. 2011; 34(5):440–454.

[66] Torda AJ, Gottlieb T, Bradbury R. Pyogenic vertebral osteomyelitis: analysis of 20 cases and review. Clin Infect Dis. 1995; 20(2):320–328.

[67] Amadoru S, Lim K, Tacey M, Aboltins C. Spinal infections in older people: an analysis of demographics, presenting features, microbiology and outcomes. Intern Med J. 2017; 47(2):182–188.

[68] Beronius M, Bergman B, Andersson R. Vertebral osteomyelitis in Göteborg, Sweden: a retrospective study of patients during 1990–95. Scand J Infect Dis. 2001; 33(7):527–532.

[69] Unkila-Kallio L, Kallio MJ, Eskola J, Peltola H. Serum C-reactive protein, erythrocyte sedimentation rate, and white blood cell count in acute hematogenous osteomyelitis of children. Pediatrics. 1994; 93(1):59–62.

[70] Khan MH, Smith PN, Rao N, Donaldson WF. Serum C-reactive protein levels correlate with clinical response in patients treated with antibiotics for wound infections after spinal surgery. Spine J. 2006; 6(3):311–315.

[71] Jensen AG, Espersen F, Skinhøj P, Frimodt-Møller N. Bacteremic Staphylococcus aureus spondylitis. Arch Intern Med. 1998; 158(5):509–517.

[72] Palestro CJ, Love C, Miller TT. Infection and musculoskeletal conditions: imaging of musculoskeletal infections. Best Pract Res Clin Rheumatol. 2006; 20(6):1197–1218.

[73] Eguchi Y, Ohtori S, Yamashita M, et al. Diffusion magnetic resonance imaging to differentiate degenerative from infectious endplate abnormalities in the lumbar spine. Spine. 2011; 36(3):E198–E202.

[74] Gold RH, Hawkins RA, Katz RD. Bacterial osteomyelitis: findings on plain radiography, CT, MR, and scintigraphy. AJR Am J Roentgenol. 1991; 157(2):365–370.

[75] Forrester DM. Infectious spondylitis. Semin Ultrasound CT MR. 2004; 25(6):461–473.

[76] Howard CB, Einhorn M, Dagan R, Yagupski P, Porat S. Fine-needle bone biopsy to diagnose osteomyelitis. J Bone Joint Surg Br. 1994; 76(2):311–314.

[77] McNamara AL, Dickerson EC, Gomez-Hassan DM, Cinti SK, Srinivasan A. Yield of image-guided needle biopsy for infectious discitis: a systematic review and meta-analysis. AJNR Am J Neuroradiol. 2017; 38(10):2021–2027.

[78] Zimmerli W. Clinical practice. Vertebral osteomyelitis. N Engl J Med. 2010; 362(11):1022–1029.

[79] Berbari EF, Kanj SS, Kowalski TJ, et al. Executive Summary: 2015 Infectious Diseases Society of America (IDSA) clinical practice guidelines for the diagnosis and treatment of native vertebral osteomyelitis in adults. Clin Infect Dis. 2015; 61(6):859–863.

[80] Rhoten RL, Murphy MA, Kalfas IH, Hahn JF, Washington JA. Antibiotic penetration into cervical discs. Neurosurgery. 1995; 37(3):418–421.

[81] Housden PL, Sullivan MF. Do augmentin or cefuroxime reach effective levels in lumbar vertebral discs when used prophylactically for discectomy? A preliminary report. Eur Spine J. 1993; 2(3):145–148.

[82] Walters R, Moore R, Fraser R. Penetration of cephazolin in human lumbar intervertebral disc. Spine. 2006; 31(5):567–570.

[83] Perlroth J, Kuo M, Tan J, Bayer AS, Miller LG. Adjunctive use of rifampin for the treatment of Staphylococcus aureus infections: a systematic review of the literature. Arch Intern Med. 2008; 168(8):805–819.

[84] Bernard L, Dinh A, Ghout I, et al. Duration of Treatment for Spondylodiscitis (DTS) study group. Antibiotic treatment for 6 weeks versus 12 weeks in patients with pyogenic vertebral osteomyelitis: an open-label, non-inferiority, randomised, controlled trial. Lancet. 2015; 385(9971):875–882.

[85] Park K-H, Cho O-H, Lee JH, et al. Optimal duration of antibiotic therapy in patients with hematogenous vertebral osteomyelitis at low risk and high risk of recurrence. Clin Infect Dis. 2016; 62(10):1262–1269.

[86] Grados F, Lescure FX, Senneville E, Flipo RM, Schmit JL, Fardellone P. Suggestions for managing pyogenic (non-tuberculous) discitis in adults. Joint Bone Spine. 2007; 74(2):133–139.

[87] Kemp HB, Jackson JW, Jeremiah JD, Cook J. Anterior fusion of the spine for infective lesions in adults. J Bone Joint Surg Br. 1973; 55(4):715–734.

[88] Kemp HB, Jackson JW, Shaw NC. Laminectomy in paraplegia due to infective spondylosis. Br J Surg. 1974; 61(1):66–72.

[89] Rajasekaran S, Soundarapandian S. Progression of kyphosis in tuberculosis of the spine treated by anterior arthrodesis. J Bone Joint Surg Am. 1989; 71(9):1314–1323.

[90] Kuklo TR, Potter BK, Bell RS, Moquin RR, Rosner MK. Single-stage treatment of pyogenic spinal infection with titanium mesh cages. J Spinal Disord Tech. 2006; 19(5):376–382.

[91] Chang CC, Merritt K. Infection at the site of implanted materials with and without preadhered bacteria. J Orthop Res. 1994; 12(4):526–531.

[92] Berbari EF, Kanj SS, Kowalski TJ, et al. Infectious Diseases Society of America. 2015 Infectious Diseases Society of America (IDSA) clinical practice guidelines for the diagnosis and treatment of native vertebral osteomyelitis in adults. Clin Infect Dis. 2015; 61(6):e26–e46.

[93] McHenry MC, Easley KA, Locker GA. Vertebral osteomyelitis: long-term outcome for 253 patients from 7 Cleveland-area hospitals. Clin Infect Dis. 2002; 34(10):1342–1350.

[94] Gupta A, Kowalski TJ, Osmon DR, et al. Long-term outcome of pyogenic vertebral osteomyelitis: a cohort study of 260 patients. Open Forum Infect Dis. 2014; 1(3):ofu107.

第 10 章　移植物感染

Robert Tisherman, Itamar Neto, Orr Limpisvasti, Carola F. van Eck

摘要

韧带重建是矫形外科最常见的手术之一。术后移植物感染虽然是一种罕见的并发症，但却是韧带重建最严重的并发症之一。移植物感染是一个具有独特挑战性的问题，其目标是在根除感染过程的同时保持关节稳定。前交叉韧带（ACL）重建术后关节内感染发生率为 0.05%~1.9%，而后叉韧带重建术后感染率为 0.5%，革兰阳性菌通常是感染的主要致病菌。患者通常在术后急性期（2 周内）出现化脓性关节炎的症状和体征，但是在 ACL 重建术后 15 个月内仍有移植物感染的报道。ACL 重建术后感染的风险包括自体腘绳肌移植术、膝关节手术史和关节血肿。移植物感染通常需要多次手术清创和长时间的抗生素治疗，增加整体医疗费用。保留移植组织的非手术和手术治疗都有成功率，但有时移除移植物和再置入也是有必要的。此外，还讨论了 ACL 重建术中移植物污染的情况以及污染的移植物能否安全置入的问题。本章回顾了移植物感染的多个方面，包括统计学、危险因素、诊断、治疗、并发症和预防。

关键词：移植物感染，韧带重建，手术并发症，运动医学，关节感染，前交叉韧带重建

> **实用技巧**
>
> - 膝关节穿刺术有助于在术后早期区分浅表性感染和化脓性关节炎。
> - 手术清创治疗化脓性关节炎时要涵盖先前关节镜检的所有部位、半月板的修复以及移植物获取部位，因为这些有助于发现现症感染的源头。
> - 韧带重建后并发化脓性关节炎采用关节镜清创能有很高的移植物保留成功率。
> - 术中移植物发生污染后，大多数病例采用 4% 葡萄糖酸氯己定或多菌菌素 B- 杆菌肽溶液浸泡移植物 3min 的方法避免移植物弃用。

10.1　引言

移植物感染是一种不常见，但却有潜在灾难性后果的韧带重建术后并发症。由于其发病率低，与移植物感染相关的文献质量差异很大。大多数关于移植物感染的研究都集中在前交叉韧带重建上。随着前交叉韧带重建数量持续上升，以及韧带重建术越来越普遍，这使得外科医生和其他临床医生对移植物感染的病因、诊断、处理和结果愈发关注。

化脓性关节炎是韧带重建最严重、也众所周知的并发症之一。针对患者风险因素、最佳管理策略和结果的研究通常侧重于作者的首选方法，因此应仔细检查其广泛适用性。由于术后出现化脓性关节炎和移植物感染的患者数量较少，因此关于这一主题的许多研究也没有定论。

术后化脓性关节炎可导致多种并发症，包括永久性软骨损伤、移植失败风险增加、需要去除移植物甚至死亡。出现移植感染的患者通常会进行多次清创手术，并需要长期抗生素治疗。总的来说，这对医疗工作者、医保系统，以及最重要的——对患者自身都是巨大的负担。

本章的目的是回顾骨科移植物感染的流行病学、诊断、处理和并发症。

10.2　移植物感染的危险因素

针对 ACL 手术后移植物感染率的各种研究发现，术后关节内感染率在 0.23%~1.9% 之间（表 10.1）。骨科感染的一般风险因素，包括年龄、糖尿病、肾脏疾病、免疫紊乱和风湿，但在韧带重建患者中，这些原因并不常见。进行韧带重建的典型患者通常更年轻、更活跃，且存在较少的基础疾病，但一些患者和手术因素与移植物失败风险增加相关。病态肥胖、糖尿病和其他骨科感染的常见危险因素的患者确实存在需要多韧带重建防止低能量脱位，应被视为术后移植物感染的高风险。

移植物类型对术后感染率的影响

对于任何韧带重建，移植物的选择取决于供区并发症、移植物对所需重建的适用性、需要重建的韧带数量、韧带的关节内外性质以及既往手术史。与自体腘绳肌移植相关的供区并发症包括股四头肌无力、供区疼痛和瘀斑。自体骨 – 髌腱 – 骨（BPTB）移植能提供良好的移植两端结合但与膝关节前部疼痛增加相关。同种异体移植物的大小范围更广，并且没有供区并发症。同种异体移植在美国广泛使用，但显著增加了手术成本，并且在美国境外的可用性有限。

因此，通常选择自体移植进行 ACL 重建，因为它是自体组织，没有同种异体移植物相关潜在疾病传播或排异反应，并且提供了一种性价比高的同种异体移植物替代物。采用自体移植物也被证明比同种异体移植物能在更短的时间内完成 ACL 重建。目前，最广泛使用的自体移植物是腘绳肌、BPTB 和股四头肌腱。

研究发现，在考虑潜在感染风险时，供体移植物的选择是最重要因素之一。与 BPTB 自体移植和同种异体移植相比，自体腘绳肌移植术后感染风险增加，与 BPTB 相比，使用自体腘绳肌重建 ACL 时感染的相对风险为 3.3~4.3。自体腘绳肌移植在移植前具有较高的感染风险，16%~22% 的自体腘绳肌移植在取腱时培养呈阳性，表明移植物取出和制备可能是引入细菌定植的来源。有报道称自体腘绳肌移植术后感染率较高，因为组织解剖接近胫骨隧道，并且可能形成血肿延伸至关节内。多项研究表明，将自体 BPTB 与同种异体移植（BPTB 或跟腱）进行比较时，深部感染率没有差异。

本章后面将讨论同种异体移植物的污染和处理，但尽管与自体移植物相比，同种异体移植物非无菌获取、无血管、需要更长时间韧带化，但这些并不会增加移植物感染的风险。一项对 1298 名 ACL 重建患者进行的前瞻性和回顾性多中心队列研究显示，74.3% 的同种异体移植物没有化脓性关节炎，表浅感染率为 2.3%，使用同种异体移植物不会增加临床感染的风险。在明尼苏达州、佛罗里达州和路易斯安那州发生了几例我们都已经知道的同种异体韧带重建后细菌污染和死亡病例，主要是由于缺乏有效的末端灭菌。当时的异体移植有 7.9% 是培养阳性，在培养阳性的同种异体移植物和临床感染之间是没有联系的。关于同种异体移植物中的细菌感染，梭菌属（37.5% 梭菌属）约占 50%。与自体移植物感染不同，革兰阴性杆菌如铜绿假单胞菌、液化沙雷氏菌和大肠杆菌以及真菌感染（念珠菌属）在同种异体移植中的感染率较高。

其他风险因素包括膝关节手术史、术后再入院、术后急性期关节血肿。通过回顾多中心骨科成果网络（MOON）的研究数据库，该数据库包含 17 例患者（占整个队列的 0.8%）在 ACL 重建后出现化脓性关节炎，发现糖尿病是移植物感染的重要危险因素。

有相反的证据表明，职业运动员的前交叉韧带重建有较高的化脓性关节炎发生率。一项研究发现，职业运动员术后感染率可能高达 5.7%，而其他研究表明非职业运动员和职业运动员之间没有差异。

表10.1 膝关节韧带重建后出现化脓性关节炎患者的发病率和患者特征相关的已发表文章摘要。以中值表示的值（范围）

研究者（年份）	患者数量	化脓性关节炎患者数量（发病率）	移植物种类（个）	平均年龄（岁）	症状出现平均时间（天）	手术过程（范围）	随访（月）
ACL重建							
Williams 等（1997）	2500	7（0.28%）	腘绳肌（3），BPTP（4）	31.3（17~50）	21.8（3~79）	1.6（1~2）	29（7~71）
McAllister 等（1999）	831	4（0.48%）	腘绳肌（1），BPTB（3）	26（20~34）	11（8~18）	1.5（1~2）	36（28~42）
Viola 等（2000）	1794	14（0.78%）	BPTB（14）	21（17~29）	7.7（2~20）	0.4（0~1）	14.4（5~43）
Indelli 等（2002）	3500	6（0.14%）	BPTB（4），异体跟腱（2）	32.5（20~51）	20（9~34）	1.3（1~3）	36（24~96）
Schollin-Borg 等（2003）	575	10（1.7%）	腘绳肌（4），BPTB（6）	28.3（19~39）	15（4~40）	1.3（1~3）	35.8（19~56）
Fong 和 Tan（2004）	472	7（1.5%）	腘绳肌（7）	23（19~30）	24（7~56）	1.4（1~3）	11.7（5~26）
Judd 等（2006）	1615	11（0.68%）	腘绳肌（11）	28（22~35）	14（6~45）	2.4（2~4）	22（10~48）
van Tongel 等（2007）	1736	9（0.52%）	腘绳肌（9）	33（17~50）	10.9（3~455）	1.9（1~4）	58（9~99）
Binnet 和 Basarir（2007）	1231	6（0.49%）	腘绳肌（2），BPTB（4）	24.5（20~32）	22（14~35）	2.7（1~5）	102（30~196）
Wang 等（2009）	4068	21（0.52%）	腘绳肌（20），异体肌腱（1）	28.6（16~58）	16（5~32）	N/A	N/A
Sajovic 等（2009）	1283	3（0.23%）	腘绳肌（3）	33（23~48）	8（2~14）	1	33（4~61）
Monaco 等（2010）	1232	12（1.0%）	腘绳肌（12）	24（16~43）	16（10~20）	0.3（0~1）	38（6~54）
Barker 等（2010）	3126	18（0.58%）	腘绳肌（5），BPTB（7），异体肌腱（6）	34.1（16~48）	28（5~122）	1.6（1~3）	N/A
Sonnery-Cottet 等（2011）	1957	12（0.61%）	腘绳肌（4），BPTB（7），QT（1）	29.2（18~49）	16（2~37）	1.3（1~2）	N/A
Torres-Claramunt 等（2013）	810	15（1.9%）	腘绳肌（13），BPTB（2）	33.5	24（7~35）	1.3	39（N/A）
Maletis 等（2013）	10626	34（0.32%）	腘绳肌（24），异体肌腱（17），BPTB（10）	29.5	20（12~30）	N/A	88% > 12 mo
Calvo 等（2014）	1564	7（0.45%）	腘绳肌（7）	27.8（14~51）	N/A（4~30）	N/A（1~4）	N/A（12~101）

续表

研究者（年份）	患者数量	化脓性关节炎患者数量（发病率）	移植物种类（个）	平均年龄（岁）	症状出现平均时间（天）	手术过程（范围）	随访（月）
Abdel-Aziz 等（2014）	2560	24（0.93%）	腘绳肌（24）	26（19~35）	12（5~45）	3（1~6）	59（18~96）
Bostrom Windhamre 等（2014）	4386	43（0.98%）	腘绳肌（27/27）	27（16~43）	8（1~22）	3.7（1~11）	60（13~108）
Schuster 等（2015）	7096	36（0.51%）	腘绳肌（36）	33（15~55）	17（4~37）	2.25（1~6）	56（8~134）
Murphy 等（2016）	11 772	55（0.46%）	腘绳肌（36），BPTB（7），异体肌腱（12）	32	N/A	N/A	N/A
Bohu 等（2019）	1632	5（0.31%）	腘绳肌（5）	36（20~62）	18（12~21）	1.6（1~2）	34（18~58）
PCL 重建							
Schuster 等（2018）	866	4（0.46%）	腘绳肌（3），异体肌腱（1）	34.5（18~47）	18（7~35）	1.3（1~2）	16.5（12~24）

缩写：BPTB，骨-髌腱-骨；ACL，前交叉韧带；PCL，后交叉韧带；N/A，未获得

10.3 临床表现和管理

10.3.1 临床表现

在术后早期，患者在术后平均 18 天出现化脓性关节炎的症状和体征（表 10.1）。最常见的症状是发烧、疼痛和积液。其他常见症状包括红斑、手术切口处的局部渗出和渐进性膝关节疼痛（图 10.1）。虽然大多数患者出现在急性期（＜2 周）或亚急性期，但仍有术后 1 年以上的感染报道，术后长时间不出现症状不应用于排除化脓性关节炎。

10.3.2 实验室检查

临床检查的术后膝关节疼痛、肿胀和低热的可以有广泛的不同诊断，包括关节炎、手术后组织反应和浅表感染。由于术后愈合反应与急性关节内感染之间存在重叠，脓毒症关节炎在初次就诊出现体征和症状往往被忽略。确认术后期间存在移植物感染对于有效治疗和预防长期并发症至关重要。疑似移植物感染关节的实验室检查应包括血清炎症标志物水平、血沉（ESR）、C- 反应蛋白（CRP）以及血清白细胞计数。血培养在大多数确诊的化脓性关节炎病例中呈阴性。

ESR 和 CRP 是急性炎症标志物，有助于区分术后化脓性关节炎和正常术后愈合反应。CRP 在感染开始后 12~24h 内升高，ESR 在感染开始后 24~48h 内升高。对 38 例 ACL 重建后未感染和脓毒症关节炎的 ESR 和 CRP 进行回顾性研究发现，脓毒症关节炎的最佳 ESR 和 CRP 阈值分别是 32mm/h 和 41mg/L，ESR 和 CRP 的切值敏感性分别为 91.2% 和 94.1%，特异性分别为 80.5% 和 97.6%。

膝关液穿刺应作为标准化脓性关节炎检查的一部分，在无菌技术下通过膝关节外上穿刺，以避免穿刺孔污染。在大多数情况下，膝关节穿刺显示平均白细胞计数超过 50000 个 /mL，但对于化脓性关节炎，穿刺细胞计数超过 20000 个 /mL，多形核细胞百分比＞75% 时，应存高度怀疑。

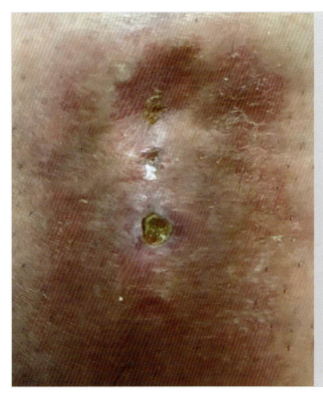

图 10.1　43 岁女性患者，前交叉韧带、后外侧角和内侧副韧带重建术后 6 个月，采用同种异体移植物，出现胫骨切口新的渗出和周围红斑

一些专家建议,对于出现与化脓性关节炎一致的体征和症状的患者,术后膝关节穿刺的白细胞阈值应(降低)> 10000 个细胞 /mL。

实验室评估有助于确认移植物感染时间,并预防不必要的抗生素和诊断性手术。

10.3.3 手术部位感染与关节内移植物感染

不累及关节的手术部位感染是 ACL 重建的一种熟知并发症,约 0.2% 的病例中可见。临床表现可能与化脓性关节炎相似,区分这两种病因很重要。浅表感染更常见,不仅表现为伤口疼痛、局部红斑,还常表现为脓毒症性关节炎的引流和渗出。穿刺实验室血清分析有助于区分这两种病因,手术部位感染的血沉、CRP 和 ESR 和白细胞计数(< 3000 个 /mL)都低。手术部位感染虽没显示出与化脓性关节炎发病率高相关,但作为外科并发症,通常需要表面灌洗和清创以及口服或静脉(IV)抗生素治疗。关节附近的手术部位感染可能进展为关节内感染(图 10.2),关节镜或手术清创应尽可能减少,以最大限度地提高移植物保留和预防软骨损伤的机会。

10.3.4 导致移植物感染的微生物

移植物感染可能是由于通过胫骨切口或通过血源性扩散直接污染皮肤而发生的,且几乎所有移植物感染都是由革兰阳性皮肤菌群引起的。凝固酶阴性葡萄球菌(包括表皮葡萄球菌、头葡萄球菌和其他 45 种以上的菌群)是与移植物感染相关的最常见生物,约占所有移植物感染的 44%(表 10.2)。根据致病微生物的毒力,化脓性关节炎后的并发症发生率不同。金黄色葡萄球菌与凝固酶阴性葡萄球感染相比,移植物移除率更高(33.3%),抗生素时间更长,活动范围更差。然而,22%~31% 的移植物感染培养为阴性,可能是由于不同的诊断标准、培养技术或细菌毒力导致。

即使没有临床症状,在多达 87% 的 ACL 翻修病例组织学取样中也可以检测到细菌脱氧核糖核酸(DNA)来证实,这表明亚临床移植物感染可能是移植失败的原因,但未进行翻修手术的 ACL 重建生物膜形成率尚

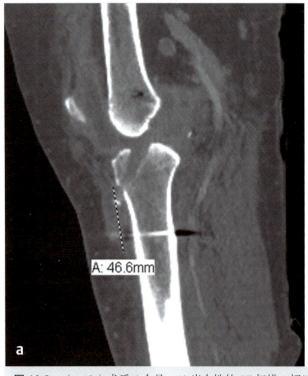
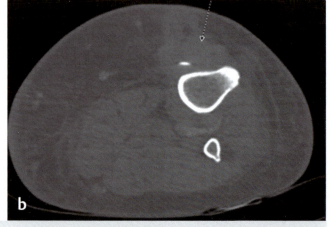

图 10.2 (a,b)术后 6 个月,43 岁女性的 CT 扫描,切口引流和红斑显示前方胫骨与螺钉界面有大量关节积液和脓腔

表10.2 移植物感染类其病原菌概述

研究者（年份）	脓毒症性关节炎 - 阴性细菌种类 n（发病率）	阴性细菌种类 n	培养		
			凝固酶阴性葡萄球菌（CNS）	金黄色葡萄球菌	痤疮丙酸杆菌（及其他生物体）
前交叉韧带重建					
Williams 等（1997）	7（0.28%）	2	6		1–假单胞菌
McAllister 等（1999）	4（0.48%）		4		
Viola 等（2000）	14（0.78%）	12			
Indelli 等（2002）	6（0.14%）	2	3		1–非溶血性链球菌
Schollin–Borg 等（2003）	10（1.7%）	2	1	1	
Fong 和 Tan（2004）	7（1.5%）		4		1–消化链球菌
Judd 等（2006）	11（0.68%）	8	1	1	1–肠杆菌
Van Tongel 等（2007）	9（0.52%）	7	2		1–链球菌，1–肠球菌
Binnet 和 Basarir（2007）	6（0.49%）	2	3		1–假单胞菌
Wang 等（2009）	21（0.52%）	5	3		1–粪肠球菌，1–棒状杆菌
Sajovic 等（2009）	3（0.23%）	1	1		
Monaco 等（2010）	12（1.0%）	11			1–大肠杆菌
Barker 等（2010）	18（0.58%）	4	6	2	
Sonnery–Cottet 等（2011）	12（0.61%）	11	5	1	
Torres–Claramunt 等（2013）	15（1.9%）	10			
Maletis 等（2013）	34（0.32%）	9	8	1	2–沙雷氏菌，2–其他
Calvo 等（2014）	7（0.45%）	4	4		2–粪肠球菌，1–阴沟肠球菌

续表

研究者（年份）	脓毒症性关节炎 – 阴性细菌种类 n（发病率）	CNS	金黄色葡萄球菌	培养 凝固酶阴性葡萄球菌	金黄色葡萄球菌	痤疮丙酸杆菌 其他生物体
Abdel-Aziz 等 (2014)	24 (0.93%)	3	7	7	3	2- 消化链球菌，2- 肠球菌
BostromWindhamre 等 (2014)	43 (0.98%)	15	20	5	1	1- 痤疮杆菌，1- 克雷伯菌，
Schuster 等 (2015)	36 (0.51%)	6	20	7	3	1- 类肠球菌，1- 阴沟肠球菌
Murphy 等 (2016)	55 (0.46%)	19	15	12	3	4- 其他，4- 多微生物
Bohu 等 (2019)	5 (0.31%)		4	1		
后交叉韧带重建						
Schusteretal (2018)	4 (0.46%)	1	2			1- 肠球菌
总计 (%)	363	81 (22.3)	160 (44.1)	79 (21.8)	16 (4.4)	33 (9.1)

缩写：CNS，凝固酶阴性葡萄球菌；P.acnes，痤疮丙酸杆菌；S.aureus，金黄色葡萄球菌

不清楚。

10.4　移植物感染的管理

10.4.1　非手术治疗

尽管大多数作者主张在移植物感染的情况下进行早期手术清创，但对于无法接受手术或拒绝手术干预的患者，使用非手术治疗可能是一种选择。Viola 等在 ACL 重建后出现临床症状和炎性标志物升高的一组 13 例病例内使用口服抗生素试验（环丙沙星 750mg，每日 2 次，阿莫西林加克拉维酸钾 1g，每日 4 次），根据验证指标的变化持续 15~90 天的治疗。13 例患者中只有 6 例因为炎症指标（ESR 和 CRP）持续升高而进行手术清创，大多数患者在 14 天内仅用抗生素治疗就缓解症状。在另一项对 12 例术后化脓性关节炎患者的研究中，Monaco 等通过两根 18 号脊柱针进行 2 日或 3 日的每日 4h 的膝关节持续冲洗，同时使用肌肉注射糖肽（替考拉宁 200mg，每日 2 次）和口服氟喹诺酮类药物进行抗生素治疗（环丙沙星 500mg，每日 2 次）。在这些患者中，33% 由于持续发热或膝关节肿胀需要关节镜清创术。移植物感染非手术治疗后长期软骨退变，功能结果和松动仍不清楚。

10.4.2　移植物感染的手术治疗

1985 年，Gächter 提出了化脓性关节炎背景下关节内关节镜检查结果的分类，目前仍在广泛使用。分期如下：
- 1 期：关节液浑浊，滑膜充血，无影像学改变；
- 2 期：关节腔内严重炎症反应，纤维蛋白沉积，脓液形成，无影像学改变（图 10.3）；
- 3 期：滑膜增厚，纤维间隔形成（关节镜下呈"海绵状"），无影像学改变；
- 4 期：出现浸润软骨的侵蚀性血管翳，软骨破坏，软骨下骨质破坏，可合并骨侵蚀和囊肿。

1~3 期不涉及影像学改变。大多数 ACL 重建后出现化脓性关节炎的患者表现为 2 期症状。3 期或 4 期为防止进一步进展，可能需要将关节镜切开、广泛清创、滑膜次全切以及移除移植物或内植物。关节镜下

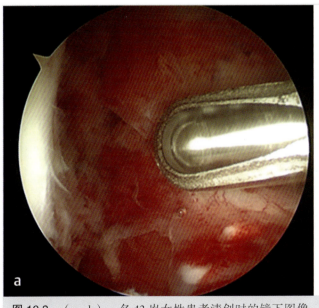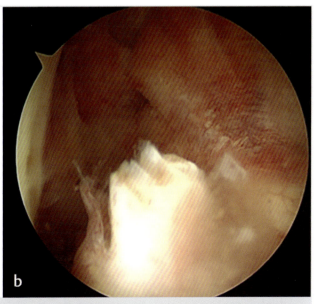

图 10.3　（a，b）一名 43 岁女性患者清创时的镜下图像，术后 6 个月出现移植物感染，显示广泛的滑膜炎和对应于 Gächter 2 期化脓性关节炎的纤维蛋白渗出区

清创可以成功治疗 1 期和 2 期感染。关节镜清创术应尽早进行，以避免永久性软骨损伤。

在确诊急性移植物感染后，强烈建议进行手术干预。使用先前的关节镜入路，首先应立即进行关节镜灌洗和膝关节清创，包括清创移植物上的任何纤维组织、滑膜次全切除和清除坏死组织。如果有任何需要清创的坏死组织，特别是皮肤、皮下组织、脂肪或筋膜，关节镜下手术无法完成，则应考虑开放灌洗和清创。此外，如果有坏死性细菌则必须考虑开放清创，且需要伤口保持开放并使用闭合负压（VAC）装置。在需要开放性关节手术的病例，不使用先前镜检切口，采用内侧髌旁入路会获得更好视野，有助于将来的清创。用 10~15 L 生理盐水进行灌洗。如果移植物看起来稳定，且在不损伤移植物的情况下可以进行脓性或纤维蛋白物质的表面清创，那么首选保留移植物，尤其是在初次手术中使用自体移植物的情况下。关节镜检查、半月板修复或多韧带重建的先前部位应在关节镜清创时切开并引流，因为如果有残留积液，这些部位可形成感染灶。尽管清创和灌洗方法很多，笔者的做法是在近膝关节上方留置灌洗管道且不需要到手术室二次取出。如需软组织广泛清创，则可保持关节开放并采用 VAC 装置进行处理。

清创术后应根据感染疾病，依据细菌培养和抗菌谱结果针对性应用抗生素，术前膝关节穿刺培养可用于确定细菌敏感性。在已知敏感性之前，可以根据感染疾病建议根据体重和肾毒性使用广谱抗生素如头孢唑林。如果怀疑耐甲氧西林金黄色葡萄球菌（MRSA），患者应在术后开始根据体重使用万古霉素 ± 哌拉西林 / 他唑巴坦。当培养结果确定时，再调整抗生素。抗生素可以静脉应用或口服，这取决于培养物中分离的病原体以及患者特点（即过敏、静脉情况、健康状况、依从性、耐受性）。治疗时长通常为 6 周，但如果炎性标志物（ESR 和 CRP）未降至正常水平，可能会更长。如果担心持续感染或需要确认感染清除，可以在 2 周的"抗生素假期"后进行重复穿刺，即穿刺前至少 2 周开始停用抗生素。

应在清创后 2~3 天重新检查患者以评估持续症状，这可以决定是否需要后续治疗来完全清除感染。如果膝关节肿胀和疼痛的症状持续存在并且 CRP 没有改善，CRP 通常在成功治疗后 24~36h 内表现出改善，则应考虑重复清创。如果在初次清创后炎症标志物水平和临床表现得到改善，可能不需要重复清创。

总体而言，在 ACL 重建后关节镜下清创化脓性关节炎成功率为 85.5%。初次清创后，应密切监测患者症状和实验室指标的改善趋势。Wang 等证实，在成功清创后 48h 内，血清 CRP 下降 50%，而持续 CRP 升高的患者可能需要后续的清创术。

10.4.3　移植物保留

2018 年的一项荟萃分析显示，在初次清创时保留了 86% 的移植物。与初次移植物去除的患者相比，即使延迟 ACL 再植入，移植物保留依然可以改善长期结果。32 例 ACL 重建后移植物感染的移植物保留也取得了优异的结果。无 ACL 重建的复发性不稳定和需要移植物切除的化脓性关节炎软骨损伤程度的增加，可能是移植物切除患者预后较差的原因。然而，保留的移植物可能导致早期再手术的风险增加，包括二次清创，而接受移植物去除的患者更有可能在以后再次手术。

虽然目前韧带重建后化脓性关节炎的大多数建议是尽可能保护移植物，但仍有一部分患者对灌洗和清创无反应。在这些情况下，需要更彻底的开放性清创术。通过关节切开术，全滑膜切除术，移除植入物和植骨块以及刮除胫骨和股骨隧道，外加 6 周的抗生素治疗有机会成功控制感染。移植物再植适应证和时机将在移植物再植章节进一步讨论。

10.4.4　保留内固定物

在术后早期，ACL 重建依赖于使用内固定物将移植物机械固定在隧道内。然而，细菌可以在内固定上形成生物膜，使感染难以根除。因此，在韧带重建后对脓毒性膝关节炎进行外科手术干预时，需要保留固定的移植物。曾有报道称所有内固定完全保留的感染也最终成功痊愈，包括股骨挤压螺钉和胫骨内固定。

一旦移植物整合后，一些专家主张移除内固定以降低再感染和生物膜形成的风险。在 ACL 重建后的一组 3 名化脓性关节炎患者中，McAllister 等在移植手术合并后平均 11 个月内进行了一次延迟手术，在平均 36 个月的随访中没有任何反复不稳定的病例。

10.4.5 移植物再置入

在移植物感染后韧带重建的翻修研究中，许多患者决定不再接受进一步的手术，不接受再植带来的潜在不稳定风险，以免有后续感染。通常，感染后关节会变得僵硬和疼痛，因此应首先考虑的是保守治疗而不是重建。在患者希望再植的情况下，重要的是在再植翻修手术之前确保，感染完全消除。移植物感染后翻修 ACL 重建手术的推荐标准包括炎症指标正常、足疗程抗生素治疗、膝关节恢复正常运动和膝关节肿胀消退。停用抗生素 2 周后炎症指标正常，并且重新穿刺和培养阴性以确保完全排除感染。

大多数学者建议在移植物感染发生后 6~12 个月进行翻修，以完全解决症状并排除慢性感染。一些学者研究了化脓性关节炎后 ACL 移植物的再置入。在 4 例无复发感染迹象的小病例系列中，完成 6 周抗生素治疗后 1~6 周早期再置入，报告了高评分结局（平均 Lysholm 评分为 92.5 分）。4 名患者尝试移植物感染后 3 个月进行早期再置入，在 6 年的随访中，患者报告的结果良好［平均 Lysholm 评分为 92 分，国际膝关节文献委员会（IKDC）］，没有任何再感染证据。重建的移植物选择仍然存在争议，但如果患者存在额外的自体移植选择，包括对侧，则可以考虑自体移植。根据供体的可获得性，可以考虑在感染和清创后采用同种异体移植物进行重建。可考虑对新移植物进行万古霉素浸泡以降低后续感染的风险。

10.4.6 抗生素管理

除了手术清创，抗生素治疗仍然是治疗脓毒症关节的主要方法。多项研究表明，尽管文献中治疗持续时间差异很大，但使用静脉注射和口服抗生素方案可成功治疗关节内感染。抗生素应针对局部抗生素谱，由于典型病原体的易感性显示出大量的地理变异能力（图 10.4）。Pérez-Prieto 等成功解决了葡萄球菌（金黄色葡萄球菌和凝固酶阴性葡萄球菌）引起的 ACL 重建术后膝关节感染，使用左氧氟沙星和利福平 6 周，发现 13 例患者中有 12 例在 3 周内症状完全消退；一名没有改善的患者最终因症状持续而移除了移植物。

成功案例方案：

- 静脉注射氯唑西林钠 2g，每日 3 次或克林霉素 600mg，每日 3 次，口服至 CRP < 50mg/L，然后口服抗生

金黄色葡萄球菌	最小抑菌浓度（mcg/mL）	最小抑菌浓度敏感性
克林霉素	> 4	耐药
达托霉素	0.5	敏感
红霉素	> 4	耐药
庆大霉素	> 8	耐药
利奈唑胺	2	敏感
苯唑西林	> 2	耐药
利福平	≤ 1	敏感
磺胺 / 甲氧苄啶	≤ 0.5/9.5	敏感
辛内吉（奎奴普汀 - 达福普汀）	0.5	敏感
四环素	≤ 1	敏感
万古霉素	2	敏感

图 10.4 一名 43 岁女性清创组织培养后的抗生素谱，该女性在前交叉韧带（ACL）重建后 6 个月出现移植物感染，显示耐甲氧西林金黄色葡萄球菌。患者在清创后成功接受了 6 周的静脉盐酸万古霉素治疗，炎症症状消失

素 6 周或至 CRP < 10mg/L，停用抗生素 1 周后复查。

- 环丙沙星 750 mg 每日 2 次口服，1 g 阿莫西林克拉维酸钾每日 4 次口服，持续 15 ~ 90 天，直至症状完全消失，血清 ESR 和 CRP 恢复正常后 2 天停用抗生素。
- 静脉注射青霉素和庆大霉素 3 天，然后序贯特异性抗生素口服 6 周。

随着炎症标志物监测的广泛使用，抗生素治疗的持续时间可以根据患者的需要进行调整。许多专家现在建议在 ESR 和 CRP 降至正常范围后仅使用抗生素 2 周。在研究治疗对炎症标志物的影响时，CRP 比 ESR 更快地正常化，平均抗生素治疗第 5 天就降低至 41mg/L 的阈值，而 ESR 平均需要 14 天才能恢复到 31mm/h 的阈值以下。在所有不确定的情况下，感染疾病专家可以而且应该依据当地抗生素谱来帮助指导抗生素选择和治疗时间。

10.5　结果和并发症

10.5.1　复发性不稳定和再次手术

ACL 重建后的移植物感染通常保留移植物居多。在长期随访研究中，80% 的膝关节没有残余轴移阳性，与无感染的初次 ACL 重建相似。尽管在镜下对脓毒性感染膝清创时对移植物的稳定性进行了术中测试，但是损伤内植物可能会破坏纤维的稳定性，导致移植物破裂的发生率高于无感染初次 ACL 重建。

化脓性关节炎导致强烈的炎症反应，导致炎介质和细胞浸润关节间隙。感染导致临床显著关节纤维化的风险增加 5 倍，需要在麻醉下操作或关节镜松解粘连。

10.5.2　移植物感染后患者随访结果

关于移植物感染对患者预后和满意度的长期影响存在争议。一项对 ACL 重建感染文献的系统回顾发现，IKDC 评分和其他结果指标（包括 Lysholm 评分、恢复活动和残余不稳定性）在有和没有移植物感染的患者之间没有差异。此外，在 27 例 ACL 重建后出现化脓性关节炎的瑞典患者中，与年龄匹配的对照组相比，在 Lysholm 评分、疼痛、膝关节损伤和骨关节炎结果评分（KOOS）方面没有显著差异。

许多研究表明，接受韧带重建并发感染的患者预后较差。Bohu 等据报道，在 ACL 重建术后 1 年的随访中，经历过移植物感染的患者的主观 IKDC、KOOS 症状、KOOS 运动和 KOOS 生活质量均显著降低。化脓性关节炎后平均 Lysholm 评分为 75 ~ 83 分。相比之下，在没有感染性关节炎的患者中此评分为 85 ~ 91 分。尽管如此，术后感染患者和未感染患者的总体患者满意度指标可能相同。

10.5.3　移植物感染成本

术后移植物感染的管理涉及手术清创、延长住院时间、漫长的抗生素疗程和多学科协助。随着人们对医疗保健成本的日益关注以及美国医院系统对术后手术部位感染的越渐严厉的惩罚，人们对并发症的成本越来越关注。McAllister 等回顾了他们当地机构术后移植物感染的费用，发现总费用从 18 000 ~ 41 000 美元（1 美元 ≈ 6.96 人民币）不等。在一组包含 7 例初次和翻修 ACL 并发感染的病例中，Bohu 等评估了住院治疗、手术管理、抗生素和额外检测比传统治疗程序增加了 2 611 ~ 5 874 美元。

10.6　移植物感染预防

几十年来，围手术期抗生素的使用一直是标准流程，在手术时使用术前抗生素来降低骨科感染率显示出明显的优势，但在骨科手术中使用移植物存在特定的感染预防问题。

术中移植物抗生素

各种研究评估了移植物取材时的污染率，发现在取材时高达 16.5% 的移植物在培养时会生长细菌菌落。移植物中无血管的结构，可能是术后早期感染灶。为了对抗术中细菌污染，局部抗生素已被用于降低腘绳肌同种异体移植物术后感染风险，方法是将移植物预先包裹无菌纱布浸泡在稀释万古霉素（5mg/mL）溶液中。在 1300 名随访患者中，通过自体移植物进行 ACL 重建，万古霉素浸泡自体移植物发生零感染，与标准围手术期静脉注射抗生素相比，显著降低了脓毒性关节炎的风险。

10.7　术中自体移植物污染

无论是触碰非无菌区或者掉落导致的术中取材的移植物污染，运动和矫形外科医生执业中遇到类似情况的发生率高达 25%。术中污染风险增加的因素包括早期执业外科医生、工作人员的变化和地点的变化，大多数移植物感染发生在变化发生后的早期。虽然很少见，但当这种情况发生时，外科医生可以选择在消毒后使用受污染的自体移植物、另外取材自体移植物或采用同种异体移植物。额外的自体移植物取材增加了供体部位的并发症，而同种异体移植物的使用显著增加了手术成本。所有这些可能性都应在术前征求患者同意，以避免在移植物污染的情况下手术延误。在一项调查中，75% 经历过移植物污染的外科医生主张在适当处理后继续置入先前污染的移植物。

多项研究探讨了污染的自体移植物消毒的最佳方法。聚维酮碘不如 2%~4% 的葡萄糖酸氯己定溶液和杆菌肽溶液。回顾研究发现，将自体移植物在 4% 葡萄糖酸氯己定溶液中浸 3min 会产生比聚维酮碘更好的消毒效果，且多粘菌素 B- 杆菌肽溶液几乎同样有效（图 10.5）。有人担心移植物消毒过程对最终机械性能

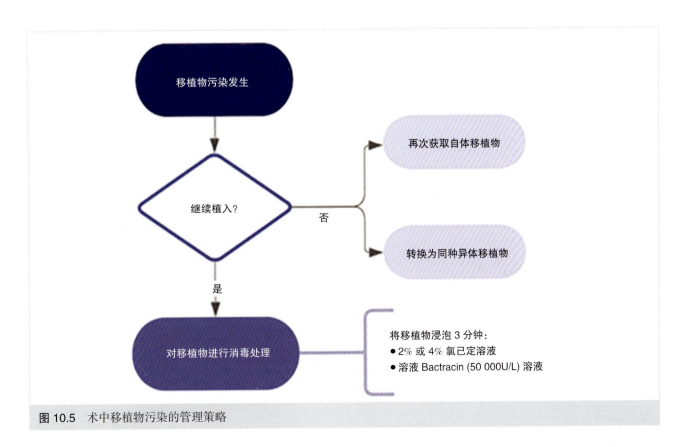

图 10.5　术中移植物污染的管理策略

有影响。与新鲜冷冻的样品相比，用 4% 葡萄糖酸氯己定处理不会对同种异体腘绳肌移植物的机械性能产生负面影响。实验室发现与天然腘绳肌移植物相比，用杆菌肽或氯己定溶液处理过的污染移植物的定植率较低。

10.8　结论

膝关节韧带重建术后感染是一种罕见的并发症，占所有病例的 0.05%~1.9%。膝关节韧带重建术后感染的治疗选择包括关节镜或开放清创术和抗生素，这取决于感染的严重程度和致病细菌。感染后重复重建 ACL 的结果比初次重建 ACL 的结果更差，但在文献报道的少数再感染病例中是可行的选择。新的文献表明，术中用抗生素浸泡移植物可能会降低膝关节韧带重建后感染的风险。

参考文献

[1] Mall NA, Chalmers PN, Moric M, et al. Incidence and trends of anterior cruciate ligament reconstruction in the United States. Am J Sports Med. 2014; 42(10):2363–2370.

[2] Sonnery-Cottet B, Archbold P, Zayni R, et al. Prevalence of septic arthritis after anterior cruciate ligament reconstruction among professional athletes. Am J Sports Med. 2011; 39(11):2371–2376.

[3] Centers for Disease Control and Prevention (CDC). Septic arthritis following anterior cruciate ligament reconstruction using tendon allografts—Florida and Louisiana, 2000. MMWR Morb Mortal Wkly Rep. 2001; 50(48):1081–1083.

[4] Mouzopoulos G, Fotopoulos VC, Tzurbakis M. Septic knee arthritis following ACL reconstruction: a systematic review. Knee Surg Sports Traumatol Arthrosc. 2009; 17(9):1033–1042.

[5] Badran MA, Moemen DM. Hamstring graft bacterial contamination during anterior cruciate ligament reconstruction: clinical and microbiological study. Int Orthop. 2016; 40(9):1899–1903.

[6] Wang C, Ao Y, Wang J, Hu Y, Cui G, Yu J. Septic arthritis after arthroscopic anterior cruciate ligament reconstruction:a retrospective analysis of incidence, presentation, treatment, and cause. Arthroscopy. 2009; 25(3):243–249.

[7] Sajovic M, Nič Ar GL, Dernovš Ek MZ. Septic arthritis of the knee following anterior cruciate ligament reconstruction. Orthop Rev (Pavia). 2009; 1(1):e3.

[8] Monaco E, Maestri B, Labianca L, et al. Clinical and radiological outcomes of postoperative septic arthritis after anterior cruciate ligament reconstruction. J Orthop Sci. 2010; 15(2):198–203.

[9] Barker JU, Drakos MC, Maak TG, Warren RF, Williams RJ, III, Allen AA. Effect of graft selection on the incidence of postoperative infection in anterior cruciate ligament reconstruction. Am J Sports Med. 2010; 38(2):281–286.

[10] Torres-Claramunt R, Pelfort X, Erquicia J, et al. Knee joint infection after ACL reconstruction: prevalence, management and functional outcomes. Knee Surg Sports Traumatol Arthrosc. 2013; 21(12):2844–2849.

[11] Maletis GB, Inacio MCS, Reynolds S, Desmond JL, Maletis MM, Funahashi TT. Incidence of postoperative anterior cruciate ligament reconstruction infections: graft choice makes a difference. Am J Sports Med. 2013; 41(8):1780–1785.

[12] Calvo R, Figueroa D, Anastasiadis Z, et al. Septic arthritis in ACL reconstruction surgery with hamstring autografts. Eleven years of experience. Knee. 2014; 21(3):717–720.

[13] Abdel-Aziz A, Radwan YA, Rizk A. Multiple arthroscopic debridement and graft retention in septic knee arthritis after ACL reconstruction: a prospective case-control study. Int Orthop. 2014; 38(1):73–82.

[14] Boström Windhamre H, Mikkelsen C, Forssblad M, Willberg L. Postoperative septic arthritis after anterior cruciate ligament reconstruction: does it affect the outcome? A retrospective controlled study. Arthroscopy. 2014; 30(9):1100–1109.

[15] Schuster P, Schulz M, Immendoerfer M, Mayer P, Schlumberger M, Richter J. Septic arthritis after arthroscopic anterior cruciate ligament reconstruction: evaluation of an arthroscopic graft-retaining treatment protocol. Am J Sports Med. 2015; 43(12):3005–3012.

[16] McAllister DR, Parker RD, Cooper AE, Recht MP, Abate J. Outcomes of postoperative septic arthritis after anterior cruciate ligament reconstruction. Am J Sports Med. 1999; 27(5):562–570.

[17] Murphy MV, Du DT, Hua W, et al. Risk factors for surgical site infections following anterior cruciate ligament reconstruction. Infect Control Hosp Epidemiol. 2016; 37(7):827–833.

[18] Bohu Y, Klouche S, Herman S, de Pamphilis O, Gerometta A, Lefevre N. Professional athletes are not at a higher risk of infections after anterior cruciate ligament reconstruction: incidence of septic arthritis, additional costs, and clinical outcomes from the French prospective anterior cruciate ligament study (FAST) cohort. Am J Sports Med. 2019; 47(1):104–111.

[19] Schuster P, Geßlein M, Mayer P, Schlumberger M, Mayr R, Richter J. Septic arthritis after arthroscopic posterior cruciate ligament and multi-ligament reconstructions is rare and can be successfully treated with arthroscopic irrigation and debridement: analysis of 866 reconstructions. Knee Surg Sports Traumatol Arthrosc. 2018; 26(10):3029–3038.

[20] Viola R, Marzano N, Vianello R. An unusual epidemic of Staphylococcus-negative infections involving anterior cruciate ligament reconstruction

with salvage of the graft and function. Arthroscopy. 2000; 16(2):173–177.

[21] Indelli PF, Dillingham M, Fanton G, Schurman DJ. Septic arthritis in postoperative anterior cruciate ligament reconstruction. Clin Orthop Relat Res. 2002(398):182–188.

[22] Schollin-Borg M, Michaëlsson K, Rahme H. Presentation, outcome, and cause of septic arthritis after anterior cruciate ligament reconstruction: a case control study. Arthroscopy. 2003; 19(9):941–947.

[23] Fong SY, Tan JL. Septic arthritis after arthroscopic anterior cruciate ligament reconstruction. Ann Acad Med Singapore. 2004; 33(2):228–234.

[24] Judd D, Bottoni C, Kim D, Burke M, Hooker S. Infections following arthroscopic anterior cruciate ligament reconstruction. Arthroscopy. 2006; 22(4):375–384.

[25] Van Tongel A, Stuyck J, Bellemans J, Vandenneucker H. Septic arthritis after arthroscopic anterior cruciate ligament reconstruction: a retrospective analysis of incidence, management and outcome. Am J Sports Med. 2007; 35(7):1059–1063.

[26] Binnet MS, Başarir K. Risk and outcome of infection after different arthroscopic anterior cruciate ligament reconstruction techniques. Arthroscopy. 2007; 23(8):862–868.

[27] Brophy RH, Wright RW, Huston LJ, Nwosu SK, Spindler KP, MOON Knee Group. Factors associated with infection following anterior cruciate ligament reconstruction. J Bone Joint Surg Am. 2015; 97(6):450–454.

[28] Cooper MT, Kaeding C. Comparison of the hospital cost of autograft versus allograft soft-tissue anterior cruciate ligament reconstructions. Arthroscopy. 2010; 26(11):1478–1482.

[29] Jackson DW, Grood ES, Goldstein JD, et al. A comparison of patellar tendon autograft and allograft used for anterior cruciate ligament reconstruction in the goat model. Am J Sports Med. 1993; 21(2):176–185.

[30] Bansal A, Lamplot JD, VandenBerg J, Brophy RH. Meta-analysis of the risk of infections after anterior cruciate ligament reconstruction by graft type. Am J Sports Med. 2018; 46(6):1500–1508.

[31] Alomar AZ, Alfayez SM, Somily AM. Hamstring autografts are associated with a high rate of contamination in anterior cruciate ligament reconstruction. Knee Surg Sports Traumatol Arthrosc. 2018; 26(5):1357–1361.

[32] Greenberg DD, Robertson M, Vallurupalli S, White RA, Allen WC. Allograft compared with autograft infection rates in primary anterior cruciate ligament reconstruction. J Bone Joint Surg Am. 2010; 92(14):2402–2408.

[33] Blakeslee S. Donor tissue blamed in a knee surgery death. New York Times. December 7, 2001:A00018.

[34] Schmidt-Hebbel A, Gomez C, Aviles C, et al. No association between positive intraoperative allograft cultures and infection rates after reconstructive knee ligament surgery. Knee 2018;25(6):1129–1133.

[35] Center for Disease Control. Update: Allograft-Associated Bacterial Infections—United States, 2002. Vol. 51. United States; 2002.

[36] Westermann R, Anthony CA, Duchman KR, et al. Infection following anterior cruciate ligament reconstruction:an analysis of 6,389 cases. J Knee Surg. 2017; 30(6):535–543.

[37] Williams RJ, III, Laurencin CT, Warren RF, Speciale AC, Brause BD, O'Brien S. Septic arthritis after arthroscopic anterior cruciate ligament reconstruction: diagnosis and management. Am J Sports Med. 1997; 25(2):261–267.

[38] Pääkkönen M, Kallio MJT, Kallio PE, Peltola H. Sensitivity of erythrocyte sedimentation rate and C-reactive protein in childhood bone and joint infections. Clin Orthop Relat Res. 2010; 468(3):861–866.

[39] Wang C, Ao Y, Fan X, et al. C-reactive protein and erythrocyte sedimentation rate changes after arthroscopic anterior cruciate ligament reconstruction: guideline to diagnose and monitor postoperative infection. Arthroscopy. 2014; 30(9):1110–1115.

[40] Torres-Claramunt R, Gelber P, Pelfort X, et al. Managing septic arthritis after knee ligament reconstruction. Int Orthop. 2016; 40(3):607–614.

[41] Wang C, Lee YH, Siebold R. Recommendations for the management of septic arthritis after ACL reconstruction. Knee Surg Sports Traumatol Arthrosc. 2014; 22(9):2136–2144.

[42] Everhart JS, DiBartola AC, Dusane DH, et al. Bacterial deoxyribonucleic acid is often present in failed revision anterior cruciate ligament reconstructions. Arthroscopy. 2018; 34(11):3046–3052.

[43] Stutz G, Kuster MS, Kleinstück F, Gächter A. Arthroscopic management of septic arthritis: stages of infection and results. Knee Surg Sports Traumatol Arthrosc. 2000; 8(5):270–274.

[44] Schulz AP, Götze S, Schmidt HGK, Jürgens C, Faschingbauer M. Septic arthritis of the knee after anterior cruciate ligament surgery: a stage-adapted treatment regimen. Am J Sports Med. 2007; 35(7):1064–1069.

[45] Saper M, Stephenson K, Heisey M. Arthroscopic irrigation and debridement in the treatment of septic arthritis after anterior cruciate ligament reconstruction. Arthroscopy. 2014; 30(6):747–754.

[46] Kusnezov N, Eisenstein ED, Dunn JC, Wey AJ, Peterson DR, Waterman BR. Anterior cruciate ligament graft removal versus retention in the setting of septic arthritis after reconstruction: a systematic review and expected value decision analysis. Arthroscopy. 2018; 34(3):967–975.

[47] Pogorzelski J, Themessl A, Achtnich A, et al. Septic arthritis after anterior cruciate ligament reconstruction:how important is graft salvage? Am J Sports Med. 2018; 46(10):2376–2383.

[48] Kuršumović K, Charalambous CP. Graft salvage following infected anterior cruciate ligament reconstruction:a systematic review and meta-analysis. Bone Joint J. 2016; 98-B(5):608–615.

[49] Zalavras CG, Patzakis MJ, Tibone J, Weisman N, Holtom P. Treatment of persistent infection after anterior cruciate ligament surgery. Clin Orthop Relat Res. 2005; 439(439):52–55.

[50] Burks RT, Friederichs MG, Fink B, Luker MG, West HS, Greis PE. Treatment of postoperative anterior cruciate ligament infections with graft removal and early reimplantation. Am J Sports Med. 2003; 31(3):414–418.

[51] Hantes ME, Raoulis VA, Doxariotis N, Drakos A, Karachalios T, Malizos KN. Management of septic arthritis after arthroscopic anterior cruciate ligament reconstruction using a standard surgical protocol. Knee. 2017; 24(3):588–593.

[52] Pérez-Prieto D, Torres-Claramunt R, Gelber PE, Shehata TMA, Pelfort X, Monllau JC. Autograft soaking in vancomycin reduces the risk of infection after anterior cruciate ligament reconstruction. Knee Surg Sports Traumatol Arthrosc. 2016; 24(9):2724–2728.

131

[53] Pérez-Prieto D, Trampuz A, Torres-Claramunt R, Eugenia Portillo M, Puig-Verdié L, Monllau JC. Infections after anterior cruciate ligament reconstruction: which antibiotic after arthroscopic debridement? J Knee Surg. 2017; 30(4):309–313.

[54] Vasquez MB, Hinzpeter J, Zamorano A. Knee Infection After Anterior Cruciate Ligament Reconstruction. Eur Med J. 2018; 3(3):82–89.

[55] Torres-Claramunt R, Pelfort X, Erquicia J, et al. Knee joint infection after ACL reconstruction: prevalence, management and functional outcomes. Knee Surg Sports Traumatol Arthrosc. 2013; 21(12):2844–2849.

[56] Biau DJ, Tournoux C, Katsahian S, Schranz PJ, Nizard RS. Bone-patellar tendon-bone autografts versus hamstring autografts for reconstruction of anterior cruciate ligament: meta-analysis. BMJ. 2006; 332(7548):995–1001.

[57] Huleatt J, Gottschalk M, Fraser K, et al. Risk factors for manipulation under anesthesia and/or lysis of adhesions after anterior cruciate ligament reconstruction. Orthop J Sports Med. 2018; 6(9):2325967118794490.

[58] Makhni EC, Steinhaus ME, Mehran N, Schulz BS, Ahmad CS. Functional outcome and graft retention in patients with septic arthritis after anterior cruciate ligament reconstruction: a systematic review. Arthroscopy. 2015; 31(7):1392–1401.

[59] AlBuhairan B, Hind D, Hutchinson A. Antibiotic prophylaxis for wound infections in total joint arthroplasty:a systematic review. J Bone Joint Surg Br. 2008; 90(7):915–919.

[60] Vertullo CJ, Quick M, Jones A, Grayson JE. A surgical technique using presoaked vancomycin hamstring grafts to decrease the risk of infection after anterior cruciate ligament reconstruction. Arthroscopy. 2012; 28(3):337–342.

[61] Phegan M, Grayson JE, Vertullo CJ. No infections in 1300 anterior cruciate ligament reconstructions with vancomycin pre-soaking of hamstring grafts. Knee Surg Sports Traumatol Arthrosc. 2016; 24(9):2729–2735.

[62] Pasque CB, Geib TM. Intraoperative anterior cruciate ligament graft contamination. Arthroscopy. 2007; 23(3):329–331.

[63] Molina ME, Nonweiller DE, Evans JA, Delee JC. Contaminated anterior cruciate ligament grafts: the efficacy of 3 sterilization agents. Arthroscopy. 2000; 16(4):373–378.

[64] Burd T, Conroy BP, Meyer SC, Allen WC. The effects of chlorhexidine irrigation solution on contaminated bone-tendon allografts. Am J Sports Med. 2000; 28(2):241–244.

[65] Sobel AD, Hohman D, Jones J, Bisson LJ. Chlorhexidine gluconate cleansing has no effect on the structural properties of human patellar tendon allografts. Arthroscopy. 2012; 28(12):1862–1866.

[66] Stanford R, Solomon M, Levick M, Kohan L, Bell S. Sterilization of contaminated bone-tendon autografts using 10% povidone-iodine solution. Orthopedics. 1999; 22(6):601–604.

[67] Khan M, Rothrauff BB, Merali F, Musahl V, Peterson D, Ayeni OR. Management of the contaminated anterior cruciate ligament graft. Arthroscopy. 2014; 30(2):236–244.

索引

注：页码设置为**粗体**或*斜体*，分别表示标题或数字